1 MONTH OF
FREE
READING

at
www.ForgottenBooks.com

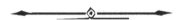

By purchasing this book you are eligible for one month membership to ForgottenBooks.com, giving you unlimited access to our entire collection of over 1,000,000 titles via our web site and mobile apps.

To claim your free month visit:
www.forgottenbooks.com/free1214836

ISBN 978-0-428-42325-4
PIBN 11214836

JOURNAL

GÉNÉRAL

DE·MÉDECINE,

DE CHIRURGIE ET DE PHARMACIE;

OU

Recueil Périodique de la Société de Médecine de Paris;

Rédigé par M. SÉDILLOT (Jn.), D.M.;

Secrétaire-général de la Société; Membre honoraire de l'Académie de médecine ; correspondant d'un grand nombre de Sociétés médicales et littéraires de France; associé des Sociétés de médecine de Wilna, Erlangen, Londres , Bologne et de celle des sciences physiques d'Haneau en Vétéravie.

TOME QUARANTE-UNIÈME.

A PARIS,

Chez {CROULLEBOIS, rue des Mathurins, n°. 17;
Théophile BARROIS, rue Hautefeuille, n°. 22.

De l'Imprimerie de LAURENS aîné, rue d'Argenteuil.

MAI 1811.

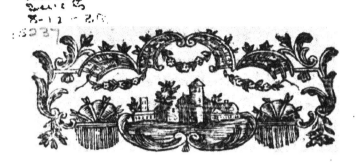

JOURNAL

GENÉRAL

DE MÉDECINE,

DE CHIRURGIE, DE PHARMACIE, etc.

OU

Recueil Périodique de la Société de Médecine de Paris.

*Observation sur une affection hémorrhoï-
dale, accompagnée d'hémoptysie, guérié
par l'établissement du flux hémorrohïdal,
provoqué par l'art. Renouvellement de
cette affection, au bout de 9 mois, par
la cessation du flux hémorrhoïdal, avec
complication de fièvre tierce, et après
quatre années, avec complication de
fièvre quarte.*

Lue à la Société le 19 *février* 1811 ; par
M. MARCESCHEAU.

Mlle. Désoras, rue Helvétius, n°. 25,
peintre de scènes familières, actuellement

*Suppress.
du flux hé-
morrhoïdal
suivie de
fièvres inter
mittentes.*

Suppress.
du flux hé-
mo. rhoïdal
suivie de
fièvres inter
mittentes.
bonpoint ; ses évacuations sexuelles sont
abondantes et régulières ; et néanmoins elle
est sujette, depuis l'époque dont je vais parler , à un flux hémorrhoïdal périodique ; qui
est le régulateur de sa santé.

Son caractère est gai, son imagination vive ;
elle porte à l'excès l'amour de son art , et lui
sacrifie souvent , par des études prolongées ,
ou dans l'enthousiasme de la composition,
les heures des repas , du sommeil , de l'exercice.

Sa nourriture est saine ; elle n'a jamais eu
de goût dépravé , comme cela arrive souvent aux jeunes personnes du sexe ; elle
mange beaucoup de pain.

A la suite de l'un de ces excès de travail ,
en janvier 1806 , elle fut prise d'un violent
mal de tête , avec gonflement des yeux, et un
peu de surdité ; elle ressentoit aussi des douleurs dans les lombes, au fondement ; son pouls
étoit dur et serré ; les urines étoient rouges et bourbeuses ; les déjections par les selles
dures et rares. Un confrère estimable fut appelé ; il reconnut une diathèse inflammatoire , et
fit une saignée du bras. La malade fut soulagée
pendant quelques heures , après lesquelles le
mal de tête revint avec une violence extrême,
accompagné de fièvre , de délire , et d'oppression. On fit mettre à la malade les jambes

dans l'eau ; on lui donna des lavemens ; elle en éprouva un soulagement momentané. On lui prescrivit des apozèmes , dans lesquels entroit le quinquina ; elle les prenoit avec une excessive répugnance ; ils lui donnoient des envies de vomir ; on lui appliqua un vésicatoire au bras gauche ; il ne s'est jamais bien établi , et a toujours causé des douleurs très-vives. Les règles , pour la première fois, furent supprimées ; la malade rendit quelques gouttes de sang par le nez, à plusieurs reprises ; elle ne tarda pas à cracher le sang. Elle prenoit pour toute nourriture de légers potages que son estomac avoit de la peine à supporter; elle maigrit rapidement; ses forces diminuant, elle fut contrainte de garder le lit; des palpitations de cœur survinrent , et furent très-fréquentes ; l'oppression devint extrême ; le crachement de sang fut plus considérable.

La maladie avoit fait des progrès si rapides dans l'espace de six semaines, que le 2 mars , jour auquel je fus consulté , le bouillon le plus léger ne passoit plus ; le pouls étoit à peine sensible , et la voix éteinte; l'haleine , même à quelque distance , avoit une odeur insupportable; tout le corps plongé dans le marasme , et la figure hippocratique annonçoient une fin prochaine. Mad. Désoras,

tante de la malade, et les personnes qui l'en-
touroient, disoient qu'elle avoit une maladie
de poumon, ce qui signifioit pour elles une
phthisie pulmonaire. On proposoit de lui
appliquer un vésicatoire sur la poitrine, en
laissant subsister celui du bras.

J'avois remarqué que le sang rendu par
l'expectoration, étoit noir et écumeux, mêlé
d'un peu de mucus. Je demandai si, dans le
cours de la maladie, on avoit vu dans les
crachats, soit du pus, soit des matières gru-
meleuses ou des concrétions. L'on m'assura
que l'expectoration, depuis quatre à cinq
semaines que la malade crachoit du sang,
étoit telle que je la voyois.

Il me parut que l'affection des poumons, et
les autres symptômes, étoient dus à une mé-
tastase sanguine hémorrhoïdale. A la vérité, il
n'y avoit point eu d'hémorrhoïdes externes, ni
de flux hémorrhoïdal; mais les douleurs dans
le rectum et dans les lombes, que Mlle. Désoras avoit éprouvées dès le commencement de
sa maladie, et qui avoient coïncidé avec les
symptômes que j'ai rapportés, étoient des
indices suffisans d'hémorrhoïdes internes.

La foiblesse de la malade étoit telle, que
je me bornai à prescrire l'application d'une
seule sangsue au fondement, et à faire sup-

primer le vésicatoire du bras, qui ne remplissoit aucune indication, d'après la cause
que j'assignois à la maladie, et produisoit,
vers les parties supérieures, un point de forte
irritation, contraire à la révulsion que je vou-
lois opérer.

*Suppres-
sion du flux hé-
morrhoïdal,
suivie de
fièvres inter-
mittentes.*

Je conseillai, pour toute boisson, une
eau d'orge légère, coupée à moitié avec du
petit lait, et pour nourriture, dès qu'elle
pourroit en supporter, cette même eau d'orge
coupée avec le bouillon de poulet.

L'évacuation de sang fut ce qu'elle pouvoit
être par la piqûre d'une sangsue, et je jugeai
par la diminution de l'oppression, et par
une petite élévation du pouls, que j'avois
ouvert la route que la nature n'avoit pu
se frayer seule. On appliqua le soir trois
sangsues, qui procurèrent une évacuation
abondante ; il se forma un bourlet d'hémorrhoïdes externes très - considérable, et la
malade ressentit au fondement les douleurs
les plus vives ; quelques jours après, le principe de vie, débarrassé en partie du fardeau
qui l'accabloit, parut recouvrer ses forces.
L'estomac faisant ses fonctions, la malade
commença à manger des potages, et par suite
des légumes, des viandes bouillies et rôties.
Dans l'espace de trois mois et demi, je lui

Suppress. du flux hé- morrhoïdal suivie de fièvres intermittentes.

si fait poser dix-sept fois les sangsues au fondement. Après la dix-septième application ,
qui a porté le nombre des sangsues à 103, le
flux hémorrhoïdal a paru pour la première
fois , et a été lui-même très-abondant. Les
règles ont repris leur cours habituel, *œsti-
matio causæ sœpè morbum solvit.* C'est
pendant une déperdition de sang énorme,
qui a duré trois à quatre mois , mais réparée
chaque jour par des alimens succulens, et par
de bonnes digestions, que la malade a repris
sa santé , ses forces et son embonpoint.

« ὅτι δὲ χαὶ ἡ χινεαγγ̔ία, ἡν μὲν ἐα δεῖ γινῖϑαι,
ἡ γίνεται, ξυμφέλει τι χαὶ ευφόϱως φέϱεσι ».

*Sic et vasorum inanitio si , qualis debet ,
fiat , conducit et facilè tolerant.*

Les personnes témoins de ce retour à une
santé parfaite , en apparence , la croyoient
bien affermie ; mais le médecin devoit pres-
sentir et annoncer que , si la malade ne mo-
difioit considérablement sa manière de vivre,
elle seroit à l'avenir sujette à des hémorrhoïdes , soit internes, soit externes et fluan-
tes , ou à d'autres hémorrhagies actives , et
que , suivant la voie que la nature choisiroit,
Mlle. Désoras jouiroit d'une bonne santé ,
ou auroit des rechûtes graves.

J'ai observé que la malade avoit pour la

peinture une passion dominante ; elle con- Suppress. du flux hé- morrhoïdal suivie de fièvre inter- mittentes.
tinua à être assise 6 à 8 heures par jour devant
ses modèles , ses pinceaux à la main. Au mois
de juillet 1806 , elle eut une hémoptisie , et
n'eut point d'hémorrhoïdes ; le sang n'a-
voit pas perdu l'habitude de se porter à
la poitrine. Deux applications de sangsues
rappelèrent le sang hémorrhoïdal, et l'hémoptisie cessa,

La même cause subsistant toujours au
mois d'octobre 1806 , Mlle. Désoras cracha
du sang d'une manière effrayante , malgré
l'application réitérée des sangsues. On dit à
Mad. Désoras, tante de la malade, et elle
crut, que la maladie et ses retours dépen-
doient de quelques vaisseaux cassés dans la
poitrine (ce sont ses expressions). M. Dubois, professeur à la Faculté de médecine ,
fut appelé. Il reconnut la cause que j'avois
assignée à la maladie, et proposa, pour remplir
l'indication du rappel du flux hémorrhoïdal,
des lavemens irritans , avec le sel de cuisine.
Leur usage ôta la possibilité de recourir à de
nouvelles applications de sangsues au fondement, pendant quelques jours : il causa de
vives douleurs ; mais le flux hémorrhoïdal
reparut ; le crachement de sang diminua peu
à peu , sans cesser entièrement.

Suppressa du flux hémorrhoïdal suivie de fièvre intermittentes.
A cette époque, l'affection hémorrhoïdale portée à la poitrine se compliqua avec une fièvre intermittente tierce, régulière, dont les accès fatiguoient beaucoup la malade, lui causoient une grande oppression, et, en rappelant le crachement de sang, la réduisoient à une grande foiblesse. Cette complication d'une fièvre périodique, ne laissoit aucun doute sur la nécessité de recourir au quinquina, à grande dose ; mais la répugnance, déjà témoignée pour ce médicament, étoit encore augmentée par le souvenir du peu d'avantage qu'on en avoit retiré neuf mois auparavant.

La malade se décida néanmoins à le prendre sous forme d'opiat, lorsqu'elle fut persuadée que le danger auquel elle étoit exposée, devenoit plus imminent au retour de chaque accès. J'en portai la dose de quatre à six gros dans les 24 heures; la fièvre céda au spécifique ; mais la malade n'ayant pas cessé un instant de cracher du sang, j'insistai sur la continuation des applications de sangsues au fondement. Le flux hémorrhoïdal s'établit pour la seconde fois, et a eu toujours depuis des retours périodiques de six semaines en six semaines, sans apporter aucuns changemens aux évacuations menstruelles,

Toutes les fois qu'il a été retardé on dimi- Suppress, du flux hé—morrhoïdal suivie de fièvres inter mittentes.
nué, la malade a craché le sang, a éprouvé
de l'oppression, et n'a pu éviter le renouvellement d'accidens plus graves, que par de
nouvelles applications de sangsues au fondement. D'un autre côté, on auroit de la peine à
se faire une idée de la quantité de sang qu'elle
perd par les règles et par le flux des hémorrhoïdes, pendant tout le temps qu'elle jouit
pleinement de ses forces, de son embonpoint
et de sa gaieté.

Les artistes, ainsi que les hommes de
cabinet, ne se soumettent pas toujours à la
loi de l'expérience, quand il s'agit de leur
santé. Le mois d'avril 1810 amenoit pour
Mlle. Désoras la nécessité d'un travail forcé,
qui duroit douze à quatorze heures par jour,
pour ses expositions au salon. Elle fut arrêtée,
dans ce genre d'excès, par l'entière suppression du flux périodique hémorrhoïdal, qui
causa cette fois, outre les accidens ordinaires,
d'abord un accident nouveau que je vais décrire, et se compliqua ensuite avec une fièvre
quarte. Cet accident, ou bien ce symptôme,
commençoit par une grande pâleur ; son
augmentation étoit marquée par l'anxiété, la
défaillance qui survenoient ; la diminution
du pouls, des sensations, et surtout une res-

Suppress.
du flux hé-
morrhoïdal
suivie de
fièvres inter
mittentes. piration extrêmement courte et entre-coupée annonçoient une syncope , qui le plus souvent duroit deux ou trois minutes ; quelques-unes ont été beaucoup plus longues. A peine la malade avoit-elle repris ses sens, qu'il ne lui restoit aucun sentiment de malaise, et que la respiration redevenoit parfaitement libre , quelques fois pendant plusieurs heures, mais d'autres fois seulement pendant quelques instans , pour se terminer toujours et très-promptement, par une syncope.

Ce symptôme étoit le prélude de la fièvre intermittente , qui s'établit quelque temps après. Appartenoit-il à une fièvre intermittente syncopale ? Il eut encore lieu pendant la durée de la fièvre quarte ; mais il n'avoit aucune correspondance avec les accès. Etoit-ce une affection nerveuse ? Je m'arrêtai à cette dernière idée : j'ordonnai un bain tiède. Au bout de quelques minutes , les accidens qui précédoient ordinairement la syncope, reparurent avec plus d'intensité, et on craiguit pour la vie de la malade. J'exigeai cependant encore qu'elle prît un bain de siége , dans la vue de rétablir l'écoulement si important du sang hémorrhoïdal. On s'apperçut bientôt que ce demi-bain ne lui convenoit pas; elle ne put y rester.

La fièvre quarte se déclara, et fit encore une complication fâcheuse. Elle eut neuf accès qui furent très-longs et très-violens. Cette fois Mlle. Désoras, qui avoit mis sa confiance dans le quinquina, en demanda elle-même. Je le prescrivis comme la première fois en substance, sous forme d'opiat, au moyen d'une suffisante quantité de sirop d'althæa. La fièvre disparut sans retour; je parvins aussi à rétablir le flux hémorrhoïdal, par les moyens que j'avois employés au commencement et à la fin de l'année 1806, et que je crois inutile de rappeler.

Suppress. du flux hémorrhoïdal suivie de fièvres intermittentes.

De cette manière, j'ai traité deux maladies coexistantes, chacune d'après leurs indications respectives propres, et comme si elles avoient appartenu à deux sujets différens. Des observations multipliées et approfondies nous découvriroient peut-être une connexion existante entre le flux hémorrhoïdal interrompu, et les fièvres intermittentes tierce et quarte. Les faits que j'ai rapportés, confirment d'ailleurs une foule d'observations déjà connues sur le danger des hémorrhoïdes supprimées.

Mlle. Désoras jouit, depuis le mois de

juillet 1810, d'une santé parfaite ; sous la
condition d'un flux périodique hémorroïdal
toujours très-abondant.

Recherches et observations sur la possibi-
lité de remplacer l'ipécacuanha par les
racines de plusieurs euphorbes indi-
gènes ; par J. L. A. LOISELEUR - DESLON-
CHAMPS, *D. en médecine de la Faculté de*
Paris ;
Lues à la Société de médecine de Paris , le
22 janvier 1811 (1).

Premier morceau.

Hæc sola naturæ placuerat esse re-
media parata vulgò , inventu facilia
ac sinè impendio..... Quonam modo
exoleverint in medicinæ usu , quæ
tam parata atque pertinentia erant.
Plin. , lib. 24, cap. 1 ; et lib. 29 ,
cap. 1.

§. I. *De l'Ipécacuanha.*

Deux substances sont presque les seules
employées aujourd'hui dans la médecine,

Racines d'euphorb. indigènes en remplac. de l'ipécac.

---

(1) C'est par erreur sans doute, et faute de connoître les usages reçus dans les compagnies savantes,
que M. B. . ., qui avoit fait le rapport de ce travail
à la Société de médecine, en a donné par anticipation

pour provoquer le vomissement ; l'une minérale , et il n'entre pas dans mon plan de
travail d'en parler , c'est le tartrite de potasse
antimonié , connu auparavant sous les noms
de tartre stibié, tartre antimonié, tartre émétique , ou tout simplement émétique ; l'autre
est due aux racines d'une ou plusieurs plantes exotiques. La découverte de cette dernière
n'est pas très-ancienne ; ce n'est que vers le
milieu du 17e. siècle que l'ipécacuanha fut
introduit en Europe , et il fut peu en usage
en France avant 1686 , époque à laquelle son
efficacité fut démontrée et prouvée par les
nombreuses expériences d'Adrien Helvétius.
Les premiers qui l'avoient apporté du Brésil,
Margraffe et Guillaume Pison , ne le firent
connoître qu'imparfaitement , et laissèrent
les naturalistes incertains sur la plante qui le
fournissoit. Linné , croyant qu'il étoit dû à
une plante du genre des violettes, nomma
cette espèce *viola ipecacuanha.* On a reconnu
depuis, que non-seulement plusieurs espèces

Racines
d'euphorb.
indigènes
en remplac.
de l'ipécac.

---

un extrait dans le Bulletin de pharmacie , dont il est
un des rédacteurs. C'étoit pourtant d'après ses conclusions que la Société de médecine en avoit voté l'impression dans son Journal.
                              Note du Rédacteur.

Racines
d'euphorb.
indigènes
en remplac.
de l'ipécac.

de violettes exotiques fournissoient des racines qui étoient émétiques, et se trouvoient
souvent mêlées dans l'ipécacuanha ; mais encore que la plus grande partie de celui du
commerce ne provenoit pas des violettes,
mais de deux plantes de la famille des rubiacées. Mutis a fait connoitre l'une sous le
nom de *psychotria emetica*, et M. Brotero,
l'autre sous celui de *callicocca ipecacuanha*.
La première vient du Pérou, et elle donne
l'ipécacuanha gris ; la seconde vient du Brésil,
et c'est à elle qu'est dû l'ipécacuanha brun ;
quant au blanc, qui est la troisième espèce
distinguée dans le commerce, il est fourni
par les *viola ipecacuanha*, Lin., *viola cal-
ceolaria*, Lin., et *viola biandra*, Lin.

Les recherches ultérieures de M. Decan-
dolle ont fait connoître que les racines de
quelques autres plantes se trouvoient encore
mêlées à celles dont il est parlé ci-dessus, et
que, dans l'Inde, celles de plusieurs apocinées, et d'une espèce d'euphorbe, étoient
employées aux mêmes usages que les rubiacées dans' l'Amérique méridionale. Voilà
donc dix à douze plantes, et peut-être davantage, qui nous viennent confondues les
unes avec les autres, que nous recevons sans
examen, et que nous prescrivons avec confiance

fiance ; tandis que nous accusons celles de notre pays qui peuvent jouir des mêmes propriétés, ou d'être dépourvues de toute vertu, ou d'être trop actives et dangereuses. Cependant ces différentes espèces d'ipécacuanha sont bien loin d'avoir le même degré d'intensité dans leurs propriétés. Tel ipécacuanha fait vomir à la dose de 18 à 24 grains, lorsqu'il en faut un gros ou deux d'un autre, pour produire le même effet.

M. Alibert, dans ses élémens de thérapeutique, a fait connoître la cause principale qui déjà, avant les circonstances actuelles, avoit fait subir à l'ipécacuanha une grande augmentation de prix ; et il a même fait craindre la destruction prochaine du *callicocca ipecacuanha*, si on continuoit d'en arracher, tous les ans, des quantités considérables dans la saison la moins favorable pour la reproduction. Le D. Alibert, pour remédier à cette destruction imminente de l'ipécacuanha du Brésil, propose deux choses : 1°. d'en faire la récolte dans un tems plus convenable ; c'est-à-dire lors de la maturité des graines, afin que celles-ci puissent être, semées, ou au moins tomber naturellement ; et ainsi reproduire la plante spontanément 2°. de la cultiver. Ces vues sont sans doute

Racines
d'euphorb.
indigènes.
en remplac.
de l'ipécac.

fort bonnes ; mais comment les transmettre
dans un autre hémisphère, et les faire adopter à ceux qui, en recueillant l'ipécacuanha,
ne pensent qu'à l'intérêt du moment, et qui,
tant qu'ils trouveront la plante sauvage, ne
consentiront jamais à prendre la peine de la
multiplier par la culture? Mais à quoi nous
serviroit que la plante fût très-commune au
Brésil ? elle seroit toujours rare et chère en
Europe, par la difficulté des communications dans une guerre telle que celle dans
laquelle la France est engagée maintenant. Il
seroit bien plus convenable, ce me semble,
de rechercher quels sont les végétaux de
notre sol qui peuvent remplir les mêmes indications que l'ipécacuanha.

Pour parvenir à cette connoissance, j'exa-
minerai d'abord quels étoient les émétiques
employés en Europe, avant la découverte
de celui que nous fournit maintenant l'Amérique ; ensuite quels seroient ceux qui pourroient nous être indiqués par analogie, depuis que nous connoissons les différentes
plantes qui concourent à former l'ipécacuanha du commerce.

Du temps de Fernel, vers le milieu du 16e.
siècle, on reconnoissoit pour émétiques les
racines et les semences d'une espèce de rave

ou de raifort, les racines de l'hellébore blanc
et du melon, les graines d'ortie, les racines
et les feuilles d'asarum, l'écorce moyenne du
noyer et ses chatons, les fleurs et les semences d'une espèce de genêt : Fernel parle
aussi du sureau et de l'yeble, de l'épurge, et
de l'esule. Il paroit qu'on craignoit alors l'emploi des substances métalliques, et que le
cuivre brûlé prescrit par les anciens, et l'antimoine dont on a fait depuis tant de préparations, étoient alors proscrits. On trouve
encore dans quelques auteurs de ce temps,
et dans les anciens, les vomitifs suivans : le
suc de racines de mandragore et de thapsie,
celui des euphorbes en général, les oignons
des narcisses, les racines de Bétoine, les semences d'anagyris et plusieurs racines, semences, ou autres parties dues à des plantes
qui ne nous sont pas connues aujourd'hui.
Depuis que nous avons l'ipécacuanha, toutes
ces substances ont été abandonnées ; deux ou
trois seulement sont encore connues des médecins, mais sans être employées ; les autres
sont tout-à-fait oubliées, et l'usage de plusieurs
est même regardé comme dangereux.

Les recherches faites sur les différentes
racines qui entrent dans l'ipécacuanha du
commerce, nous ayant appris, comme il a

Racines
d'euphorb,
indigènes
en remplac.
de l'ipécaï.

B 2

été dit ci-dessus, qu'il étoit, pour la plus
grande partie, composé par celles des deux
espèces de rubiacées, puis par celles de plusieurs violettes, et enfin par celles de quelques apocinées et euphorbes, pourquoi ne
tenteroit-on pas des expériences pour s'assurer jusqu'à quel point les espèces de ces familles, qui sont indigènes de la France, pourroient participer aux propriétés de celles qui
lui sont étrangères ? Déjà les observations
qu'on a faites sur nos violettes, ont été couronnées du succès. Les essais commencés
sur les euphorbes ne sont pas assez exacts,
et auroient besoin d'être répétés. Restent les
rubiacées et les apocinées , sur lesquelles
on n'a encore fait aucune recherche.

On voit d'après cela que le champ de l'observation est bien vaste , et combien sont
nombreuses les espèces qu'on pourroit soumettre à l'expérience. J'ai tenté , non de les
examiner toutes, car la chose m'eût été impossible, et plusieurs années auroient à peine
suffi pour traiter cette matière avec tous les
détails dont elle est susceptible ; j'ai seulement essayé de faire connoître assez de nos
plantes émétiques indigènes pour nous mettre
à même de nous passer des vomitifs exotiques ;
j'ai particulièrement multiplié mes expérien-

ces sur les euphorbes , parce que , mes premiers essais sur les espèces de ce genre ayant
été heureux , j'ai pensé qu'il seroit d'autant
plus utile de m'assurer , par de nombreuses
observations, de l'innocuité et des propriétés
de ces plantes , qu'elles sont très-communes
dans les différentes contrées de l'Europe , et
qu'il n'en est peut-être pas qu'on puisse se
procurer avec plus de facilité.

Racines
d'euphorb,
indigènes.
en remplac.
de l'ipécac.

§. II. *Des Euphorbes.*

Le genre des euphorbes est un des plus
nombreux de la grande famille des végétaux; il est répandu dans les quatre parties
du monde. Les ouvrages de botanique les
plus modernes font mention de cent soixante
espèces, et en France seulement on en compte
plus de quarante. Ces plantes sont aussi connues sous le nom de tithymales ; c'est même
sous cette dénomination qu'elles sont particulièrement désignées dans presque tous les
auteurs qui ont écrit avant Linné. Fuchsius ,
Dodonæus , Lobel , Clusius , les Bauhins,
Morisson, Rai , Tournefort, Vaillant , Barre-
lier et autres , ont tous adopté le mot *tithy-*
malus comme ı om générique; Haller même,
contemporain du botaniste suédois, et M.

Racines
d'euphorb,
indigènes
en remplac.
de l'ipéeac.
de Lamarck, dans la première édition de sa
Flore française, ont conservé ce nom, qui
est celui que les anciens avoient attribué aux
espèces de ce genre qui leur étoient connues.
On trouve le nom de tithymale dans Hypo-
crate (1); Théophraste (2) en cite trois espèces; Dioscoride (3) et Pline (4) parlent de
sept, parmi lesquelles ils ne comptent pas
cinq autres plantes auxquelles ils donnent
des dénominations particulières, mais qu'ils
reconnoissent comme voisines des premières,
et qui paroissent en effet appartenir au même
genre. Les anciens, au contraire, ne donnoient le nom d'euphorbe qu'à une seule espèce qui croissoit en Afrique, et qui n'est
peut-être pas la même (5) que celle qui four-

(1) Hypp. , sect. 3, lib. de super-fœtatione , p. 265,
(2) Théop. , lib. 9, cap. 12.
(3) Diosc., lib. 3 , cap. 159.
(4) Plin., lib. 24, cap. 6 et 15; lib. 26, cap. 8;
lib. 27, cap. 11 et 12.
(5) Je regarde comme fort incertain que l'euphorbe
des boutiques soit l'euphorbium de Dioscoride; car
cet auteur ne dit pas un mot de ses propriétés purga-
tives, qui sont cependant trop développées et trop
énergiques dans le suc que nous connoissons, puisque
cinq à dix grains suffisent pour purger avec excès,
pour qu'elles fussent restées ignorées des anciens, s'ils

nit le suc gommo-résineux connu aujourd'hui
dans les pharmacies sous le même nom, et
qui, après avoir été long-temps célèbre, est
à présent presque totalement hors d'usage,
parce que son extrême âcreté l'a fait regarder
comme un remède dangereux.

Racines
d'euphorb.
indigenes
en remplac
de l'ipécac.

Pline attribue la découverte de l'euphorbe
à Juba, roi de Mauritanie, qui lui donna le
nom de son médecin Euphorbus, et qui en
fit l'objet d'un traité particulier (1). En con-
sacrant le nom *Euphorbia* pour tout le genre
des tithymales, Linné voulut sans doute faire
revivre le nom du médecin de Juba, et lui
élever un monument plus durable que la sta-
tue d'airain (2) que le sénat romain fit ériger
à Antonius Musa, frère d'Euphorbus (3), et

avoient connu la même p'ante que nous. Si on ajoute
à ces considérations que Dioscoride compare la sienne
à la férule (*euphorbium lybica arbor* EST , *ferulæ spe-
ciem habens.....*), il ne sera pas même douteux que
notre euphoibe n'a aucun rapport avec celui des anciens, qui paroîtroit être une espèce d'ombellifère,
tandis que le nôtre a le port d'un *cactus* , vulgaire-
ment cierge.

(1) Plin., *lib.* 25 , *cap.* 7.

(2) Suéton., *in pct. Augusto* , *cap.* 59.

(3) Plin., l. c.

Racines
d'euphorb.
indigènes
ou remplac.
de l'ipécac.

médecin de l'empereur Auguste, pour avoir
guéri ce prince d'une maladie grave (1). En
effet, le nom *euphorbia* a prévalu; il est généralement adopté aujourd'hui par tous les
botanistes, et c'est maintenant que Linné
pourroit dire: *Ubi jam Musœ statua? pe-
riit! evanuit! Euphorbii autem perdurat,
perennat, nec unquam destrui potest* (2).

Les anciens avoient reconnu dans les tithymales la propriété émétique et purgative, propriété qui est due à un suc propre, laiteux,
très-abondant, dont ils sont remplis, et qui
coule à la moindre déchirure faite aux tiges,
aux feuilles ou à toute autre partie. Ce suc
est plus ou moins âcre, et même quelquefois
caustique; on lui attribue la propriété de détruire les callosités, les cors, les verrues qui
viennent sur la peau; mais ce moyen, que
je n'ai pas essayé, doit être peu efficace, ou
au moins fort lent; car en préparant plusieurs
espèces de ces plantes, j'ai eu les mains couvertes de leur suc pendant quelques heures,
et la simple ablution dans l'eau a suffi pour
me les bien nettoyer, sans qu'il y restât aucune

_____

(1) Plin., *lib.* 19, *cap.* 8. Suéton., *l. c.*, *cap.* 81.
(2) Lin. *Crit. bot.*, p. 86

tache. Mais si ce suc fait peu d'effet sur les parties recouvertes par la peau, il agit avec beaucoup de violence sur les parties membraneuses et sur celles qui sont dépourvues d'épiderme. Voulant connoître la saveur de ce suc, j'en portai deux gouttes sur ma langue : c'étoit celui de l'espèce appelée *euphorbia sylvatica.* Je ne ressentis rien dans le premier moment; mais, au bout d'une à deux minutes, il se développa un sentiment d'ardeur brûlante qui se répandit non-seulement sur toute la langue, mais encore dans toute la bouche et jusque dans la gorge. L'eau fraîche, lorsque j'en tenois dans ma bouche, calmoit un peu la douleur; mais la sensation brûlante recommençoit aussitôt que je cessois de me gargariser. Cet état d'irritation et d'inflammation me fit beaucoup souffrir pendant deux heures, après lesquelles il diminua peu-à-peu, et s'appaisa enfin tout-à-fait, sans qu'il résultât aucun autre accident de cette épreuve.

Dioscoride et Pline parlent de plusieurs préparations faites avec le suc, les racines, les feuilles ou les graines des tithymales, dont on se servoit de leur temps, soit pour faire vomir, soit pour purger. Comme il seroit impossible aujourd'hui de rapporter avec

Racines
d'euphorb.
indigènes
en remplac.
de l'ipécac.

certitude les espèces dont ils ont fait mention, à celles que nous connoissons, parce
que les descriptions de ces auteurs, lorsqu'ils
nous en ont laissé, sont trop vagues et trop
incomplettes, j'ai cru qu'il seroit superflu
d'entrer à ce sujet dans des détails qui ne
peuvent plus avoir aucune utilité pour nous.
Il m'a paru plus simple de rechercher les propriétés des euphorbes, comme si ces plantes
n'eussent jamais été employées.

Lorsque quelques espèces étoient en usage,
on ne croyoit pas pouvoir les donner sans y
joindre des correctifs pour tempérer l'acrimonie qu'on leur supposoit. Schroder propose, dans cette intention, le mucilage de
gomme adragant, de *bdellium*, de *psyl-
lium*, et même la macération dans le vinaigre. Tournefort, Chomel, Geoffroy conseil-
lent aussi de faire macérer les tithymales
dans le vinaigre ou dans quelqu'autre liqueur
acide; et ce n'est qu'après les avoir préparés
de cette manière, ou même après les avoir
légèrement torréfiés, que MM. Coste et Willemet ont cru pouvoir les employer. Ces préparations m'ayant paru superflues, parce
qu'elles empêchoient qu'on pût reconnoître
les véritables propriétés de ces plantes, j'ai
jugé convenable de répéter les expériences

de ces deux derniers auteurs , ou plutôt d'en ▬▬▬
faire de plus exactes et de plus précises ; les
leurs m'ayant paru trop vagues et trop incer-
taines pour fixer l'opinion sur des végétaux
que bien des médecins regardent comme vé-
néneux. •

Racines d'euphorb. indigènes en remplac. de l'ipécac,

Pour connoître avec certitude la manière
d'agir de chaque espèce , j'ai résolu de soumettre à l'observation toutes celles de France
l'une après l'autre , ou au moins toutes celles
que je pourrois me procurer. Jusqu'à présent le temps ne m'a permis d'exécuter qu'une
très-petite partie de ce projet, et je ne puis
encore présenter de résultat que sur quatre
espèces , et quelques apperçus sur deux autres ; mais on pourra déjà juger, par les tableaux que j'ai dressés , que si tous les euphorbes et leurs différentes parties peuvent être
considérées comme ayant des propriétés analogues , ces propriétés varient en même-temps
beaucoup , quant à l'intensité , dans telle ou
telle espèce.

MM. Coste et Willemet (1), au contraire,
ont employé confusément et indifféremment ,

_____

(1) Matière méd. indig. par MM. Coste et Willemet , 2°. éd., pag. 13, 15, 17, 18.

Racines.
d'euphorb
indigènes
en remplac
de l'ipécac
les unes pour les autres, huit espèces distinctes, savoir : *euphorbia esula, e. helios-
copia , e. peplus , e. exigua , e. dulcis , e.
cyparissias, e. palustris*, et *e. characias.*
Non seulement ils ont mêlé toutes ces espèces
sans distinguer celles qui étoient annuelles ,
de celles qui étoient vivaces, mais encore ils
n'ont pas séparé les racines d'avec les tiges
et les feuilles. Il n'est personne cependant,
pour peu qu'il ait de connoissance en matière
médicale, qui ignore combien ces diverses
parties diffèrent entre elles, soit pour les
vertus, soit pour le degré d'intensité, quand
les propriétés sont d'ailleurs à - peu - près les
mêmes. Quant aux plantes annuelles et vivaces, on sait en général que les racines des
premières sont bien moins énergiques que
celles des dernières ; il est même un temps
où les unes ont perdu presque toutes les facultés qu'elles pouvoient avoir, à la fin de
l'été, par exemple, lorsque leur sève s'est entièrement épuisée à nourrir les tiges , les
feuilles , les fleurs et les fruits; tandis que la
plupart des racines vivaces sont préférables ,
récoltées en automne.

La suite au prochain cahier.

*Des altérations que les œufs et les larves
de certains insectes impriment aux propriétés physiques, chimiques et médicinales des fleurs de l'arnica montana,
(Lin.) par F. M. MERCIER, Docteur en
médecine à Rochefort, département du
Puy-de-Dôme, asssocié national de la
Société de médecine de Paris, membre
correspondant de celle de pharmacie de
la même ville.*

L'usage médical des fleurs de *l'arnica montana* devenant tous les jours plus étendu, il
n'est pas inutile d'avertir que leur choix n'est
pas indifférent. En effet, il importe qu'elles
ne soient point souillées des œufs et des larves
des insectes qui les fréquentent ; il importe
de connoître les changemens que leur fait
éprouver la présence de ces œufs et de ces
larves, afin de distinguer au premier coup-
d'œil celles qui en sont exemptes de celles
qui ne le sont pas.

Altérations
de l'arnica
par les œufs
et les larves
de certains
insectes.

Plusieurs circonstances m'avoient mis à
portée d'apprécier les propriétés médicinales
des fleurs de *l'arnica*; et les données pratiques
que j'en avois déduites, avoient été consignées, en décembre 1808, dans le recueil de
la société de médecine de Paris. Ce n'est que

Altérations de l'arnica par les œufs et les larves de certains insectes.

postérieurement, et dans le courant des années 1809 et 1810, que j'ai été conduit à faire
les remarques dont il va être question, en ré-
fléchissant sur la différence des épiphénomènes occasionnés par l'infusion des fleurs
de cette plante dans des cas à-peu-près semblables. Des individus affectés de maladies
asthéniques, dont la fibre étoit molle, et la
sensibilité obtuse, se plaignoient d'un sentiment de chaleur incommode à la gorge et à
l'estomac, de cardialgie, de nausées et de
vomissemens, chaque fois qu'ils avaloient
d'une infusion de fleurs sèches d'*arnica*, à
la dose de quinze grammes par litre de véhicule. La même dose de ces fleurs ramassées par d'autres mains, une dose double
des racines en décoction dans pareille quantité d'eau n'étoient pas suivies des mêmes
accidens. Il y avoit donc, parmi les premières
fleurs dont je m'étois servi, quelque mélange
extraordinaire qui en étoit la cause. Comme
elles n'avoient pas été cueillies sous mes
yeux, je les éparpillai sur une table, et je
les examinai scrupuleusement. Je ne fus pas
peu surpris de les trouver remplies de petites
coques noires, sales, ovales allongées, d'un à
deux millimètres de long, et ressemblant
assez aux crottes de souris; les unes étoient

brisées, d'autres vides, et percées par une
de leurs extrémités; plusieurs entières et servant d'enveloppe à une matière desséchée, d'un blanc jaunâtre, qui, pressée entre les doigts, s'écrasoit en une poussière visqueuse.

Altérations de l'arnica par les œufs et les larves de certains insectes.

Les fleurs qui recéloient ces petits corps, considérées une à une, avoient perdu le beau jaune et l'arome particuliers qui les distinguent. Leurs fleurons étoient confondus en une masse grisâtre et agglutinée, qui couvroit le réceptacle et les calices. C'est dans l'intérieur de ceux-ci, et dans leurs intervalles, qu'étoient logées les petites coques; en enlevant le tout, on voyoit le réceptacle tantôt entier et tantôt rongé. Plusieurs graines paroissoient aussi à demi-rongées; et il ne restoit de quelques autres que l'aigrette poileuse.

En attendant que la fleuraison prochaine de l'arnica me permît de plus amples recherches, je fis séparer avec soin les fleurs qui étoient gâtées, de celles qui étoient saines, et nettoyer une partie des premières que je mis à part, de même que huit grammes des corpuscules qu'on en avoit retirés. Pour m'assurer des modifications qu'ils pouvoient apporter aux propriétés chimiques des fleurs qui les recéloient, je tentai les expériences suivantes, les seules que me permirent mes occupations , et les réactifs que je possédois.

1°. Quinze grammes de fleurs sèches d'arnica , pures et sans mélange , pour un litre d'eau bouillante , donnèrent une infusion brune tirant sur le jaune ; sa saveur étoit amère et légèrement astringente ; elle conservoit l'odeur balsamique des fleurs.

Le sulfate de fer la colora légèrement en noir , et y forma un précipité d'un vert foncé, qui noircit entièrement par la dessication.

L'acide sulfurique la rendit trouble , d'un vert jaunâtre , et produisit un dépôt floconneux , tirant sur le noir ;

Par l'eau de chaux , couleur roux-jaunâtre, précipité floconneux ;

Par le carbonate de potasse , couleur verte, point de précipité.

2°. L'infusion de la même quantité de fleurs sèches, qui avoient auparavant des coques, mais qui en avoient été mondées , ne conservoit aucune odeur ; couleur brune un peu plus foncée ; saveur amère, laissant un sentiment d'ardeur à la bouche , ayant je ne sais quoi de douceâtre et de répugnant.

Par le sulfate de fer , couleur verte plutôt que noire , précipité vert , qui noircit foiblement par la dessication ;

Par

Par l'acide sulfurique, mélange trouble, couleur brune, dépôt brun;

Altérations de l'arnica par les œufs et les larves de certains insectes.

Par l'eau de chaux, pellicule argentine et onctueuse au tact sur la liqueur; précipité verdâtre par le repos ;

Par le carbonate de potasse, couleur vert-jaunâtre.

3°. L'infusion des fleurs non mondées des coques n'avoit aucune odeur; couleur brune encore plus foncée; saveur amère, très-désa-gréable, nauséabonde, portant sur la gorge un sentiment prononcé d'ardeur et d'acreté ;

Par le sulfate de fer, couleur brune au centre, et verdâtre près des parois du vase; précipité vert, devenu foncé par la dessi-cation ;

Par l'acide sulfurique, couleur brune, précipité brun ;

Par l'eau de chaux, pellicule d'un vert pâle, onctueuse au toucher sur le liquide; préci-pité verdâtre par le repos ;

Par le carbonate de potasse, couleur vert-jaunâtre.

4°. Les huit grammes des coques noires, entières ou brisées, séparées de tout ce qui pouvoit leur être étranger, ont été traitées comme il suit :

Altérations
de l'arnica
par les œufs
et les larves
de certains
insectes,

Deux grammes par l'alcool ont fourni le huitième de leur poids d'une matière extractive et cireuse, que l'éther a séparée l'une de l'autre en dissolvant la dernière.

Deux grammes par l'éther ont fourni une huile verte, qui, appliquée à la langue, a produit de la douleur et de la rougeur.

Deux grammes ramollis et pressés ont donné une petite quantité d'une matière extractive jaune, que l'eau bouillante a dissoute.

Deux grammes bouillies dans quatre hectogrammes d'eau, jusqu'à réduction à trois, l'ont colorée en un jaune sombre et brunâtre. Cette eau a d'abord paru douceâtre et onctueuse, et a ensuite laissé à la bouche une sensation de chaleur âcre et piquante.

Ces expériences qui, pour être bien faites, auroient eu besoin d'une main plus habile et plus exercée, sont très-peu concluantes, je l'avoue; mais elles ne prouvent pas moins que l'eau bouillante, en dissolvant les principes des fleurs de l'arnica, se charge aussi d'une portion de ceux des corps hétérogènes qu'elles renferment. Elles prouvent que c'est à ces derniers que l'infusion emprunte en partie l'activité qui irrite la gorge et l'estomac, qui produit la cardialgie, les nausées et les vomissemens. Bien plus, les corps, qui ne sont autre chose que les œufs de quelques insectes,

Altérations de l'arnica par l s œd's et les larves de certains insectes.

comme je le dirai plus bas, laissent les fleurs dont on les a retirés, imprégnées de leur acrimonie; soit que cette acrimonie ait été communiquée par les insectes qui les ont déposés, soit par les humeurs visqueuses dont ils étoient enveloppés, ou par les larves qui en étoient sorties; ou qui devoient en sortir; toutes ces fleurs doivent être rejetées avec soin, puisqu'elles ne sont guères moins pernicieuses que celles qui n'ont pas été mondées des œufs, comme je l'ai constaté par l'observation. D'ailleurs, depuis que j'ai pris la précaution de n'administrer que celles qui étoient dans toute leur pureté, et qui n'avoient point encore reçu ce dépôt dangereux, non seulement j'ai pu les porter à une dose plus forte qu'auparavant; mais elles n'ont presque jamais été suivies d'inconvéniens.

Il n'est pas facile de faire le triage de celles qui sont sèches, et qui viennent du commerce et des officines; il faudroit trop de temps et de patience: mais je me suis assuré que la chose étoit très-aisée, lors de la récolte; puisqu'au premier coup d'œil on distingue celles qui sont saines, de celles qui ne le sont pas.

Cette division de fleurs saines et de fleurs

gâtées n'est pas particulière à un seul territoire, ni à une seule exposition. Elle existe
partout où croît la plante, sur les hautes
montagnes, dans les paccages et dans les
prairies des vallées qui les avoisinent, au
nord comme au sud, à l'est comme à l'ouest.
Peut être se rencontrent-ils cependant des
pays et des années où elle n'a pas lieu, parce
que dans ces pays et pendant ces années la
rigueur des saisons a détruit les insectes qui
causent ces altérations.

Les fleurs saines se distinguent par leur
belle couleur jaune, par leur arome et par
leur air de fraîcheur ; leur sein n'a été souillé
d'aucune matière étrangère ; les fleurons bien
distincts et bien séparés entr'eux se présentent avec un aspect brillant et safranné.

Les demi-fleurons s'étalent avec vigueur
au-dessus du calice, et leur couleur jaune
n'est pas moins vive que celle des fleurons.
Voilà les caractères de toutes les fleurs
saines, qui sont d'ordinaire récemment épa-
nouies, et qui sont les seules que l'on doive
choisir.

Les fleurs gâtées, et ce sont toujours les
moins nouvelles, celles qui cachent les œufs
des insectes, ont un extérieur terne et fané ;
elles sont flétries, décolorées, et n'exhalent

que peu ou point d'odeur; les demi-fleurons
sont blanchâtres et pendans; les fleurons fau-
ves ou grisâtres sont agglutinés ensemble,
et forment une espèce de couverture qui sert
d'abris aux œufs et aux larves renfermés dans
l'intérieur ou dans les intervalles des petits
calices. En écartant ceux-ci, après avoir enlevé la couverture, je pouvois compter les
œufs renfermés dans chaque fleur, au nombre de trois à six, de six à neuf, et presque
jamais au-delà. La plupart étoient noirs, et
quelques-uns d'un blanc-jaunâtre, sans avoir
une forme différente des autres. Ces derniers,
et tous, s'ils eussent été blancs, et trouvés
dans une fourmillère, auroient pu passer,
quoiqu'un peu plus petits, pour ce que l'on
appelle œufs de fourmis. Dans des fleurs
plus vieilles et presque tout-à fait flétries, j'ai
surpris plusieurs fois la larve à moitié sortie
de l'œuf, rongeant une graine, ou cherchant
à s'enfoncer plus avant vers le réceptacle.
Je ne parvenois qu'avec peine à finir de la
pousser hors de ce berceau, au moyen d'un
stilet. J'ai pu remarquer aussi, sur chaque
fleur, un ou deux de ces œufs percés à une
extrémité et vides; la larve ou les larves qui
en étoient sorties, étoient alors sur le réceptacle, qu'elles avoient déjà entamé, de quel-

Altérations
de l'arnica
par les œufs
et les larves
de certains
insectes.

Altérations
de l'arnica
par les œufs
et les larves
de certains
insectes.

ques autres vieilles fleurs caduques ou ren-
versées par accident, et tellement dépouil-
lées , qu'il ne re toit que le réceptacle et son
enveloppe extérieure. Les larves s'étoient laissées tomber au pied des tiges, où l'on pouvoit
les voir , en écartant les herbes. Elles sembloient faire effort pour s'enfoncer dans la
terre.

Toutes ces larves étoient apodes , ou leurs
pattes n'étoient marquées de chaque côté que
par des points peu saillans; leur corps étoit
mou, d'un blanc jaunâtre et de cinq à six millimètres de longueur. Une tache noire s'observoit à chaque côté de la tête, et une plaque
transversale et de même couleur étoit placée
derrière celle-ci sur les premiers anneaux.

A quel insecte appartiennent ces œufs et
ces larves? C'est ce que je n'ai pu décider ,
malgré la plus grande attention. Il ne paroît
pas que ce soit à un insecte particulier à l'arnica , puisque j'ai apperçu sur d'autres plantes ceux que j'ai vu fréquenter celle-ci ; puisque j'ai retrouvé les mêmes œufs et les mêmes
larves sur d'autres fleurs , telles que celles de
l'*inula dysenterica*, du *doronicum parda-
lianches*, de la *conysa squarrosa*, de l'*ar-
temisia rupestris* , etc.

Ces insectes sont : 1°. un rhinomacer aux

antennes noires et filiformes, au museau
allongé et en forme de trompe , ayant au-
dessus du corps un duvet soyeux qui s'enle-
voit facilement.

Altérations
de l'arnica
par les œufs
et les larves
de certains
insectes.

2°. Deux bruches; la première en petit
nombre , ayant les antennes filiformes , en
scie , et roussâtres à leur base, noire , petite
et courant assez vite. La seconde , en nombre
très - considérable , se distinguoit par une
forme plus ronde , par son corps noir et
couvert d'un duvet cendré , et par un corselet
large et court ; l'une et l'autre avoient les
cuisses postérieures renflées et sans dents.

3°. Un molorque aux antennes longues ,
et aux élytres courtes et testacées.

4°. Une galéruque noire , avec de petites
éminences de même couleur sur les élytres ,
qui, dans quelques individus , étoient dé-
bordés de beaucoup par l'abdomen.

Ces insectes ne sont pas les seuls que j'aie
vus sur les fleurs de l'arnica. Plusieurs autres
sont venus s'y reposer pendant les jours
que j'avois consacrés à mes recherches: mais
ceux-ci , tels que quelques apiaires et quelques muscides , ne venoient que pour butiner,
et reprenoient incontinent leur essort; au
lieu que les premiers sembloient y être à demeure. Est-ce à eux ou à d'autres qu'appar-

tiennent les larves dont il s'agit ? Cette question est plus du ressort de l'entomologiste ,
que du médecin et du pharmacien.

Le médecin , lorsqu'il emploie les fleurs
d'un végétal comme substance médicamen-
teuse , ne songe point aux insectes qui peuvent les avoir altérées ; il compte d'avance
qu'elles ont été recueillies avec toutes les
précautions possibles. Le pharmacien se
borne à ne rien négliger de ce qui peut les
lui procurer dans toute leur pureté.

Dans la crainte d'avancer une hypothèse ,
et d'inspirer de la méfiance pour un moyen
curatif aussi énergique que les fleurs d'arnica,
j'ai répété avec ces fleurs fraiches les essais
que j'avois tentes avec les sèches. Les résultats
ayant été les mêmes , j'ai cru pouvoir en
tirer les conséquences suivantes :

1°. Les fleurs de l'arnica montana (Lin.),
récemment écloses, et au sein desquelles les
insectes qui les fréquentent, n'ont pas eu le
temps de déposer leurs œufs , sont les seules
qui doivent être employées dans l'usage médical.

2°. Celles qui sont vieilles et souillées de
ces œufs , et des larves qui en naissent , doivent être rejetées.

3°. Les premières se font remarquer par

leur arome , leur vigueur , leur air de fraicheur et leur belle couleur jaune.

Altérations
de l'arnica
par les œufs
et les larves
de certains
insectes.

4°. Les secondes sont fanées , ont leurs
demi-fleurons blanchâtres et pendans; leurs
fleurons sont agglutinés en une masse d'un
gris sale et tirant sur le roux , laquelle ne
permet plus de les distinguer ; elles ont
perdu leur odeur et leur couleur primitives ;
leur aspect est celui de la langueur et de la
flétrissure.

5°. Les unes sont salutaires et exemptes de
corps étrangers ; leurs propriétés physiques ,
chimiques et médicinales ne varient point ;
leur administration est rarement suivie ,
même à des doses plus fortes qu'à l'ordinaire,
des inconvéniens qu'on leur a reprochés , et
qui sembloient leur être inhérens.

6°. Les autres recèlent les œufs et les
larves de certains insectes, en quantité plus
ou moins considérable ; leurs propriétés physiques , chimiques et médicinales, varient
selon cette quantité plus ou moins grande ;
non-seulement leur usage n'est pas sûr , mais
il produit , à des doses foibles , la cardialgie ,
les vomissemens , et les autres accidens men-
tionués , accidens que tout nous dit dépendre
du mélange qu'elles ont souffert.

Enfin , il est permis de présumer que les

Altérations de l'arnica par les œufs et les larves de certains insectes. épiphénomènes qui se manifestent quelquefois pendant l'emploi des fleurs et des feuilles
de quelques autres plantes, peuvent être dus
à une semblable cause, tandis qu'on les rapporte ordinairement à l'idiosyncrasie particulière des malades, ou à certaines propriétés
trop actives, ou même délétères de ces plantes. L'observation peut un jour confirmer
celle conjecture.

---

*Dissertation sur l'espèce de décomposition
appelée pourriture d'hôpital ; par M.
GUILLON, chirurgien aide-major à l'armée d'Espagne, chargé du service en
chef de l'hôpital militaire de Ségovie.
Lue à la Société, le 19 mars 1811 (1).*

Première question.

Sur la pourriture d'hôpital. Quelle est la marche la plus ordinaire de
l'espèce de décomposition appelée pourriture
d'hôpital ?

---

(1) MM. Rousville-Chamseru et Duval, en rendent
compte de ce travail à la Société, ont dit : « Cette dissertation est écrite avec beaucoup d'ordre et de précision, et, ce qui doit la distinguer, c'est qu'elle paroît
être le résultat d'une sage observation. Nous ajoute-
rons que, si son auteur n'a pas connu le travail de MM.

Une plaie , sur le point de dégénérer et
de passer à cet état de décomposition ,
éprouve des changemens qu'il est important
de remarquer dans leurs différentes périodes.

Première période. Depuis quelques jours
la plaie ne fait aucun progrès vers la guérison : son aspect change peu-à-peu; quelquefois ce changement est plus prompt En
général, la surface ulcérée perd cette couleur rouge particulière qui annonce toujours
non-seulement le bon état de la plaie, mais
encore le bon état de la santé de l'individu ;
les bourgeons charnus deviennent pâles, s'af-
faissent, se confondent , disparoissent , et la
surface ne présente plus cet aspect grenu ,
toujours avantageux.

La suppuration change : de louable elle

Moreau et Burdin , inséré dans le 1er. volume du Recueil périodique de la Société de médecine, elle donne
à celui-ci ou en reçoit, à raison de la similitude des
faits, une sorte d'autorité qui pourra servir de règle dans
la pratique. Nous ne devons pas omettre de dire ici
que M. Guillon a principalement porté son attention
sur le caractère contagieux qu'on attribue communément à la pourriture d'hôpital , et qu'en faisant parler
l'expérience, il a complettement détruit cette erreur »,
Note du Rédacteur.

devient moins épaisse , plus abondante, et
de couleur variée.

Deuxième période. Un point de la plaie
change de couleur , et devient d'un gris cendré ; la suppuration qui se forme dans ce
point particulier, change non-seulement de
couleur , mais encore de nature ; elle devient
ichorense , phagédénique ; et , d'après cette
propriété nouvelle, elle creuse et détruit les
parties où elle se forme ; elle exhale déjà une
odeur désagréable , qui est particulière à
cette affection.

Troisième période. Ce point de pourriture
augmente, quelquefois lentement, d'autrefois avec une rapidité étonnante. Toute la
plaie participe a la maladie , et ne présente
plus qu'une décomposition putride des parties ; les bords de la plaie se boursoufflent ; un
cercle d'un rouge pâle entoure la maladie ,
dans une plus ou moins grande étendue ; les
parties extérieures qui avoisinent ce cercle ,
sont tuméfiées , quelquefois infiltrées , molasses , et annoncent enfin l'état atonique le
plus comp et.

Quatrième période. Enfin la maladie ne
se borne plus dans les parties qui en étoient
le siége ordinaire ; elle étend ses ravages
en largeur et en profondeur , d'une manière

horrible , sur toutes les parties circonvoi-
sines ; les bords élevés se détruisent ; les
organes s'exfolient et tombent en lambeaux
putréfiés ; une odeur infecte sort de la plaie.

Les exfoliations putrides se font à-peu-près
dans l'ordre suivant : la peau , le tissu cellulaire et les glandes cèdent les premiers à
l'effet destructeur ; les organes moux de la
locomotion , les muscles , les tendons , les
toiles aponévrotiques cèdent ensuite. Alors
les organes de la circulation veineuse se détruisent ; le sang suinte , et surviennent ces
hémorragies terribles , quoique passives ,
qu'aucun moyen ne sauroit arrêter. Les artères résistent plus long-temps que toutes les
autres parties molles ; on les voit quelquefois isolées , intactes , dans le centre de la
plus affreuse désorganisation.

Enfin les os se découvrent , se carient , se
détruisent , et par leur décomposition ajoutent encore à l'odeur fétide et à l'aspect
affreux de l'ulcère.

Deuxième question.

Quelles sont les parties et les tissus qu'elle
frappe de préférence , et ceux qu'elle épargne ?

En général , les organes blancs , limpha-

tiques , sont les plus susceptibles de la décomposition putride. Moins d'activité dans la
circulation, moins d'activité nerveuse, moins
de cette vie protectrice en sont sans doute les
causes : là, les progrès sont plus lents, mais
infiniment plus long-temps à se borner.

Les parties douées d'une grande sensibilité, la figure, par exemple, les organes
des sens, ceux du toucher même, sont rarement atteints de cette dégénération; lorsque
cela arrive, la maladie se borne promptement, et semble respecter les organes précieux qu'elle affecte.

En général , les parties les plus éloignées
du centre de la circulation sont les plus susceptibles de pourriture. Là, cette affection
fait des progrès terribles , qui cèdent difficilement : les plaies des jambes et des pieds en
présentent souvent d'affreux exemples. C'est
par cette raison qu'on voit chez le même
individu les vésicatoires des jambes se couvrir de pourriture , tandis que ceux de la
nuque ou des bras restent en bon état.

Troisième question.

Quelles sortes de plaies sont particulièrement sujettes à cette dégénération, et dans
quel temps de ces plaies se montre-t-elle le
plus souvent ?

Toutes les plaies en général sont susceptibles, lorsqu'elles sont soumises à de certaines influences, à dégénérer en pourriture. Cependant il en est qui y sont plus sujettes que d'autres : nous allons les considérer :

1°. Les plaies faites par des corps contondans, qui ont produit une forte commotion, et qui ont détruit, stupéfié les parties frappées. La disposition est encore plus grande, lorsqu'une irritation considérable, occasionnée par la tension des parties, détermine un afflux d'humeurs, qui les beignent et les affoiblissent.

2°. Toutes les plaies en général, lorsqu'elles présentent une large surface qui ne peut se couvrir que difficilement par la cicatrice.

3°. Tous les ulcères atoniques ; ceux qui sont occasionnés ou entretenus par des maladies de ce genre, par le scorbut, les écrouelles, ou toute autre affection dépendante, soit d'une prédominance limphatique, soit d'une dégénération de cette humeur.

Il est rare que cette affection se manifeste dans les premiers temps d'une plaie ; cela arrive seulement dans les cas de commotion terrible, occasionnés par un coup de feu ; mais prenons garde de nous tromper encore: le plus souvent la pourriture qui arrive dans ce cas, n'est qu'une gangrène proprement dite, occasionnée par la désorganisation des parties qui ont souffert le choc, et non une pourriture d'hôpital, qui est, comme nous tâcherons de le prouver, une maladie particulière résultant toujours de causes internes. C'est donc toujours après un long séjour dans les hôpitaux, et même souvent lorsque la plaie approche le plus de sa guérison, que cet accident se manifeste le plus souvent.

Quatrième question.

Est-elle toujours accompagnée de mouvemens fébriles, ou même de fièvre réglée? quelle est la nature de cette fièvre? est-elle toujours la même?

La pourriture d'hôpital peut-elle occasionner une fièvre pernicieuse quelconque; ou bien cette fièvre elle-même peut-elle occasionner la pourriture? Je penche pour ce dernier avis, et je crois que la décomposition putride n'est que le produit d'une fièvre particulière. Effectivement, toutes les fois qu'un blessé jouit d'une bonne santé, et qu'aucune affection interne ne sévit contre lui, la plaie est en bon état, la suppuration qu'elle produit est louable et a toutes les qualités requises

ses pour constituer une bonne cicatrice. La
surface d'une plaie peut donc servir, jusqu'à
un certain point, à déterminer l'état de maladie ou de santé d'un individu.

Si une affection interne quelconque altère
toujours la beauté d'une plaie, et que cette
altération soit d'autant plus grande que
l'affection interne est plus grave, nécessairement la pourriture d'hôpital est précédée et
accompagnée d'une forte affection, puisqu'elle détermine d'aussi grands ravages.
Qu'éprouvent les malades qui sont menacés
ou qui sont atteints de cette décomposition ?
Depuis plusieurs jours ils n'ont plus d'apétit;
la bouche est devenue pâteuse; la langue est
sèche, le plus souvent blanchâtre; quelquefois elle devient noire; par la suite il y a prostration des forces; chaleur interne et sécheresse sur toute l'habitude du corps;
rougeur et chaleur à la figure; altération;
rarement constipation; souvent le dévoiement; les urines deviennent limpides; le
pouls est petit, concentré, légèrement accéléré principalement vers le soir; enfin tous
les signes d'une fièvre adynamique lente existent. Il est à remarquer que ces signes sont
souvent accompagnés d'autres symptômes
nerveux; il survient, par exemple, une fièvre

lente, ou du moins qui paroît telle, d'après la
lenteur avec laquelle elle sévit, et la marche
chronique qu'elle suit habituellement (1).

Dans la plupart des cas, les symptômes
désignés existent. Il y a donc fièvre ; cette
fièvre précède la pourriture, l'occasionne, la
détermine, et l'accompagne plus ou moins
long-temps.

Cette fièvre est plus ou moins réglée ; le
plus souvent elle est lente et continue ; lorsqu'elle est rémittente, les rémissions ont
ordinairement lieu vers le soir.

Quoique cette fièvre ne se présente pas
toujours avec la même évidence, on peut
croire et même assurer par l'analogie, et par
la similitude des symptômes qui l'accompagnent, qu'elle est toujours la même. Elle est
plus ou moins apparente, plus ou moins
active, plus ou moins pernicieuse ; mais son
existence est constante, ainsi que sa nature
et son caractère.

_____

(1) Les autres symptômes nerveux qui surviennent,
ne portent ni sur les facultés intellectuelles, ni sur les
facultés morales ; ils consistent dans des affections
physiques telles qu'une toux sèche et continue, une constriction à la gorge. Quelques dévoiemens sont aussi
par fois occasionnés par une irritation nerveuse.

'Cette fièvre est donc indispensable pour la production de la pourriture, qui n'est plus une maladie locale, comme nous le ferons voir peut-être mieux encore par la suite, soit en prouvant qu'elle n'est point conta-gieuse par le contact externe le plus immé-diat, soit enfin en prouvant que les moyens externes les plus recommandés ne produi-sent aucune amélioration, s'ils ne sont joints aux remèdes internes.

Cinquième question.

En quels lieux, en quelles saisons, en quel-les circonstances se montre-t-elle le plus communément ?

Les lieux humides et froids détermineront cette maladie plutôt que tous autres. C'est par cette raison qu'elle est fréquente dans les prisons, dans les cachots, et dans les calles. Elle se manifeste promptement aussi dans les lieux où sont réunis des hommes en trop grand nombre, où les excrémens de ces in-dividus séjournent dans leur habitation, et enfin parmi de vastes réunions de blessés, où l'odeur infecte qu'exhalent les plaies, est réunie aux autres inconvéniens cités.

Ainsi que les lieux, les saisons peuvent aussi favoriser la dégénération dont il est

question. Les températures froides et humides
sont celles qui peuvent le plus y contribuer ;
le froid, ou la chaleur lorsqu'ils ne sont réunis
à aucune émanation putride, sont moins susceptibles de la produire.

Le long séjour dans les hôpitaux, et principalement dans les salles de blessés, de
mauvais alimens, la privation ou la mauvaise qualité du vin, les affections de l'ame,
la nostalgie, la malpropreté de l'habitude du
corps, la malpropreté des linges de lit, le
voisinage de quelques dissentériques, les procédés durs de la part des personnes qui soignent les malades, etc., sont les circonstances fâcheuses qui peuvent déterminer
la maladie, et qu'il est toujours très-utile
d'éviter.

Sixième question.

Est-elle contagieuse dans la stricte acception du mot ? Quelles sont les voies ordinaires de la contagion ? Si nous convenons que
la pourriture d'hôpital est le produit d'une
affection interne, nous concevrons facilement que les moyens externes de contagion,
ne pouvant point déterminer cette affection
productrice de la pourriture, ne sauroient
l'occasionner. On a toujours cru cependant

que les chirurgiens, par le moyen de leurs
pinces à pansemens, pouvoient la communiquer d'un malade à un autre, et que le
linge mal lavé, et qui avoit servi à des blessés
affectés de pourriture, étoient susceptibles
de la communiquer aussi. L'expérience m'a
prouvé que ni l'un ni l'autre de ces moyens
ne sont contagieux; ou du moins j'ai constamment vu les précautions les plus minutieuses prises à ce sujet, ne point ralentir la
marche contagieuse que la maladie paroît
suivre. Nous avons encore d'autres raisons
plus convaincantes, qui nous engagent à
croire à l'impossibilité de la contagion.

Tous les jours les chirurgiens, moi-même
le premier, se piquent impunément, et sans
qu'il en résulte d'accident, avec l'épingle
qui sert à fixer la bande tachée de matière
putride; et des chirurgiens blessés aux doigts
avec lesquels ils étoient obligés de toucher
la matière putride, n'en ont été nullement
incommodés. Je tiens cette dernière assertion
de M. Dupin, chirurgien aide-major au 5e. de
dragons, faisant avec nous le service à l'hô-
pital-général de Madrid, à la suite des com-
bats de Talavera, Almonazil, Ocana, etc.
Ce confrère avoit sous ses ordres des chirurgiens espagnols, mis en réquisition pour

partager nos travaux. Un d'eux avoit les doigts
et les mains couvertes de crevasses, occasionnées par des engelures , et n'employoit
aucun instrument pour faire ses pansemens ;
ses doigts seuls lui servoient même pour panser les pourritures les plus considérables.
Cette malpropreté , qui se répétoit tous les
jours , au moins pendant six heures, ne fut
suivie d'aucun accident.

Le linge pourroit-il communiquer la pourriture ? Si cela étoit , les personnes destinées
à le laver et à le tenir seroient exposées journellement aux plus grands dangers. Cependant, je le tiens des personnes elles-mêmes employées à cet ouvrage dégoûtant , jamais elles
n'ont eu d'ulcères gangreneux aux mains ,
malgré qu'elles les eussent souvent gercées
par les engelures.

Il arrive cependant que des maladies funestes se communiquent par le moyen des accidens auxquels sont exposés les chirurgiens
qui font des pansemens ou des autopsies
cadavériques ; mais, dans ces cas, c'est toujours un vice éminemment contagieux qui
les détermine. C'est ainsi qu'on voit des chirurgiens s'inoculer le virus siphilitique , ainsi
que la gale ; et qu'on voit se reproduire le

virus variolique et le vaccin, par le moyen
de leur intromission sous l'épiderme.

La matière produit· par la pourriture d'hôpital ne peut pas être de même nature ; elle
n'est que le résultat de la décomposition ;
elle est inerte, et par conséquent ne peut
rien produire.

D'après ces différentes raisons, on peut
croire que la pourriture d'hôpital n'est point
contagieuse par la voie externe immédiate ;
mais qu'elle est le résultat d'une affection
interne, qui pourroit bien l'être elle-même,
comme plusieurs circonstances portent à le
croire.

Dans les salles de blessés, lorsque cette
maladie se manifeste, il est peu de malades
qui en soient exempts ; presque tous sont plus
ou moins victimes des désastres horribles
qu'elle occasionne ; et l'on voit souvent cette
maladie, après avoir désolé tous les blessés
d'une salle, recommencer par ceux qui ont
été les premiers atteints, et séjourner ainsi
un tems infini dans les mêmes lieux.

Est-ce la réunion des circonstances malheureuses, auxquelles se trouvent exposés
tous les malades d'une même salle, qui propage cette fièvre ; ou bien est-elle réellement
épidémique-contagieuse ?

Malgré tous les motifs qui déterminent à
croire que cette maladie est contagieuse, si
nous remarquons que les officiers de santé ,
ainsi que les autres personnes qui soignent
les malades, ne la contractent jamais, et que
même, parmi les malades, ceux qui peuvent
se procurer du bon vin, ou qui ont encore
la force d'aller respirer l'air pur, qui restent
peu dans leur salle , qui prennent de l'exercice, et qui se soumettent avec docilité à
l'usage des prophilactiques convenables, ne
la contractent pas non plus ; nous serons
portés à croire qu'elle n'est point contagieuse.
Il est rare d'ailleurs qu'une maladie épidémique - contagieuse attaque plusieurs fois le
même individu dans aussi peu de temps ,
comme cela arrive dans ce cas ; il est donc
raisonnable de croire qu'elle n'est que le résultat du concours de plusieurs causes qu'il
convient de detailler ici (1).

Septième question.

Quelles sont les causes qui déterminent la
dégénération, appelée pourriture d'hôpital ?

_____

(1) Il résulte d'une lettre particulière, dont l'au-
then cité ne peut être révoquée en doute, que des
expériences positives tentées dans un grand hôpital,
pour s'assurer si cette maladie étoit contagieuse par

Toutes les causes qui détermineront la fièvre qui doit la produire ; de ce nombre sont : la saison ; le lieu ; le climat ; le trop grand nombre de blessures graves dans le même local ; des salles mal aérées , mal né-toyées ; des alimens malsains, peu nourris-sans , mal préparés ; le séjour continuel dans le lit , la foiblesse qui en résulte ; le chagrin ; les grandes suppurations long-temps conti-

---

le contact de la matière putride , sur une surface ul-cérée quelconque , ont prouvé que la contagion ne pouvoit avoir lieu par ce moyen.

Ces expériences ont été faites de trois manières dif-férentes sur des sujets robustes et sains :

1°. La matière prise d'une surface ulcérée , couverte de pourriture , a été appliquée sur la peau saine , sur la peau rubéfiée par des synapismes, sur la peau exco-riée par des vésicatoires , et enfin sur des ulcères occu-pant le tissu cutanée et le tissu cellulaire ;

2°. La matière putride a été mise dans le tissu même de la peau , par le moyen d'une opération assez sem-blable à celle qu'on pratique pour inoculer le vaccin ou le virus variolique ;

3°. Enfin , on a fait panser des blessés avec du linge et de la charpie mal lavés , et qui avoient servi à pan-ser des pourritures.

Nous avons cru devoir ajouter la connoissance de ces expériences décisives aux faits intéressans rappor-tés par M. Guillon. *Note du Rédacteur.*

nnées ; les hémorragies soit actives soit passives ; les. dévoiemens rebelles , un régime
trop sévère ; des sueurs trop long-temps con-
tinuées ; l'excès des boissons spiritueuses ;
des indigestions répétées ; la nostalgie ; enfin
tout ce qui peut contribuer à diminuer les
forces vitales. Toutes ces causes déterminent
la fièvre susceptible de la pourriture. Celle-ci
se manifeste plus ou moins promptement ,
avec plus ou moins de force , selon la nature
de la plaie ; sa position plus ou moins éloignée
du centre de la circulation ; les tissus, les
parties où elle se trouve ; la manière plus ou
moins méthodique de la panser ; la propreté
du linge et autres pièces d'appareil , etc.

Huitième question.

Quels sont , en résumé , les signes qui caractérisent l'affection appelée pourriture
d'hôpital , ainsi que la fièvre qui la précède ?

L'individu , sur le point d'être victime de
cette maladie , perd peu-à-peu l'appétit ; sa
langue est banchâtre , et sur la fin , lorsque les symptômes augmentent d'intensité ,
elle devient sèche , et se couvre de croûtes
noires plus ou moins foncées ; les lèvres
sont pâles ; la figure s'altère ; les yeux ne conservent point leur vivacité ; la peau et les

masses musculaires sont molasses ; le pouls perd de sa force, de sa plénitude , devient misérable, mais augmente beaucoup de vîtesse ; les urines deviennent limpides ; le dévoiement se manifeste ; les forces disparoissent totalement; le marasme augmente de jour en jour ; les extrémités inférieures s'infiltrent; et le malade succombe , ayant gardé jusqu'au dernier moment l'usage entier de sa raison.

Les symptômes nerveux, désignés, se manifestent plus ou moins de bonne heure , ainsi que la pourriture de la plaie , qui est le signe patognomonique de la maladie. Cette pourriture fait des progrès , et passe plus ou moins rapidement dans les différentes périodes que nous avons désignées.

Neuvième question.

Quel traitement convient à cette dégénération , appelée pourriture d'hôpital ?

Le but de l'art est sans doute de guérir ; tous les raisonnemens , toutes les expériences qui n'ont pas cela pour but , sont inutiles à la science , et plus inutiles encore à l'humanité. Mais s'il est bon de guérir les maladies qui nous affligent , il est peut-être plus beau encore de prévenir leur invasion. Le cas dout

il est question , plus qu'aucun autre , en est
une preuve incontestable. Ici, les soins que
l'hygienne nous dicte sont de la plus grande
importance; en négliger l'emploi seroit funeste aux malades de tout un établissement.
D'après cette considération importante , nous
examinerons d'abord les moyens qu'il convient d'employer pour la prévenir , et ensuite nous donnerons ceux nécessaires pour
la détruire.

Les moyens à employer pour prévenir cette
maladie funeste sont malheureusement trop
peu à la disposition du chef de service de
santé , vu que la partie administrative qui
s'en occupe , ayant d'autres obligations à
remplir, ne peut point donner à cette partie
tout le soin qu'elle exige. Les moyens , le
temps aussi, les connoissances nécessaires , la
volonté même quelquefois manquent , et
l'humanité souffre.

Les observations les plus importantes à
faire sur cet article sont : 1°. choisir pour
les établissemens les lieux les plus exposés
au courant d'air ; 2°. éviter, autant que possible, les grands rassemblemens de blessés ;
quoique , dit Pringle , l'économie de l'hôpital et la commodité de ceux qui doivent en
avoir soin , exigent le contraire ; 3°. ne point

les entasser dans des salles trop peu vastes
pour les contenir ; 4°. aérer souvent leurs
habitations, soit par des moyens artificiels,
soit par le moyen de l'atmosphère ; ce qui
vaut encore mieux, lorsque la température
le permet. On ne peut jamais compenser,
dit le même auteur que je viens de citer, l'air
pur et salubre, par le régime et par les remèdes; 5°. faire prendre un bain de propreté
aux malades en entrant à l'hôpital, ou du
moins les faire laver, s'ils ne peuvent être
mis dans le bain. Cette précaution est de la
plus grande importance ; et comme le répète
si souvent M. Willaume, chirurgien principal au quartier - général à Madrid, si dans
chaque établissement il y avoit près le bureau des entrées un endroit destiné à laver
ou à baigner tous les entrans en général, selon que le décideroit le chirurgien de service,
outre la propreté toujours avantageuse qui en
résulteroit, une infinité de malades qui péris-
sent malheureusement, seroient souvent sau-
vés par le secours d'une transpiration heureusement critique qui ne peut pas avoir lieu, la
peau n'y étant nullement disposée. Les ports
sont bouchés par une crasse oléo-terreuse,
la transpiration insensible se fait mal; alors
elle se dirige sur les intestins, et occasionne

des dyssenteries chroniques , rébelles , et que je n'ai fait céder le plus souvent que par des moyens susceptibles de rappeller la transpiration , tels que des frictions sèches, etc. ; 6°. veiller à la propreté du linge de lit : les grands inconvéniens qui peuvent résulter de faire servir le linge sale , sont trop connus pour qu'il soit nécessaire que j'en fasse le détail; combien de maladies réellement contagieuses peuvent se communiquer par ce moyen? 7°. entretenir la propreté , tant des malades que celle de leurs lits , en répétant , toutes les fois que les circonstances le permettent , les moyens ci-dessus indiqués. La propreté des salles est aussi de la plus grande importance , les murs et planchers doivent en être souvent lavés et blanchis, tant pour détruire la vermine que pour les rendre moins sombres; 8°. veiller attentivement à ce que les alimens soient sains et suffisamment nourrissans. Combien l'état du soldat , affoibli par des campagnes pénibles , par les privations attachées à son métier , par ses douleurs et les suites de ses blessures , n'exige-t-il pas plus de soins que celui d'un riche particulier , qu'un accident imprévu prive pour un instant de ses mets somptueux ? Celui-ci peut supporter et la maladie qui l'afflige , et la diète sévère qu'elle

exige ; l'autre, dont le tempérament est apau-
vri , a besoin d'un régime plus substantiel. Il
lui faut des alimens nourrissans , sains , bien
préparés , et tout à-la-fois légers et conformes
aux forces de ses organes digestifs ; il lui faut
du bon vin et en suffisante quantité. Combien
sommes-nous loin de leur procurer , aux armées , toutes ces choses qu'ils méritent à tant
de titres ? 9°. Enfin , employer les prophilactiques convenables : ceux qui sort le plus à
la portée du médecin , consistent dans l'usage
des cordiaux , des amers et des toniques.

Tous ces moyens sagement administrés
peuvent prévenir la maladie , et contreba-
lancer en partie les causes malheureuses qui
tendent à la déterminer ; mais plus ces causes
seront nombreuses , et plus leurs influences
seront grandes ; plus on devra persister aussi
dans l'emploi de ces divers moyens préser-
vateurs.

Le traitement particulier de la maladie dont
il est question , est absolument le même que
celui des fièvres adynamiques. Dès l'invasion,
un léger émétique est toujours nécessaire ;
dans beaucoup de cas, je l'ai vu même arrêter
les progrès de la maladie , et préserver le sujet des suites funestes qu'elle entraîne. Cet
émétique doit être immédiatement suivi de

l'usage des toniques amers, afin de maintenir l'état de force qu'il a occasionné, et éviter la foiblesse qui en seroit la suite nécessaire. Lorsque la maladie persiste, ces derniers moyens doivent être continués ; ils consistent dans l'emploi du quinquina, du camphre, du vin généreux, des bouillons et des panades coupés avec le vin, des boissons vineuses, etc.

Le quinquina peut se donner à la dose d'une demi-once par jour pris en plusieurs fois, et délayé dans le vin. Le camphre peut se donner jusqu'à la dose de douze grains ; utile antiseptique, il convient encore pour combattre les accidens nerveux, modérer la fièvre lente nerveuse et les accidens qu'elle produit. Je me suis toujours mieux trouvé de son usage que de celui de l'opium ou de ses préparations, dont la véritable manière d'agir est encore une hypothèse. D'ailleurs, dans les hôpitaux du pays conquis, ce médicament souvent très - impur doit avoir des effets bien incertains.

L'emploi de ces remèdes sera dirigé suivant l'urgence des cas ; quelquefois il faut les donner à plus fortes doses, d'autrefois à doses plus petites ; enfin, on est obligé souvent de les suspendre pour combattre des symptômes

symptômes particuliers ; tels qu'un dévoiement , une constipation ou des symptômes
gastriques qui se renouvellent.

Pringle , dans ses observations sur la fièvre
d'hôpital accompagnée de taches pétéchiales
gangreneuses , ne fait consister le traitement
que dans l'usage du quinquina , de la serpentaire de Virginie , et sur-tout dans l'usage du
vin qu'il loue beaucoup , qu'il emploie de
toutes les manières , et qu'il croit supérieur à
tous les cordiaux recommandés par ses prédécesseurs. Il ne néglige pas non plus le
camphre ; il le donne dans tous les cas , mais
principalement lorsqu'il y a affection au cerveau.

J'administre toujours , autant que possible ,
le quinquina simplement mélangé dans du
vin ; cependant , lorsque le malade est trop
foible pour le supporter ainsi , j'en emploie
la décoction fortement chargée ; je fais aussi
usage dans ce cas de potions antiseptiques
camphrées , de vin de quinquina à haute
dose , etc.

Je pense que la serpentaire de Virginie ,
si avantageusement employée par Pringle
dans la fièvre d'hôpital accompagnée de
taches gangreneuses , qui est absolument la
même que celle qui nous occupe , pourroit

convenir aussi ; mais je l'ai toujours peu vu employer aux armées, où principalement on doit restreindre, autant que possible, le nombre des médicamens, préférer les plus surs, et abandonner les autres, quoiqu'on ne doute pas de leurs vertus.

M. Robert, pharmacien major à l'armée, connu avantageusement dans la littérature médicale, a proposé, dans le cas dont il est question, l'usage de la limonade oxigénée, qui n'est autre chose qu'une limonade minérale, fortement acidulée avec l'acide nitrique ou l'acide sulphurique. Plusieurs tentatives ont été faites avec ce remède, mais sa vertu nous a paru très-douteuse ; et jusqu'à ce qu'on ait une suffisante quantité d'expériences certaines qui en constatent les effets, ce remède devra être rejetté du traitement non-seulement de la maladie dont il est question, mais encore de toutes celles désignées sous le nom d'adynamiques, pour lesquelles il a été proposé également.

Si l'oxigène mérite, par la suite des temps, la réputation que les praticiens, amis de la nouveauté, cherchent à lui donner, il sera bientôt le remède universel, et la pharmacie justement simplifiée se réduira à zéro. Toutes les substances végétales ou minérales que la chimie nous enseignera contenir une quantité d'oxigène supérieure à celle qu'il faut pour constituer avec l'hydrogène les proportions de l'eau, deviendront des substances précieuses pour la pratique (1).

Je n'ai point encore parlé de la manière de panser la plaie ; cet article est pour moi le moins intéressant. Autant l'art de panser exige de perfection pour aider et sur-tout pour ne point contrarier la marche d'une nature active dans les productions merveilleuses qu'elle opère, autant ici, où elle languit et détruit au lieu de reproduire, les pansemens doivent être peu importans.

De toutes les applications qui ont été recommandées dans ce cas, j'en ai fort peu

(1) On sait, d'après les derniers mémoires lus à l'Institut, que ce qui constitue les acides végétaux sont tous les corps composés de carbone, d'hydrogène et d'oxigène (ces deux dernières en proportions nécessaires pour constituer l'eau); plus un surplus d'oxigène dont la quantité plus ou moins grande détermine la force de l'acide et la place qu'il doit occuper dans l'échelle de comparaison. C'est d'après cette connoissance que l'acide oxalique occupe la première place de cette échelle, et que l'acide acétique occupe la dernière.

E 2

trouvé qui aient particulièrement mérité notre attention par un bienfait marqué. La plaie doit être tenue proprement, et doit être pansée au moins deux fois le jour, afin d'enlever de la surface ulcérée les eschares gangreneuses qui se forment, ainsi que cette matière ichoreuse qui entretient la putridité sur la partie, et qui, absorbée dans l'intérieur, occasionne des accidens plus ou moins graves (1).

De tous les moyens à employer, celui-là est le plus important ; cependant il convient de laver l'ulcère, et d'humecter les pièces d'appareil destinées à le couvrir, avec des remèdes toniques et spiritueux. Le membre

---

(1) Je sais qu'on a révoqué en doute l'absorption de la matière purulente, et qu'on a dit que la nature répugnoit à cette opération ; que les extrémités des vaisseaux absorbans refusoient de se charger d'une substance âcre et étrangère à leurs fonctions. Les meilleurs auteurs modernes admettent cependant cette opération naturelle ainsi combattue ; leur autorisation pourroit seule suffire pour déterminer la mienne; cependant je crois qu'il convient de détailler les raisons qui m'y déterminent encore davantage. La sensibilité des vaisseaux absorbans ne peut-elle pas s'habituer à l'irritation continuelle que produit la matière, et permettre alors l'absorption soit de cette matière proprement

ou les parties environnantes doivent être con-
verts avec les mêmes remèdes; le vinaigre
camphré, le vin, le vin de quinquina camphré sont des moyens qui peuvent suffire
dans tous les cas. Le camphre en poudre employé extérieurement en petite quantité est
très-utile aussi; et si l'on peut s'en rapporter
aux expériences que Pringle a faites sur ce
médicament, ainsi qu'à la pratique, on ne
lui refusera pas une vertu éminemment antiseptique, appliqué à l'extérieur. Le quinquina en poudre employé aussi à l'extérieur
ne m'a jamais paru répondre à la confiance
qu'on lui a si généralement accordée.

On a recommandé et on recommande encore les acides végétaux, tels que le suc de
citron, les tranches de ce fruit, le suc d'o-
seille, etc.: à tous ces moyens je préfèe le
camphre et les toniques spiritueux. On a es-

---

dite, soit de sa partie la plus volatile, la plus subtile,
sous une forme même gazeuse? D'ailleurs ne sommes-
nous pas tous convaincus que le virus variolique, le
vaccin, le venin de la vipère, etc., sont absorbés par
nos vaisseaux absorbans, et sont portés dans la masse
générale de nos humeurs? Admettre l'absorption de la
matière purulente que produit un ulcère ou les poumons d'un phthisique, n'est pas plus répugnant.

E 3

sayé encore des espèces de fumigations , faites
avec des gaz surchargés d'oxigène ; je les ai
mis en usage plusieurs fois , sans en retirer
aucun fruit.

Ces deux derniers moyens , les acides végétaux et les gaz suroxigênés , sont encore à
l'avantage de cette partie constitutive de l'air ;
mais , outre que ma pratique ne me détermine
pas à lui donner la préférence sur d'autres
moyens, le fait suivant que je vais rapporter,
ainsi que les dernières expériences faites sur
ce gaz depuis très-peu de tems et que je vais
rapporter également , ne prouvent point en
sa faveur.

M. Pelletan , chirurgien en chef de l'Hôtel-
Dieu , a observé depuis long-tems que , lorsqu'il faisoit sortir un malade atteint de pourriture, de l'endroit où il se trouvoit pour le
mettre dans un lieu plus aéré et plus chargé
d'air vital , la putréfaction , au lieu de ralentir sa marche , augmentoit avec beaucoup
plus de rapidité que lorsqu'il laissoit le malade où il se trouvoit avant cette dégénération. De ce fait de pratique, on pourroit conclure que l'oxigène pris intérieurement par
la respiration , et en contact à l'extérieur de
la plaie , est plutôt nuisible qu'utile.

Hildebrand a inséré dans le journal de médecine le résultat de ces expériences , consistant à prouver les différens effets des gaz
sur la chair crue des animaux ; il a vu clai-
rement que cette chair , ayant déjà un commencement de putréfaction , se pourrissoit infiniment plus vite , lorsqu'elle étoit plongée
dans l'oxigène , que lorsqu'elle étoit soumise
à l'action de tout autre gaz.

D'après toutes ces diverses considérations,
qu'on me permette de douter de la multipli-
cité des vertus qu'on croit devoir attribuer
à l'oxigène , jusqu'à ce que des faits incon-
testables en prouvent l'existence.

De tous les moyens externes que je viens
de détailler, quel que soit celui que l'on préfère , il faut toujours se rappeller que la maladie est interne, que les remèdes internes
sont les seuls qui peuvent la détruire, lorsqu'on a eu le malheur de ne pouvoir la prévenir , par l'emploi des moyens que procure
une bonne administration.

LITTÉRATURE MÉDICALE FRANÇAISE.

Observations sur les causes d'insalubrité et de conta-
gion qui ont eu lieu pendant l'hiver de 1805 à 1806
dans les hôpitaux ambulans de Vienne, et princi-
palement dans l'hôpital sédentaire de l'académie
Joséphine; par M. ROUSSILLE-CHAMSERU.

Sur les
causes d'in-
salubrité
des l ôpit.
de Vienne,
en 1805

Employé parmi les médecins militaires de la grande
armée, je me rendis à Vienne au commencement de
1806, et je reçus l'ordre, le 6 janvier, de remplacer
à l'hôpital de l'académie Joséphine, M. le docteur B...,
très-indisposé, lequel avoit succédé à quatre autres
médecins qui étoient tombés malades l'un après l'autre, depuis deux mois que l'hôpital dont il s'agit avoit
été occupé par les Français.

Arrivé de fort loin, de la ville au faubourg, pour
y commencer, au coup de sept heures du matin, la
visite de trois cents malades, je fus frappé, non sans
étonnement, de la négligence absolue des soins de
salubrité dans les salles qui devoient composer mon
service : elles n'avoient été ni nétoyées, ni aérées pour
me recevoir. J'en témoignai mon mécontentement, et
je me décidai à ne visiter aucun malade, à n'entrer
dans aucune salle que l'on n'eut préalablement avisé à
quelques moyens de propreté.

Ma première visite terminée, je m'empressai de
parcourir l'hôpital et d'en examiner toutes les localités. Je m'apperçus que l'incurie existoit dans toutes
les parties les plus essentielles à la salubrité, et qu'un
des plus beaux établissemens de ce genre, le plus fa-

elle à *sanifier*, étoit cependant le plus encombré, sous la surveillance d'une administration locale composée de médecins de profession, membres de l'académie Joséphine, d'un commissaire municipal, et de chefs militaires chargés personnellement de la police domestique,

Sur mes instantes réclamations, on me demanda des observations écrites, que je communiquai dès le lendemain aux autorités allemandes et françaises, concernant l'état des principaux objets en souffrance, tels que les latrines, les corridors, les salles de malades, etc. Je crois utile aujourd'hui de publier ces mêmes observations à l'appui de celles dont M. le docteur Bourges a donné l'extrait dans un précédent cahier de ce Journal.

La plupart des latrines dudit hôpital sont construites isolément d'étage en étage, dans des pavillons placés à chaque angle d'une grande cour dont l'enceinte comporte la majeure partie des bâtimens de l'hôpital. Ces latrines sont partagées avec intelligence en deux cabinets qui doivent à volonté ouvrir et fermer l'un sur l'autre ; mais, les portes restant presque toujours ouvertes ou mal fermées, plusieurs ayant même été démontées et brisées dans leur ferrure, et cela depuis long-temps avant le séjour des Français, chaque privé répand sans cesse au loin cette infection, ce miasme délétère qui provoque la fièvre d'hôpital.

Au-dessus des portes extérieures de quelques-unes de ces latrines, sont de grands châssis dont les vitraux ne doivent avoir d'autre usage que celui de tirer du jour sur les corridors, en restant exactement fermés. Le contraire est cependant arrivé ; on s'est plu à en

Secours à donner aux malades dans les hôpitaux de Vienne en 1805.

ouvrir quelques-uns à demeure, pendant que les croisées intérieures donnant sur la cour, les seules qui dussent naturellement rester ouvertes pour changer l'air, étoient tenues soigneusement closes. La moindre attention suffit pour faire juger combien une telle inconséquence ajoute au danger des latrines ; et , par un contre-sens si absurde , il semble que l'on ait voulu assurer une nouvelle voie aux émanations fétides en leur livrant passage par-dessus les portes, quand celles-ci se trouvent fermées.

Le pavé consiste dans de belles dalles de pierres , dont celles du milieu se sont promptement creusées ou affaissées au trajet de la porte intermédiaire, et les urines s'arrêtent dans l'excavation. Cette partie de pavé, selon la direction des deux portes, auroit dû être construite en dalles un peu convexes, sur le côté desquelles d'autres dalles légèrement inclinées auroient abouti à deux ruisseaux qui eussent eu leur pente vers le siège de latrine : cette disposition eût facilité le lavage et la propreté.

Les lunettes sont ovales et ouvertes sur un plan incliné. Cette disposition est fort incommode et fort malpropre ; les malades ne peuvent s'accroupir sur un tel siège que par une fausse attitude ; ils ne peuvent éviter de se salir le corps et les vêtemens , et de reporter des immondices dans leur salle et dans leur lit. Quel est le physicien ou plutôt le manœuvre qui a pu imaginer une construction aussi vicieuse !

La seule construction qui convienne aux sièges de commodités pour un hôpital, consiste 1°. en un rebord de bois large de 6 ou 7 pouces, d'une épaisseur suffisante, assez saillant sur le devant, dressé horizontale-

ment et à plat pour faire appui , et marqué d'une
échancrure d'un pouce et demi de distance en distance,
à un pied et demi pour chaque place ; 2°. en un dossier
solide , également en bois , et un peu incliné de devan
en arrière , pour s'élever le long de la fosse à neuf pouces de vide , en diagonale au-delà du rebord. La largeur de ce dossier doit être de six à huit pouces, et il
permet au malade de s'appuyer commodément et en
sûreté. Rien de plus facile que d'entretenir la propreté
dans une semblable disposition , qui a été exécutée
avec un plein succès en 1794 pour une ambulance de
trois cents malades , établie à l'hôtel de la guerre à
Compiègne. Rien de plus simple que de commettre et
de surveiller quelque servant chargé d'essuyer et de
dessécher ces sortes de sièges aux heures des autres
nettoyages et balayages prescrits par le réglement.

Sur les
causes d'in-
salubrité
des hôpit.
de Vienne ,
en 1805.

*Les latrines d'un hôpital ne doivent jamais être à
fosses fermées* , ce qui est d'un bien grand préjudice
dans l'hôpital dont je parle. Si on a le courage de les
visiter au rez-de-chaussée , on apperçoit, presque à la
portée de la main , la surface immense d'un bas-fond
que l'administration allemande n'a point eu soin de
faire vider aux époques ordinaires de trois mois en
trois mois, et qui se trouve comblé d'une fange gazeuse qui affecte les yeux de même que l'odorat. Si
l'on monte à chaque étage , on y voit la matière retenue presque à l'entrée des lunettes dans les mailles ou
interstices trop serrés d'un grillage qui , pour l'objet
de sûreté auquel il sert , ne demanderoit que de moyen-
nes barres de fer rapprochées parallèlement de six
pouces en six pouces , et qu'il seroit aisé de tenir frot-
tées et nettoyées à l'aide d'un gros balai. Que de négli-

Sur les
eans s l'in-
sa abrité
des hôpit,
de Vienne,
en 1805.

gence, que d'impéritie ou d'imprévoyance dans un tel
état de choses ! Peut-on croire qu'avec la nécessité de
se procurer en nombre suffisant les lieux d'aisances
d'un grand hôpital, il ait fallu le flanquer, à tous les
coins et à chaque étage, d'autant de cloaques, qui ne
sont tels que par la mauvaise tenue? Peut-on douter
que le méphitisme qui en émane ne propage nuit et
jour les plus funestes influences ?

Les latrines d'un hôpital, je le répète, ne doivent
jamais être à fosses fermées. Si les matières ne peuvent
être entraînées, à mesure qu'elles tombent, par une
eau courante, il importe qu'elles soient reçues à l'air
libre dans une enceinte murée, sur le fond d'une tranchée dirigée vers un égoût voisin, ou mieux encore
qu'elles tombent dans des caissons construits à cet
effet, et que l'on doit vider le plus souvent possible, et
même chaque jour au soir. La construction pratiquée
à l'ambulance de Compiègne, d'après mes avis, consistoit en une pareille tranchée, sur laquelle le siège
et le dossier avoient été dressés à jour contre des pieux
au-dessous d'un appentis qui garantissoit suffisamment
de la pluie ; le tout établi dans le côté d'un petit jardin à un angle du principal corps de logis, et au dé-
bouché de son escalier dérobé, qui communiquoit à
toutes les parties de service. Tous les jours de grand
matin la tranchée étoit nettoyée par une trape ouverte
au-dessous d'un mur extérieur, et ce curage, enlevé
par des jardiniers, tournoit au profit de la culture.

Pour terminer ce qui concerne les latrines de l'hôpital de l'académie Joséphine, j'ajouterai que la
plupart des portes de communication du cabinet d'entrée à celui du fond s'ouvrent de dehors en

dedans, et ce devroit être tout l'opposé, afin qu'elles pussent se fermer doucement sur chaque malade qui entreroit, lesdites portes devant avoir chacune un poids à poulie, ou mieux encore un gond de reversoir, et devant en outre, pour se rabattre d'elles-mêmes, être retenues à angle droit de l'entrée par une forte arrête de pierre enchatonnée et scellée dans sa dalle.

Il est bien important d'entretenir la ventilation, et de faciliter, le long des corridors, des escaliers, le service des fenêtres, tellement que, par un hiver mou, et par une température qui s'adoucit de plus en plus, sous un ciel méridional, sans cesser d'être humide, on prenne l'habitude d'ouvrir, d'une croisée à l'autre, spécialement les panneaux supérieurs, avec la précaution de les retenir contre le vent par leurs crochets. Ce n'est pas sans peine que je suis parvenu à rendre cette attention générale : encore faut-il renouveler chaque jour la surveillance à ce sujet, et sans cesse combattre la manie que l'on a de faire le contraire. Il est à remarquer que les parties que l'on a toujours le moins songé à ouvrir, sont surtout celles du voisinage des lieux d'aisances, dans le bout de chaque corridor ; et cependant ce sont spécialement celles qui ne devroient jamais rester fermées. Il semble, en vérité, que tout conspire pour concentrer l'infection des latrines dans la sphère de l'hôpital.

Le nétoyage et le balayage des corridors demandent, autant qu'il est possible, à être faits à sec, à l'aide du sable ou de la sciure de bois, pour absorber l'humidité. Quand je dis, autant qu'il est possible, c'est que cela l'est toujours, et qu'il ne faut que vouloir et faire faire. Mais une volonté contradictoire,

Sur l's
cause, d'in.
salubrité
des hôpit.
de Vienne,
en 1805.

et un préjugé invincible de la part de l'administration
allemande l'ont emporté long-temps sur toute espèce de
représentations. Il est bien surprenant que des hommes
éclairés cèdent à la routine, et veuillent opiniâtre-
ment autoriser une pratique aussi vicieuse, qui donne
lieu à une humidité artificielle, humidité que l'on re-
doute, quand elle est l'effet naturel de la saison et du
climat. Tout ce que j'ai pu gagner, en me récriant contre
ce genre de nétoyage, qui occasionnoit une inonda-
tion générale des corridors et des escaliers, dans les
premiers jours de mon service, et à l'instant même de
ma visite, est que l'on s'est avisé de le faire plus matin, entre cinq ou six heures, comme pour le soustraire à mes regards. Les traces n'en restoient pas
moins visibles jusqu'à ce que le pavé fût entièrement
sec ; et l'on n'avoit fait que délayer et étendre, avec
des ballets à torchons imbibés d'eau sale, une boue
infecte, dont l'incrustation et l'enduit restent par-tout
apparens, surtout le long des murailles.

Il est cependant reconnu, d'après des expériences
positives, que toute surface de pierre ainsi mouillée,
dans des lieux plus ou moins renfermés, ne se dé-
sèche que par une évaporation méphitique que l'on
est bien fondé à présumer, en raison de l'odeur fade
qui s'en exhale, tant que l'humidité subsiste. Le vent,
ou le courant d'air particulier à chaque corridor
donne encore plus de développement à cette odeur
nauséabonde. L'inconvénient du méphitisme a égale
ment lieu sur les parquets des salles de malades, qu'
faudroit se borner, pour les mêmes raisons, à bi
frotter, racler et à yer à sec. Mais l'autorité ad
nis a impérieusement sur des ru

ques surannées. Nonobstant toute opposition, il se fait
tous les huit ou dix jours de ces lavages, tels quels,
dans les diverses salles de service. Quand il s'agit de
salles de rechange à approprier, l'opération est plus
solennelle ; le nombre des femmes destinées à ce lavage extraordinaire augmente ; et lorsque tous les
planchers de sapin et les bois de lits ont été bien
mouillés, et resséchés ensuite, les mêmes surfaces
restent autant et plus sales et infectes qu'elles l'étoient
auparavant.

En lavant ainsi les planchers de sapin, on les dé-
grade petit à petit dans leur superficie, qui conserve
l'impression de l'humidité, quelque soin que l'on
prenne ensuite d'essuyer. Les bois secs durent des
siècles : les bois mouillés se pourrissent, et tôt ou tard
en demandent d'autres. On ne connoît à Vienne, que
par ouï dire, les moyens efficaces de désinfection
publiés à Paris et à Londres, sans vouloir en faire
aucun usage. J'avoue mon extrême surprise d'avoir
trouvé, dans l'hôpital militaire de l'académie José-
-phine, autant d'éloignement ou d'indifférence à mettre
en pratique ces procédés si connus, si bien éprouvés
et si simples du savant Guitton-Morveau.

Il n'y a point à douter que depuis l'admission des
malades français, et même bien avant cette époque,
les infirmiers allemands et autres n'aient été sujets à
abandonner, le long des corridors, vers les embrâ-
sures des fenêtres extérieures le plus souvent fermées,
des baquets contenant les urines et les excrémens retirés des pots de chaque lit. Je me suis apperçu de
cette négligence incroyable, d'abord le matin, quelque temps après ma visite faite, lesdits infirmiers

Sur l~s
causes d'in.
salubrité
des hôpit.
de Vienne,
en 1805.

n'ayant pas encore pris soin de transporter leurs immondices ailleurs, lorsque dix heurs venant à sonner,
on alloit procéder à la distribution des alimens, à la
suite des autres services de médecine, de chirurgie et
de pharmacie. Je me suis également convaincu, le
soir à sept heures, que ces mêmes baquets remplis de
nouveau, ou étant les mêmes depuis les précédens
nétoyages de midi et du matin, pouvoient, à la faveur
de l'obscurité, rester aux mêmes places toute la nuit,
jusqu'au lendemain sans avoir été vidés ni rincés,
pour attendre au contraire qu'ils fussent assez pleins,
avant de prendre la peine de les enlever.

Il faut se représenter ces baquets pleins, sur le carreau, à portée de certaines ouvertures de 8 ou 10 pouces
quarrés, avec leurs petites portes à coulisses, ouvertures pratiquées dans le mur extérieur pour amener l'air
du dehors, lequel ne sert qu'à faire l'office de
soufflet, et à provoquer plus sûrement la puanteur
desdits baquets. Avec l'encombrement habituel et si
pernicieux des latrines, étoit-il besoin de découvrir
encore une nouvelle cause aussi directe, aussi immédiate d'infection continuellement agissante et réagis-
sante des corridors dans les salles, tant sur les malades qui n'ont cessé de faire des rechûtes cruelles, que
sur les agens de tous les services qui, successivement,
sont devenus presque tous victimes du même fléau ?
Il est juste d'observer que cet abus, d'après mon
avertissement, attira l'attention du commissaire municipal, M. Schlesinger ; et que ce magistrat, plein
de zèle et de bonne volonté, y a fait remédier sous
mes yeux.

Exceptez deux ou trois salles basses et humides du
rez-de-chaussée,

rez-de chaussée, aucune salle, dans les autres étages, ne péche par les dimensions. Elles sont toutes assez spacieuses et d'une belle élévation ; elles ont presque toutes leurs ventilateurs placés dans un angle du plancher supérieur. L'exécution de cet expédient est resté très imparfaite, pour des raisons dont le développement me mèneroit trop loin. Ces ventilateurs seroient toujours de bien peu d'utilité, lorsqu'on n'a pas soin journellement de renouveler l'air des salles par la communication répétée de celui de l'atmosphère. Au défaut des fenêtres, que l'on n'ouvre pas assez, il existe de petits conduits en tuyaux de tôle, cachés sous certains lits. Ils sortent du corridor par des trous faits au bas du mur, et ils sont terminés en T avec des soupapes. Quel en est l'effet ? Celui d'apporter de l'extérieur l'infection, tant des latrines que des baquets abandonnés et du lavage des dales. Il semble que les malades aient eux-mêmes apperçu l'inconvénient ou l'inutilité de ces tuyaux, car ils en ferment les soupapes. Mais dans une de ces visites de parade, que l'on fait faire aux grandes autorités, pour leur montrer ce que l'on veut qu'elles voient dans tout ce qui est bon, ou passable, m'étant trouvé à la rencontre d'un général autrichien accompagné du directeur de l'hôpital, celui - ci, en parcourant les salles, étoit singulièrement occupé à ouvrir ces soupapes, ainsi que les trapes de ventilateurs qui ne devroient pas exister. Ces moyens mécaniques, dans leur état actuel, sont en sens contraire de ce qu'ils pourroient opérer, s'ils étoient mieux construits, et si les soins accessoires n'étoient pas négligés.

Par certaines expositions, on apperçoit aux croisées

Sur les
causes d'in-
salubrité
des hôpit.
de Vienne,
en 1805.

des chassis doubles, propres à concentrer la chaleur ou à modérer le grand froid. Mais les infirmiers prétendent ne pouvoir ouvrir ces doubles fermetures, lorsque le besoin l'exigeroit. Il est très-vrai que ces seconds chassis ne sont point d'un accès facile : la plupart sont condamnés ou calfeutrés. Les infirmiers, au reste, sont ailleurs comme en France une espèce d'hommes trop peu appréciée ou trop peu stimulée ; pour laquelle les moindres difficultés sont un prétexte d'éluder le devoir.

En général, la construction de toutes les fenêtres des salles et des corridors a été manquée. C'est un grand vice ; elles devroient s'ouvrir aisément à six ou sept pieds au plus du plancher inférieur, et l'on ne peut les atteindre qu'à neuf et dix pieds avec de longues perches à crochets ou des ballets, fort incommodes à faire jouer pour cet objet. N'ayant que la hauteur de trois panneaux doubles sur la largeur, elles ont, à l'intérieur et à l'extérieur, entre chaque étage, un aspect écourté et ginguet. Des croisées aussi mesquines figurent fort mal, quant à l'architecture. Elles demanderoient à être allongées de la hauteur d'un 4e. panneau, que l'on pourroit reporter, en imposte, au-dessus des mêmes chassis, sous les ceintres. Toutes les croisées descenderoient alors symétriquement de deux pieds plus bas que dans l'état actuel. Cette amélioration, toujours pratiquable à volonté, avec des salles de rechange, ne seroit point une dépense capitale, et procureroit un plus libre accès à l'air du dehors, soit pour se combiner plus promptement à la portée des lits, soit pour circuler des salles dans les corridors, et réciproquement.

Malgré les trois nétoyages et balayages apparens de
chaque jour, il existe auprès des malades deux sources
d'encombrement consacrées par l'habitude qui, bonne
ou mauvaise, mène les hommes et leur sert de loi:
1°. lorsque, le matin, on change de chemise les malades et que l'on renouvelle quelques draps de lit, on
commence par amasser tout ce linge sale et puant sur
le parquet, sous une des couchettes d'infirmiers, et il
ne doit être mis hors des salles qu'à une heure après-
midi, parce qu'alors on le porte à un magasin qui le
reçoit et qui n'ouvre pas plutôt. Il est bien singulier
qu'il faille garder ainsi, la moitié de la journée, un
amas infecte, et attendre que l'heure sonne, pour s'en
débarrasser.

2°. Outre les tables de service dressées au milieu
des salles, on apperçoit à leur suite de grands et longs
bas d'armoires ou de buffets, qui s'ouvrent sur les deux
bouts, et sur une des faces par des battans fermés à
clef. Ce meuble est à la disposition de l'ancien infirmier de la salle, qui y entasse ce que l'on appelle
son butin, composé surtout de beaucoup de choses
pourissantes, amoncelées sans profit. A l'ouverture de
ces espèces de coffres, la mauvaise odeur décèle l'encombrement. Pourquoi souffrir ces fouillis d'ordures?
Est-ce que les infirmiers ne doivent pas avoir leurs
propres effets ailleurs que dans les salles? Comment une administration de salubrité, présidée par
des médecins, a-t-elle pu laisser subsister un si grand
nombre d'abus?

Je ne balance point à le déclarer: à l'hôpital civil,
de même qu'à l'hôpital militaire, dans les autres établissemens formés à Vienne pour le service des ma-

Sur les
causes d'in-
salubrité
des hôpit.
de Vienne,
en 1805.

Sur les
causes d'in-
salubrité
des hôpit.
de Vienne,
en 1805.

lades de l'armée française , et même dans toutes les
parties réservées à celui des malades autrichiens
(*quelque éloge que l'on ait voulu faire de ces derniers*) , partout on a péché contre les principales mesures dont doit dépendre la salubrité. Même construction vicieuse , et même négligence des latrines , même
infection des salles , faute d'air renouvelé , même
oubli des moyens de désinfection , mêmes préjugés
contradictoires aux lumières acquises , etc.

Il me semble que rien ne doit excuser la mauvaise
manutention des hôpitaux , alors que l'on peut consulter et suivre les bons ouvrages publiés à ce sujet , tels
que les recueils d'Howart et de Tenon ; le rapport des
académiciens sur les hôpitaux de Paris ; la dernière
édition du formulaire du conseil de santé ; les mémoires de Rumfort ; le livre de M. Guiton-Morveau ; le
grand traité de police médicale du professeur Franck ,
etc. Avant mon arrivée à Vienne , outre les mé-
décins qui , m'ayant précédé dans le même service , y
avoient renoncé par cause de maladie, on avoit compté
depuis deux mois vingt-trois chirurgiens et pharmaciens également frappés de l'influence meurtrière , et
dont cinq avoient succombé. Chargé à mon tour du
soin de ces officiers , à mesure qu'ils continuèrent de
tomber malades , j'ai été plus heureux, étant parvenu ,
les deux mois suivans , à *assainir* l'hôpital ; sur dix-
sept , il ne m'en est mort qu'un , et dans toutes les
autres parties de mon service , les *maladies* sont deve-
nues spontanément bénignes , en raison des progrès de
la propreté et de la salubrité.

Je terminerai ces remarques en insistant sur le b
soin de faire nétoyer exactement et Journellem

s les poteries de lits et de chaises percées, même
u bouillante ou très-chaude. Il se commet à cet
l les plus grandes infidélités. J'ai vu des pots de
le rechange d'une autre salle, ou tirés d'un ma-
, donnés aux malades avec des bords enduits
rémens desséchés. Que n'aurois-je pas à dire sur
cessité d'un service plus régulier au sujet de la
ine , conservée dans beaucoup de fournitures de
dès le temps où elles ont été cédées aux Français
es Autrichiens (vermine si facile à détruire par la
vapeur de l'acide nitro - muriatique, versé sur le
ganèse) ? Faut-il que je relève la négligence cou-
que l'on a mise quelquefois à laisser les mêmes
litures , dont on venoit de retirer un mort, pour y
cer de suite un vivant ? Oublierai - je la pénurie
inuelle du linge de corps dont les malades ont
in, sans pouvoir l'obtenir etc. ? Sur tous ces points,
aux infirmiers majors à se faire obéir ; à diriger
siaer les autres infirmiers ; à ne mettre aucun re-
aux rapports et aux demandes qu'ils sont tenus de
auprès des ministres de santé , ainsi qu'au direc-
, pour le bien des malades confiés à leurs soins ;
à la police intérieure, civile ou militaire, à se
ltrer de ses devoirs ; c'est dans un des plus beaux
itaux de l'Europe , tel que celui dont je parle, où
atisse est par elle-même si salubre , où toutes les
sitions sont bonnes , où l'eau abonde assez , etc.,
le précepte et l'exemple devroient être en vigueur
r tous les détails de la propreté. Les mêmes avan-
s sont communs au grand et bel hôpital civil , et à
atres hôpitaux de Vienne ; le même ordre auroit dû
re sévèrement maintenu.

F 3

Sur les causes d'insalubrité des hôpit, de Vienne, en 1805.

Par-tout où l'on annonce l'encombrement des hôpitaux, et les funestes influences qui en sont la suite, il est bien douteux que , malgré que l'on ait à s'en prendre à la multitude des malades , et au caractère mal sain de la saison et du climat , il n'y ait à reprocher beaucoup d'omissions concernant l'exécution des réglemens et instructions promulgués sur la bonne administration des hôpitaux militaires. J'ai vu , à la fin de décembre 1805 , le bel hôpital *de la Solitude* , dans le Wurtemberg , établi depuis près de trois mois , et gouverné avec tous les soins propres à en écarter l'encombrement; aussi n'y avoit-il que les maladies provenant des fatigues et des accidens de la guerre, ou celles qui sont ordinaires dans l'arrière saison , et rien d'ailleurs qui pût dépendre de négligences accidentelles , ou de causes d'insalubrité locale. Il en a été de même de l'ambulance d'*Heilbronn* , où quatre cents malades , économiquement servis en demi-fournitures, ont été entourés de toutes les précautions de propreté. Cet établissement étoit susceptible du double de plénitude dans la même enceinte , sans qu'il y eut eu à craindre le danger de l'entassement , parce que tout étoit prévu pour l'éviter. Mais, lorsqu'en 1806 la surveillance de cet hôpital fut abandonnée à des mains étrangères , lorsqu'à la même époque celui *de la Solitude* fut livré à l'encombrement , le miasme contagieux produisit ses ravages comme par-tout ailleurs. (Voy. le t. 36°. de ce Journ., p, 33).

*Observations sur la nature et le traitement de l'apo-
plexie , et sur les moyens de la prévenir ; par A.
PORTAL , professeur de médecine au collège impérial de France , d'anatomie au muséu n d'histoire
naturelle , chevalier de l'empire et de la légion
d'honneur , membre de l'institut , etc.* (1)

Extrait communiqué par M. HANIN.

De toutes les maladies auxquelles l'espèce humaine
est en proie , il n'y en a pas de plus funeste que l'apoplexie. Cette affection , si commune , débute en général d'une manière foudroyante , et est suivie des
plus funestes effets , sur-tout chez les individus qui y
sont pour ainsi dire disposés par l'âge et par la constitution.

Quoique l'apoplexie soit devenue l'objet des recherches et des observations des médecins de tous les temps,
il s'en faut bien que l'on ait , sur cette affreuse maladie , des connoissances assez positives pour lui appliquer le traitement le plus convenable. Il règne encore
aujourd'hui tant d'obscurité sur ses causes , sur ses
espèces , que l'on est exposé à commettre les plus
grandes erreurs dans le traitement.

La plupart des médecins qui ont indiqué dans leurs
écrits la marche et le traitement de l'apoplexie , attachent beaucoup d'importance à la distinction de cette
espèce de constitution qu'ils désignent sous le nom de
constitution apoplectique. Je crois , avec ces auteurs ,

Sur la
nature et le
traitement
de l'apopl.

(1) Un volume in-8. de 500 pages. Paris 1811. Chez
Crochard, libraire, rue de l'Ecole de Médecine, n. 3. Prix ,
6 f. , et 7 f. 50 c. par la poste.

qne les personnes fortes et pléthoriques , qne celles qui ont surchargées d'embonpoint, et qui se livrent souvent aux excès de la table, sont plus exposées aux attaques d'apoplexies que les personnes douées d'une constitution toute opposée. Mais j'ai remarqué aussi que l'apoplexie attaque très-f.équemment , sauvent avec la plus grande violence, les personnes nerveuses, irascibles et extrêmement amaigries.

M. Portal attache beaucoup d'importance à la distinction que doit faire le praticien des différentes espèces d'apoplexies, avant de désigner son traitement. La distinction que cet auteur admet, s'éloigne entièrement de celle que la plupart des auteurs ont admise. A l'exemple de Sauvages et des pathologistes méthodistes, il fonde ses divisions sur l'examen des causes externes bien reconnues. Cette méthode est surtout utile pour le traitement préservatif, qu'il seroit si important de faire suivre aux personnes qui , par leur constitution pléthorique, nerveuse, etc., etc., sont le plus exposées à éprouver ses attaques.

Toutes les espèces d'apoplexie se manifestent par des traits principaux qui ont tant de conformité qu'il faut, pour faire d'après eux la véritable distinction de ces différentes espèces, le tact le mieux exercé et l'expérience la plus consommée. On conçoit que les causes essentielles de cette maladie (la compression du cerveau , la paralysie des nerfs), les effets qui dépendent de ces causes , doivent avoir entr'eux les plus grands rapports de ressemblance. En général, la perte des sens, l'extinction de la sensibilité sont les signes, les symptômes les plus constans de cette maladie. Tout mouvement a cessé dans l'homme qu'un violent accès

d'apoplexie a fait succomber; il est altéré, affaissé
sous son propre poids, et jeté comme une masse inerte
et couchée en désordre; la face est rouge, injectée,
livide, bleuâtre, sur-tout quand l'apoplexie est la suite
d'une asphyxie, de la strangulation ou de toute autre
mort violente; les traits sont sans expression, semblables à ceux d'un homme plongé dans un sommeil
profond; les paupières entr'ouvertes laissent appercevoir le globe de l'œil renversé, comme aux approches
de l'apoplexie; la pupille est dilatée, insensible à la
lumière; la respiration haute, pénible, profonde et
stertoreuse, ne paroît être entretenue que par l'action
du diaphragme et par celle des muscles abdominaux;
elle est, dans quelques circonstances, fréquente, entre-
coupée, suspirieuse et convulsive, dans cette espèce
d'apoplexie sur-tout désignée par les auteurs sous le
nom d'*apoplexie nerveuse*. Si les malades veulent parler, ils n'articulent que des sons confus, obscurs et
étouffés; et, ne pouvant point répondre à ceux qui
leur adressent la parole, ils s'attristent en versant des
larmes. Leurs idées sont d'ailleurs si diffuses, que
souvent ils méconnoissent leurs proches; ils sont stu-
pides et comme hébétés, ressemblant assez bien à des
hommes que l'on arrache subitement d'un profond
sommeil, et qui ne sont point encore éveillés (*visûs
hebetudo σκοτωμα*). Le caractère de la maladie se prononce de plus en plus; le malade s'affaisse, ses traits
s'altèrent, sa bouche reste béante, tout se paralyse et
tombe dans l'atonie et le relâchement; l'urine et les
matières stercorales s'échappent sous le malade, indifférent d'ailleurs à cette malpropreté repoussante; enfin
il tombe dans un sommeil profond et comateux

Sur la
nature et le
traitement
de l'apopl,

Sur la
nature et le
traitement
de l'apopl.

(χωμα), la respiration se ralentit, devient râleuse, et cesse bientôt avec la vie.

C'est un sujet bien intéressant pour le médecin observateur que l'étude des divers phénomènes qu'a offerts, pendant de longues années de pratique, la même maladie. L'ouvrage de M. Portal offre sous ce rapport le recueil le plus complet. « J'ai évité, dit ce savant praticien dans son introduction, j'ai évité le plus qu'il m'a été possible, de ne rien avancer qui ne fût bien démontré par l'anatomie et par la clinique.... La médecine clinique a des principes qui lui sont propres, précis, invariables, fondés sur l'expérience, que la théorie ne supplée jamais ; et la meilleure manière de les répandre utilement est d'en prévenir les fausses applications, c'est de se borner à les inscrire dans des tableaux particuliers, et de n'en tirer que les conséquences les plus immédiates, soit sur la nature, soit sur le traitement de la maladie. C'est ainsi que les anciens, après Hippocrate, nous ont si utilement transmis leurs observations cliniques. Cette méthode frappe mieux notre esprit que toute autre, et nous habitue à prescrire les traitemens selon la nature des maladies ». Combien ces maximes sont lumineuses et sages ! Quels progrès n'eût pas fait l'art de guérir, si elles avoient servi de règle à ceux qui l'ont exercé et qui l'exercent encore !

*Précis d'observations pratiques sur les maladies de la
lymphe, ou affections scrophuleuses et rachitiques,
etc.; par M. A. SALMADE, docteur en médecine (1).*

M. Salmade a puisé à l'école de M. le professeur
Portal, d'après d'anciens documens de Bouvart et de
Bordeu, une pratique spéciale dont le succès est constaté par soixante observations que renferme son livre.
Cette pratique a pour base l'union du syrop de Bellet,
ou de quelques autres préparations de mercure avec
les anti-scorbutiques et les amers.

La manière dont l'auteur expose ses observations,
annonce un praticien attentif à toutes les circonstances qui diversifient les nuances de chaques maladies,
quoiqu'elles soient identiques. Les jeunes médecins ne peuvent lire qu'avec beaucoup de fruit un
précis d'expériences qui leur servira de guide, soit
dans le traitement direct des malades qu'ils auront à
gouverner, soit dans les consultations écrites qui leur
seront demandées.

*Traité pratique de la maladie vénérienne ou syphili-
tique, avec des remarques et observations; par J.
P. TERRAS, docteur en chirurgie (2).*

Cet ouvrage ne sera pas placé au rang de cette foule
de brochures qui ont paru sur-tout depuis dix ans,
et qui sont pour la plupart des amas informes de com-

(1) Voyez l'annonce bibliographique de cet ouvrage,
t. 40, p. 238 de ce journal.

(2) Voyez l'annonce, tome 40, page 118 de ce journal.

Maladie
vénérienne.

pilations diverses, ou d'observations supposées ou
mal faites, ouvrages, dis je, aussi dangereux à l'humanité que leurs auteurs. Plus de trente ans de pratique ont fourni à M. Terras les faits dont son ouvrage est composé; les observations qui lui sont propres, et qu'il a réunies à chaque article, intéressent
le praticien, et sont exposées avec détail et clarté.
Il rappelle, dans plusieurs endroits, les attentions
particulières que le traitement de la syphilis exige
au sein des hôpitaux. Son ouvrage offre par-tout
une instruction solide, dont peuvent profiter les médecins de tous les âges; il méritera à son auteur les
éloges dus aux travaux, dont le but est le bien des
hommes et l'instruction de ceux à qui leur vie est
confiée.

----

*Cours théorique et pratique d'accouchemens, dans
lequel on expose les principes de cette branche de
l'art, les soins que la femme exige pendant et après
le travail, ainsi que les élémens de l'éducation physique et morale de l'enfant; par J. CAPURON, D.
M. P., professeur de médecine et de chirurgie latines, de l'art des accouchemens et des maladies des
femmes et des enfans, etc. Paris (1).*

Cours théorique et pratique d'accouchem.

Le docteur Capuron, pour satisfaire au desir que
lui témoignent depuis long-temps ses élèves, d'avoir
entre leurs mains le précis de ses leçons sur les accou-

----

(1) Voyez l'annonce bibliographique, t. 40, p. 363.

chemens , vient de publier un traité sur cette partie ,
qu'il a intitulé : *Principes de l'art des accouchemens.*
L'auteur , dans cette entreprise, a eu pour but de présenter dans un cadre plus étroit , à ceux qui se desti-
nent à étudier la théorie et la pratique de cet art
salutaire , l'ensemble des principes et des connoissances qui en constituent les élémens. D'après cela ,
on doit prévoir que ce traité consistera principalement dans un extrait raisonné de ce qu'ont publié ,
sur cette partie de l'art de guérir , les auteurs modernes
les plus recommandables. Les ouvrages du professeur
Baudelocque et du docteur Gardien sont ceux où il
paroît avoir puisé plus spécialement. L'auteur cependant a ajouté ses vues particulières dans l'examen de
quelques points de doctrine, ainsi que nous aurons
soin de le faire remarquer dans la suite de cette analyse.

Il a divisé son traité en trois parties. Dans la première , il expose les connoissances relatives au bassin
de la femme, à la matrice et au fœtus. A ces trois
objets , dont la méditation est indispensable à l'accoucheur , il a rattaché la grossesse et les signes
propres à la constater. La seconde partie traite de l'é-
poque de l'accouchement , de ses causes de ses phénomènes ; elle fait connoître la division qu'il adopte , et
est en outre consacrée à exposer le mécanisme de cette
fonction naturelle.

Avant d'aller plus loin , nous demanderons pardon
à l'auteur des réflexions critiques que nous a suggérées
la lecture de son ouvrage. C'est d'abord reconnoître
tacitement la bonté d'un ouvrage , que de chercher à
en signaler les défauts , et puis c'est travailler aux

Cours théo-
rique et pra
tique d'ac-
couchem.

progrès de l'art, que d'ouvrir la discussion sur les points les plus intéressans de la doctrine qui y est exposée.

Dans son introduction, l'auteur définit l'accouchement : *l'expulsion d'un fœtus vivant et à terme hors de la matrice* ; il regarde cette définition comme la plus conforme aux règles d'une saine logique. Cette prétention nous engage à lui soumettre nos doutes sur l'inexactitude de sa définition. Pour qu'une définition soit exacte, elle doit convenir *omni definito*. Or, cette condition manque à celle proposée par M. Capuron. Il reconnoît que la délivrance fait partie de l'accouchement. Or, pour que sa définition renfermât toute la chose à définir, il auroit dû, après ces mots : *l'expulsion d'un fœtus vivant et à terme ...*, ajouter ceux-ci.... *et de ses dépendances*. Nous ne voyons pas non plus par quelle raison il exige, pour que l'on considère l'accouchement comme naturel, que le fœtus soit vivant. La femme ne laisse pas que d'accoucher seule, et très-heureusement, quoique le fœtus soit mort depuis peu, ou qu'il vienne à périr pendant le travail. Il est donc nécessaire de retrancher le mot *vivant*, pour que la définition puisse s'appliquer *omni definito*.

L'auteur commence par décrire les organes de la femme qui servent à l'accouchement, et leurs rapports avec le fœtus. Il décrit avec beaucoup de soin le bassin avec les parties molles dont il est environné, la matrice avec ses annexes, le fœtus avec ses dépendances, parce que c'est dans cette connoissance comparative, que l'accoucheur doit puiser les préceptes propres à le guider dans la pratique. C'est cette même raison qui nous fait

regretter qu'il ait omis, en parlant de l'union des os du
bassin , d'observer , par rapport aux symphyses sacro-
iliaques , que M. Thouret , dont l'école de médecine
de Paris se rappellera long-temps la perte, a entrepris
des recherches sur leur structure , et sur le mécanisme
de leur séparation. Cet auteur, regardant la forme particulière que présentent en devant les deux articulations postérieures du bassin comme propre à faire
disparoître « la plus grande , peut-être même l'unique
difficulté qui ait empêché jusqu'ici qu'on ait adopté
généralement un des plus grands moyens (l'opération
de la symphise) » , que l'on a proposé , pour perfectionner l'art des accouchemens (t. X, mém. de la Soc.
roy. de méd), il nous semble que M. Capuron ne pouvoit se dispenser de dire , en posant des bases pour ses
élèves , s'il pensoit , ou non , avec M. Thouret , que
la surface concave que présente en devant chacune de
ces articulations, soit propre à prévenir le tiraillement
du plan ligamenteux et membraneux qui les recouvre,
la déchirure de la partie du péritoine qui lui est fortement uni , en admettant qu'il s'en détache au moment
de l'écartement des os du bassin , parce qu'il se trouve
ramolli et relâché par l'infiltration que produit la grossesse.

Il falloit dire aussi si , comme l'a avancé M.
Thouret , il est vrai que , chez une femme grosse , ce
tissu ligamenteux et membraneux se sépare , ou non ,
de la surface antérieure des symphyses sacro-iliaques,
lors de la séparation des os pubis ; ce qui lui permet
d'affecter une direction droite , au lieu de la courbe
qu'il décrit, tant qu'il est adhérent; puisque le changement de direction de ce plan qui prend une ligne

Cou. s théo-
rique et pra
tique d'ac-
couchem.,

Cours théo-
rique et pra
tique d'ac-
couchem.

droite, est, selon cet écrivain judicieux, la vraie cause
qui prévient le tiraillement qu'il auroit éprouvé lorsque les os des îles s'écartent du sacrum. En effet, si
dans l'instant où les os pubis se séparent, le plan ligamenteux antérieur se détache successivement et se soulève, quand on prend, en pratiquant cette opération,
les précautions nécessaires pour que l'écartement se
fasse d'une manière lente et graduée, il n'y a point
de tiraillement. Pourquoi donc ne nous avoir pas
éclairé sur ce point, dont la décision est nécessaire
pour résoudre des questions qui tiennent à la pratique,
dans des circonstances qui sont incontestablement
celles où l''accoucheur éprouve le plus d'embarras
pour asseoir son jugement ; attendu qu'il y a partage
d'opinion entre les maîtres de l'art, et que d'ailleurs
les erreurs dans lesquelles il tomberoit auroient des
suites fâcheuses.

En effet, si ce soulèvement est réel et constant, il
en résulte qu'on ne peut établir de comparaison,
comme l'a fait M. Baudelocque, entre les accidens occasionnés par une violence extérieure et subite, qui
produiroit l'écartement des symphises, l'expansion
ligamenteuse conservant encore ses adhérences à leur
surface antérieure, et ceux qui doivent arriver lorsqu'elles s'écartent après la section du pubis, dans une
circonstance où l'abreuvement de ce tissu ligamenteux,
opéré par l'état de grossesse, facilite son décollement ;
ce qui fait que, changeant de direction, il acquiert
une longueur égale au vide qui s'établit entre les os
pubis. Combien d'objections, en apparence, fondées
sur le résultat d'ouvertures de cadavres, perdent toute
leur force, quoiqu'elles paroissent insolubles à celui
qui

qui a négligé ce genre de considération , s'il est démontré que, lorsqu'on sépare les os pubis, l'expansion
ligamenteuse se soulève au-dessus du niveau des symphyses sacro-iliaques. Il n'est plus permis , comme
l'admettent presque tous ceux qui font valoir ces argu-
mens , d'établir de parité entre les délabremens qu'é-
prouvera cette expansion ligamenteuse , chez deux
femmes adultes , de même âge , quoique la diduction
ait été portée au même degré , mais dont l'une seroit
morte peu de jours après ses couches , et l'autre hors
de cet état ; puisque, chez l'une , ce ramolissement
qui facilite son décollement a lieu , tandis que chez
l'autre , où on ne l'observe pas , le plan ligamenteux
qui recouvre antérieurement les symphyses sacro-
iliaques , conserve ses adhérences lors de l'écartement
des os ; ce qui l'expose à être tiraillé , déchiré.

L'auteur a renvoyé à la fin de son ouvrage la discussion de cette question importante : savoir si l'é-
cartement des os du bassin a lieu dans l'accouchement,
et s'il peut contribuer à le faciliter ? Nous n'examinerons pas si , comme le pense M. Capuron , il est
plus conforme à la marche de l'esprit humain de traiter cette question après le parallele de l'opération césarienne et de la section du pubis qui sont des procédés auxquels on n'a recours que dans les cas extrêmes ,
à cause des dangers qu'ils font courir à la mère , au
lieu d'en traiter en parlant de l'union des os du bassin.
Cette décision intéresseroit peu le praticien ; nous devons cependant observer qu'on est étonné , quand on
est familiarisé avec l'art des accouchemens , de ne
pas trouver , dans cet article qui prouve beaucoup
d'érudition , la façon de penser de l'auteur sur un point

Cours théo-
rique et pra-
tique d'ac-
couchem.

Cours théo-
rique et pra
tique d'ac-
couchem.

de doctrine qui tient si directement à la pratique, et
sur lequel le professeur Baudelocque et le D. Gardien
ne sont pas d'accord. Voici le fait : doit-on regarder,
ainsi que l'enseigne M. Baudelocque, la proscription
de l'opération qui consiste à séparer la symphyse des
os pubis, dans la vue de faciliter la naissance de
l'enfant en agrandissant le bassin, comme une conséquence nécessaire de cette donnée admise par M.
Gardien lui-même, savoir, que l'écartement le plus
grand possible ne peut, dans aucun cas, agrandir
suffisamment le bassin pour faire cesser une dispro-
portion portée au point d'exiger l'opération césarienne ?
ou bien, au contraire, est-il prouvé, comme le soutient le docteur Gardien, que cette conséquence n'est
pas légitimement déduite des prémices, et que l'on
assimile deux états qui sont très-différens, parce que,
dans l'écartement naturel, tout le bénéfice se réduit
à l'agrandissement du diamètre sacro-pubien, tandis
que, lorsqu'on a divisé le cartilage, il se trouve entre
les os pubis un vide qui permet à l'une des protubérances pariétales de s'y engager ; elle se trouve par là
hors du bassin.

Les articles IV et V sont consacrés à l'examen des
diamètres du bassin et de ses axes. Convaincu que la
connoissance de ces lignes imaginaires est de la plus
grande utilité dans l'art des accouchemens, il recommande avec raison aux élèves de se la rendre familière; aussi l'auteur a-t-il pris soin de les exposer avec
clarté et précision.

Les articles VI, VII et VIII, traitent des vices de
conformation du bassin, et des moyens d'en reconnoître l'existence sur la femme vivante ; ils sont traités

avec tout le soin qu'exigeoit l'importance du sujet :
lorsqu'il s'agit dans la pratique de mesurer le bassin ,
pour en constater la bonne ou la mauvaise conformation , on ne sauroit trop rapeler aux élèves , comme
le fait M. Capuron , combien il faut apporter de soins
et de lumières dans cet examen pour ne pas tomber
dans des méprises qui pourroient compromettre la
vie de la femme.

Le chapitre second traite de la matrice et de ses dépendances ; l'auteur fait connoître successivement sa
situation, sa forme, ses dimensions , sa structure,
ses dépendances , ses connexions ; il termine ce chapitre par l'examen des vices de conformation qui
peuvent affecter la matrice et ses dépendances , connoissance aussi essentielle que celle des vices du
bassin ; car , comme cette dernière peut s'opposer à
l'accouchement ou le rendre difficile , l'autre peut aussi
mettre un obstacle à cette fonction naturelle , en empêchant la conception , et en rendant la femme im-
puissante et stérile ; il se borne à une simple énumération des vices soit naturels, soit accidentels , qui
peuvent affecter le système utérin , se réservant d'indiquer dans un autre traité les moyens d'y remédier.

Dans le chapitre troisième , M. Capuron examine
tout ce qui est relatif au fœtus et à ses dépendances ;
le fœtus étant le corps que la nature se propose d'ex-
pulser dans l'accouchement, en se contractant sur lui
avec plus ou moins d'énergie , l'auteur a senti qu'il
étoit essentiel d'étudier la forme et les dimensions de
ce mobile , et de les comparer avec celles de la filière
qu'il doit traverser pour venir au monde.

M. Capuron se borne à indiquer les systêmes ima-

Cours théo-
rique et pra
tique d'ac-
ouchem.

ginés pour expliquer la génération et la conception,
et se hâte d'abandonner ces rêves de quelques physi-
ciens pour parler de la grossesse dont il importe tant
au praticien de connoître les signes caractéristiques ;
il établit avec raison qu'un des points les plus difficiles de la pratique , et qui exige le plus d'habitude,
est de reconnoître l'existence de la grossesse, de la
distinguer de toutes les affections pathologiques qui
peuvent la simuler , et de se garantir des pièges que
tendent à l'accoucheur les femmes qui ont intérêt de
le tromper sur leur état ; il ne sauroit trop se tenir en
garde contre leurs dépositions dans cette circonstance,
puisque leur salut et celui des enfans dépendent quelquefois du jugement qu'il portera.

L'auteur divise les signes qui se manifestent pendant la grossesse , et qui servent à la faire connoître,
en trois espèces. Les uns la font seulement présumer ;
ils se déduisent des indispositions qu'éprouve la
femme , des changemens qui surviennent dans l'économie , immédiatement après la conception, ou dans
les premiers mois de la grossesse ; tous les signes de
cette espèce sont fort équivoques , et si le médecin
ne doit pas négliger de les prendre en considération
pour fortifier ses doutes , il doit éviter de leur accorder trop de confiance. Les seconds se tirent des
changemens qui surviennent dans la matrice et le bas
ventre, ce n'est guères qu'au milieu de la grossesse
que les changemens survenus dans ces organes la rendent vraisemblable ; mais on ne peut avoir la certitude de son existence que lorsqu'on peut exciter le
mouvement de ballotement du fœtus , ou bien lorsqu'il exerce des mouvemens assez sensibles pour être

Cours théo-
rique et pra
tique d'ac-
couchem.

sentis par la femme. Dans les circonstances où l'on ne
peut pas s'en rapporter au témoignage de la femme,
on a recours au toucher pour constater l'existence de
ces mouvemens qui sont les seuls signes positifs et
infaillibles de l'existence d'un enfant dans la matrice.
Mais il est beaucoup d'autres occasions où l'on est
obligé de recourir à cette pratique qui sert encore de
guide à l'accoucheur, toutes les fois qu'il s'agit de
déterminer la nature de maladies situées dans l'intérieur du bassin.

Dans les articles IV, V et VI, M. Capuron décrit l'accroissement progressif du fœtus, et il indique
sa position par rapport à la matrice et au bassin de la
mère. L'article VII traite des dépendances du fœtus,
les membranes chorion et amnios sont les seules dont
il parle. On ne peut pas admettre, comme le prétend
l'auteur, que la description des membranes caduque
utérine et caduque réflechie n'est d'aucune utilité dans
la pratique; il seroit facile de prouver que leur connoissance éclaire beaucoup l'accoucheur dans l'examen
des secondines dans les cas d'avortement; il décrit
ensuite dans autant de sections le placenta, le cordon
ombilical et les eaux de l'amnios. L'article VIII
traite de la circulation propre au fœtus et des changemens qu'elle éprouve pendant le travail de l'enfantement, et au moment de la naissance. Dans les articles IX, X et XI, l'auteur s'occupe de la nutrition
du fœtus, de sa viabilité et de la division de ses parties principales. Le XII présente un parallèle de la
tête du fœtus avec le bassin de la mère.

La suite au prochain cahier.

G 3

VARIETÉS MEDICALES.

Inoculation de la peste.

Une lettre d'un de mes correspondans m'apprend
que le docteur Valli profita de son séjour en Turquie
pour faire, sur lui-même et sur les Musulmans, des
expériences avec le virus pestilentiel. Il s'est ainsi
inoculé la peste et à plus de trente autres personnes :
aucune n'en est morte. Pour faire cette inoculation,
il combinoit le virus pestilentiel avec du virus variolique, ou du suc gastrique de grenouilles, ou de
l'huile. Il appeloit cette combinaison sa pommade,
avec laquelle il imprégnoit le virus pestilentiel par
voie d'absorption. Il assure que cette combinaison
le mitige et le modifie d'une manière extrêmement
avantageuse.

Pour pouvoir trouver à soumettre des sujets à ses
expériences, il imagina une innocente supercherie ;
il le fit à leur insçu Quelqu'un venoit-il le consulter
pour une ophthalmie ! Frottez-vous les paupières avec
ma pommade. Un autre venoit-il se plaindre de douleurs d'entrailles ! Frottez-vous le bas-ventre avec ma
pommade ; et toujours cette imprégnation, qui ressemble à l'imprégnation naturelle, lui réussissoit parfaitement. Si MM. les Musulmans nous considèrent
comme des chiens, il faut convenir que M. Valli
le leur a bien rendu. *Faciamus experientiam in animâ
vili* : mais ce qui le fait excuser, c'est qu'il avoit commencé ses expériences sur lui-même.

Ce n'est pas la première fois que l'on a tenté l'inoculation de la peste ; et les résultats ont été à-peu-
près les mêmes. Mais il reste à ce sujet une grande

question à résoudre , c'est de connoître au juste le
cui bono. On apprécie exactement les avantages à
retirer de l'inoculation soit de la variole soit de la
vaccine ; mais on est bien loin d'être arrivé à des résultats aussi positifs sur ce que l'on peut espérer de
l'inoculation de la peste , par exemple de savoir jusqu'à quel point elle est préservative de la peste naturelle. Cependant comme toute connoissance en fait de
médecine peut trouver un jour son application, j'ai cru
devoir faire connoître ces faits , que M. Valli a communiqués à la société médicale de Genève d'une manière fort succincte ; et que sans doute il publiera un
jour avec plus de détails.

Le même docteur Valli assure qu'en inoculant le
virus variolique mêlé avec le suc gastrique , il donne
une maladie préservative de la petite vérole , dans
laquelle la fièvre a lieu sans éruption ;

Qu'il a fait un grand nombre d'expériences sur la
vertu anti-septique de l'oxide rouge de mercure ; qu'il
a détruit la faculté fermentescible de beaucoup de
substances végétales et animales, avec un demi-
grain de cet oxide sur une once de liquide ; qu'il a
chez lui en Italie un pot de bouillon ainsi préparé ,
parfaitement bon, quoiqu'exposé à l'action de l'air
atmosphérique depuis 10 ans ;

Qu'il se propose de faire avec cet oxide des essais
sur la fièvre jaune ; essais que peuvent justifier et l'efficacité connue du muriate de mercure doux dans cette
circonstance , et la vertu antiseptique de son oxide.

S.

Observation sur l'électricité médicale, commuriquée par M. Chappon, *D. M., et* Boulay, *D. en chir.*

A la suite de plusieurs maladies, M. Niveleau, militaire, âgé de 38 ans, éprouvoi. les symptômes suivans : une paralysie presque générale; l'immobilité des genoux qui paroissoient comme ankilosés ; une affection scorbutique ; le gonflement des testicules, avec des pustules ch ncreuses sur le scrotum ; des ulcères sur tout le corps, dont l'un sur la cuisse droite, et l'autre sur les malléoles du même pied, étoient très-profonds, très-sanieux ; affoiblissement considérable des facultés intellectuelles, et fréquentes absences : tel étoit le tableau de sa situation déplorable. Après avoir été évacué, pendant quatre ans, d'hôpital en hôpital, on le renvoya comme incapable de servir ; et ce fut dans ces circonstances qu'il se fit administrer l'électricité par M. Girardin, physicien à Paris.

Le traitement électrique continué pendant cinq mois, joint à quelques doux minoratifs, a fait disparoître successivement tous ces symptômes. Il excitoit une transpiration qui rendoit une odeur très-forte et insupportable. M. Niveleau jouit maintenant d'une parfaite santé, et il se trouve même plus robuste qu'avant les premières atteintes de cette maladie (1).

----

(1) Les vertus de l'électricité, appliquée au traitement des maladies, ont d'abord été exagéré s ; et les effets !e l'exagération sont toujours de jeter de la dé aveur sur les remèdes et sur les méthodes de traitement. Ce fait, qui a pour garant deux hommes connus, demandoit beaucoup plus de développement; cependant nous n'avons pas cru devoir le laisser ignorer, Et la principale raison de notre détermina-

*Nouvelles médicales et d'histoire naturelle , commu-
niquées par le docteur* Louis Valentin.

La troisième session de la société medico- chirurgicale de l'université de New-York a eu lieu pendant
l'hiver de 1809 à 1810. Les professeurs du collège des
médecins et des chirurgiens , et ceux du collège de
Colómbia de la même ville sont membres honoraires
de la société Pendant cette session, dont les assemblées se tenoient le soir , les membres résidans ont
lu trente six dissertations ou mémoires. Trente six
propositions ont été débattues en forme de thèses et
avec beaucoup d'ordie . chacune entre 4, 6, 8 ou 9
membres de la société. Voici les titres des mémoires
lus dans les séances :

1°. Sur le typhus; 2°. sur la vitalité du sang, (le D.
Charles Caldwel de Philadelphie avoit déjà publié ,
en 1805 , un très-bon ouvrage contenant plusieurs expériences sur la vitalité du sang); 3°. sur le *nicotiana
tabacum* ; 4°. sur l'hepatite ; 5°. sur la conception ;
6°. sur la grossesse comme état de maladie ; 7°. sur la
respiration ; 8°. sur le diabetes ; 9°. sur la vie; 10°. sur
l'existence des particules frigorifiques ; 11°. sur la
manie ; 12°. sur la génération de divers animaux; 13°.
sur les théories de la génération; 14°. sur les maladies
fébriles du comté d'Orange , et sur le traitement qui
a été le plus heureux; 15°. sur la dyssenterie ; 16°. sur

---

tion est qu'il met sur la voie de faire espérer beaucoup
, d'avantages des traitemens électriques appliqués dans la plupart des maladies des gens de guerre , maladies presque toutes
dues à l'altération des fonctions de l'organe perspiratoire,

Note du Rédacteur.

Variétés
médicales. la *febris introversa* ; 17°. sur l'acte de l'accouchement
avec des observations sur l'ergot; 18°. sur le spasme ;
19°. sur la phthisie pulmonaire ; 20°. sur la cause de
l'inflammation ; 21°. sur l'anasarque ; 22°. sur le rhumatisme aigu ; 23°. sur le croup ; 24°. sur la non-exis-
tence de la sympathie ; 25°. sur la chaleur animale ;
26° sur la nature, la cause et le traitement de la fièvre,
jaune des Etats-Unis et des Indes occidentales ; 27°.
sur les fièvres ; 28°. sur la cynanche trachéale ; 29°. sur
l'origine et la tendance des erreurs théoriques ; 30°. sur
les qualités sédatives de l'opium ; 31°. sur la nyctalo-
pie qui a paru dans la prison de.l'état de New-York ;
32°. sur la dyssenterie ; 33°. sur la necrose; 34°. sur la
nourriture du fœtus dans l'utérus ; 35°. sur la méthode
de traitement de la dyssenterie ; 36.° sur le mode de
communication entre la mére et le fœtus.

On commence à s'occuper des topographies médicales dans quelques états de la fédération américaine.
On a découvert que le goître devient plus commun
dans certaines contrées à l'ouest des Etats. L'histoire
des catarrhes épidémiques , *l'influenza* ou *grippe* , a
donné lieu , depuis trois ans , à un grand nombre de
mémoires plus ou moins intéressans ; celle des maladies des animaux domestiques , particulièrement les
affections communes à l'espèce humaine et à plusieurs
familles d'animaux , fixe l'attention de quelques savans. Des expériences et observations sur l'absorption
cutanée se continuent ; c'est sur-tout à Philadelphie
qu'il existe une dissidence d'opinions relativement à
cette fonction.Enfin la chimie, la botanique et l'histoire
naturelle sont cultivées , dans les grandes villes , avec

un zèle extraordinaire. Les beaux arts n'y font aucun progrès ; la population augmente avec une grande rapidité, et se monte aujourd'hui dans tous les Etats-Unis à huit millions d'habitans.

Le professeur B. S. Barton, savant naturaliste de Philadelphie, a composé deux mémoires sur l'*opossum*, animal propre à l'Amérique du nord, de l'espèce *Didelphis marsupialis*, mais qu'il nomme *Didelphis Woapink* : c'est le Sarigue de Buffon. On sait que la femelle de cet individu porte, sous le ventre une sorte de bourse ou poche. Dans le premier de ces mémoires, qui ne paroissent pas avoir encore été publiés, l'auteur donne au long l'histoire naturelle de l'animal ; il indique la place qu'il doit occuper dans le systême, sa nourriture, ses manières, les lieux du continent où il se trouve, les époques de l'accouplement, etc. Il observe la femelle dans tous les progrès de la gestation utérine, qui comprend une période de 22 à 26 jours.

Le deuxième mémoire concerne la seconde époque de la gestation, qu'il nomme gestation marsupiale. Celle-ci date du moment de la réception des embryons de l'utérus dans la bourse, et elle est plus longue que la gestation utérine. Le docteur Barton a pu s'assurer du volume et du poids de plusieurs embryons, immédiatement après leur exclusion de l'utérus. L'un d'eux ne pesoit qu'un grain ; six autres pesoient un peu plus. (Lettre à M. Roume, Philad. 1806).

Ces observations, que quelques-uns d'entre nous ont pu faire également sur les lieux, quoiqu'avec moins de détails, y ont été confirmées par mon ami M. Palissot de Beauvois, membre de l'institut.

Le mécanisme par lequel les embryons, tout-à-fait informes de l'*opossum*, abandonnent l'utérus pour se glisser jusqu'aux tettes, et y adhérer en vertu d'un instinct invariable et déterminé, est considéré comme l'un des plus étonnans phénomènes que nous offre l'histoire naturelle. Ils restent environ cinquante jours dans leur nouveau domicile, et ils y croissent jusqu'à ce qu'ils aient atteint la grandeur d'une souris ordinaire ; alors ils se détachent des tettes, mais ils y retournent jusqu'à ce qu'ils soient parvenus à environ la grandeur d'un rat. C'est alors qu'ils quittent la poche, pour se nourrir de chairs et de végétaux.

On a cru, et notamment Vicq - D'Azyr, que la mère aide à l'avortement avec ses pattes, et place les embryons dans la poche. Le professeur Barton prouve que cette opinion est entièrement erronée. Il démontre également combien est fausse celle de Beverly (*the History of Virginia*), et de beaucoup d'autres, même dans les Etats-Unis, qui prétendent que la génération s'opère dans le faux abdomen, où les embryons croissent attachés aux tettes. Il s'est assuré sur des jeunes *opossum*, pesant neuf grains et au-delà, qu'ils ne peuvent être détachés de la mère, c'est-à-dire de la bourse, qui est comme un second utérus, sans perte de sang.

Il a vu quelquefois la femelle de son *didelphis woapink* produire seize petits dans une seule portée, nombre égal à celui des tettes : elle porte deux fois chaque année. La chair de l'*opossum* est très-grasse et fort bonne à manger. J'ai déjà fait mention de cet animal, en parlant du *kanguroo*, dans le deuxième fragment de mon Voyage médical en Angleterre, Journal général de médecine, t. 24, p. 297.

LITTÉRATURE MÉDICALE ÉTRANGERE.

Observation pathologique remarquable communiquée par BECKER, *extraite du journal d'Hufeland.*

Une femme de 41 ans, d'une constitution un-peu irritable, qui d'ailleurs avoit été toujours bien portante, eut il y a six ans un violent chagrin qui la fit tomber dans un état fébrile. Elle but dans la chaleur de la fièvre, en une seule fois, un verre d'eau froide qui lui fit éprouver d'abord une douleur et une pression dans la région de l'estomac ; elle remarqua en même tems que cette région étoit devenue enflée. Ce gonflement augmenta toujours de plus en plus chaque année, et lui occasionna plusieurs épiphénomènes comme le manque d'appétit, un sentiment de plénitude après les repas, une douleur et une oppression continuelle dans les environs de l'estomac. Elle éprouvoit particulièrement beaucoup de mal-aise, après avoir fait de l'exercice. Plusieurs médecins avoient porté divers jugemens sur sa maladie, et avoient employé plusieurs moyens sans aucun succès. Il y avoit déjà plus d'un an que ses règles étoient très-irrégulières, souvent elles étoient suspendues pendant long-tems, et elles se montroient ensuite en très-grande abondance. Ces dérangemens dans la menstruation ne paroissoient cependant avoir aucun rapport avec les phénomènes décrits. Dans le mois de juin de cette année, elle fut attaquée, après une violente frayeur,

Marginal note: Hydatides rendues par les selles et les vomiss.

Hydatides r ndues par les selles et les vomiss. d'une fièvre qui avoit tous les caractères d'une fièvre pituiteuse. Après l'usage des évacuans et des amers éthérés, la fièvre disparut ; cependant la malade conserva une langue couverte d'un enduit blanchâtre, un mauvais goût, et des attaques fréquentes de doul urs d'estomac. Elle étoit fatiguée en même tems par l'insomnie, des inquiè udes et des sueurs abondantes ; elle étoit à l'usage des amers et des éthers. Les selles furent entretenues par les pillules d'assa-fétida, d'aloës, de savon et de castoreum, mais sans succès marquans. La malade se plaignit particulièrement à cette époque d'une douleur sourde située dans le côté gauche du creux de l'estomac ; toute compression externe sur les fausses côtes de cette région rendoit la douleur extrêmement vive. Elle éprouvoit en même tems des nausées, et par suite des vomissemens volontaires qui donnoient issue, comme les selles, à une quantité abondante de mucosités visqueuses ; cette maladie ayant rendu cette femme extrêmement irritable, elle se mit plusieurs fois en colère sur quelques circonstances relatives à sa maison ; j'attribuois en partie la détérioration de son état à ces affections d'ame. Je lui fis prendre alors un émétique composé avec le tartre stibié et l'ipécacuanha ; elle en éprouva des vomissemens, et la disparution presque totale de la douleur dont il a été parlé. Les pillules d'assa-fœtida, d'aloës et de savon, parurent agir à cette époque avec beaucoup d'avantage ; mais l'amélioration n'étoit point continuelle. Quelques jours après, la malade se plaignit de nouveau d'une forte douleur dans la région de l'estomac, particulièrement du côté gauche. Elle y éprouvoit un sentiment de pesanteur qu'elle

n'avoit pas eu auparavant; il lui paroissoit qu'une
masse pesante se portoit, dans certains mouvemens
du corps vers la partie gauche et inférieure de cette
région. Elle n'avoit aucun appétit, souvent des nausées infectes, et elle se sentoit très-affoiblie. J'em-
ployois inutilement plusieurs remèdes à l'intérieur et
à l'extérieur, jusqu'au moment où il se manifesta tout-
à-coup une catastrophe remarquable qui fut très-sa-
lutaire pour la malade, et qui fut pour moi un grand
sujet de surprise. Elle sentit des envies extraordinaires
d'aller à la selle, et elle rendit dans un jour, après
plusieurs évacuations, 16 espèces de vessies, les unes
crevées, les autres encore entières ; ces vessies étoient
de différentes grosseurs, les unes comme des œufs de
pigeon, les autres comme des œufs de poule à-peu-
près : elles avoient la plupart une forme ovoïde. La
membrane qui composoit ces vessies étoit mince,
également épaisse par-tout, et si solide qu'on pouvoit
soulever avec les pincettes celles qui étoient encore
entières, sans crainte de les déchirer. Après les avoir
laissées quelque tems dans l'eau, on pouvoit facilement diviser la membrane en deux lames ou feuillets ;
on trouvoit à quelques vessies des élevations en forme
de mamellons, semblables à de petits pédicules, lesquels pouvoient avoir quelques lignes de diamètre ;
c'est par le moyen de ces pédicules qu'elles paroissoient devoir se fixer aux parois du canal intestinal.
Aux autres vessies qui manquoient de ces mamellons,
se trouvoient de petits trous ronds, et ces vessies paroissoient avoir été détachées de leurs pédicules.
Quelqu'unes étoient remplies d'une substance limpide,
transparente, visqueuse et semblable à une gelée. Dans

Hydatides
rendues par
les selles et
les vomiss.

les jours suivans, la malade rendit encore par les selles plusieurs de ces espèces de vessies , jusqu'au nombre de cinquante environ. Plusieurs jours après ces évacuations, elle éprouva un goût d'une puanteur infecte. Il se manifesta enfin des vomissemens répétés , dans lesquels elle rejetta d'abord quelques vessies entièrement semblables à celles rendues par l'anus, et une grande quantité de masses visqueuses, qui, au rapport de la malade , avoient la grosseur et la forme d'un œuf cuit , une couleur jaunâtre , et en partie une forte connexion ; elles répandoient une odeur infecte. Après ces évacuations , elle éprouva un vide dans la région de l'estomac , et dans le côté gauche du bas-ventre , comme si on lui avoit enlevé, d'après sa manière de s'exprimer , l'estomac et une partie des viscères : elle est exempte, depuis cette époque , de toute incommodité.

L'auteur de cette observation ajoute ensuite quelques réflexions sur les dérangemens peu considérables que ces corps étrangers ont produits sur la digestion, sur leur nombre , sur leur forme et sur leur manière d'être; il les considère comme une espèce d'hydatides. La malade étant éloignée de lui de plusieurs milles , il est fâché que cette circonstance ne lui ait pas permis de recueillir un plus grand nombre de données qui auroient peut-être répandu un plus grand jour sur cet objet. D'après les recherches les plus exactes sur l'état antérieur de la malade, il ne voit point qu'elles peuvent être les causes de la production de ces corps. Elle a été toujours bien réglée jusqu'à l'année dernière ; elle a donné naissance , sans courir aucun danger , à plusieurs enfans bien portans ; elle n'a ni

goutte

goutte, ni écrouelles, ni autres maladies dont on puisse faire dépendre ces espèces de productions; ou ne peut donc citer que le fort chagrin qu'elle avoit éprouvé, et la boisson de l'eau froide pendant la chaleur de la fièvre.

Hydatides rendues par les selles et les vomiss.

Le D. Himly a joint à cette observation la citation de quelques faits analogues, qui ont été décrits par Bartholin (*Ep. medicin. centur.*) par Andreas Cleyer, (*miscellanea curi sa academiæ naturæ curiosorum*) par Riedlin, (*lineæ medicæ*) par Musgrave , (Transactions philosoph. par G. Bidloos, (*exercitat. anat. chirur. decades.*) par L. Rivière, (*obs. centur.*) par Heuermann , (*remarques et recherches sur la médecine pratique en allemand.*) par Nebuys , (*dans un ouvrage hollandais*) par Woltga, (dans *Baldingers magazin.*) par Zeller , (dans le *même ouvrage*) par William Scott, (*medical and philos. commentaries by a Society in Edimburg*), par James Lind , (dans une lettre imprimée dans le *lond. med. Journal*) , par Berthelot , (*dans l'ancien journal de médecine* , t. 87). Le D. Himly, énonce quelqu'autres faits pris dans Lüdersen , dans Stalpart-van der-Wiel , dans Morgagni , dans Heuermann, dans les Trans. philos., qui lui ont paru faux , ou n'avoir pas de rapports directs avec l'observation déjà citée.

Le docteur Kieser , de Noidheim , a donné connoissance , dans le Journal de Médecine - pratique d'Hufeland , d'un liniment diurétique qu'il regarde comme spécifique dans les rétentions d'urine par spasme. Sa pratique lui a fourni de nombreuses observations qui constatent ses bons effets. On le com-

Liniment contre l'ischurie spasmodique.

pose avec huile de térébenthine, demi-once , jaune
d'œuf frais , deux drachmes : on les broie dans un mor-
tier de verre ou de terre jusqu'à parfaite mixtion , et
ensuite on verse peu à peu , en broyant toujours, six
onces d'eau de menthe poivrée. La manière de l'employer consiste à faire des frictions sur la région inguinale. Ordinairement le spasme violent cesse après
quelques frictions , et l'urine coule bientôt. Il a bien
soin de prévenir que ce remède n'est utile que dans
l'ischurie spasmodique , qui n'est qu'un symptôme de
plusieurs autres maladies , mais qui n'en demande
pas moins une attention particulière pour le traitement. Le Dr. Kieser ajoute les réflexions suivantes :
les merveilleux effets de ce remède si simple sont étonnans ; les médecins partisans des principes philosophiques chimiques n'ont-ils pas le desir d'expliquer son
action ? Ce remède sert de plus à prouver combien on
a tort de rejeter les anciennes formules pharmaceutiques , souvent plus ou moins composées, parce que les
substances premières qui les forment , ne sont pas en
rapport avec les principes chimiques , physiologiques
et philosophiques qui sont admis. Les vrais praticiens voient avec douleur ces pharmacopées simpli-
fiées de ces temps modernes. Les substances simples
ont une manière d'agir qui n'est pas toujours celle des
composés dont elles sont les ingrédiens. Nos anciens
n'avoient point cette façon de penser ; aussi la médecine étoit un art divin. On devroit continuellement
répéter aux jeunes médecins qui débutent : *lege vete-
res , sperne recentiores* ; mais entendront-ils ces pa-
roles sans les secours de l'expérience ?

Dans ce même journal (cahier du mois de mai),
on trouve un fait remarquable rapporté par Cons-
bruch. Il connoît une famille dans laquelle les enfans
mâles sont sujets depuis leur jeunesse à des hémorragies funestes , qui ont lieu spontanément, soit par le
nez, soit par les plus légères blessures. Ces hémorragies n'ont pu souvent être arrêtées par presqu'aucun
moyen ; et deux individus y ont succombé sans qu'il
fût possible d'y remédier. Les enfans du sexe féminin
ainsi que le père et la mère sont entièrement exempts de
cette triste particularité; mais il y a deux des enfans
mâles d'une des filles de cette famille, dont l'un est
mort par suite d'une hémorragie survenue par une blessure très-légère, malgré tous les moyens employés; et
dont l'autre, encore vivant , présente ce même phénomène avec les circonstances remarquables suivantes :
les pertes de sang n'ont lieu qu'au printemps et en automne, et non en été et en hiver; elles ne se font pas
par des blessures , mais par le nez; et si elles n'ont
pas lieu , il en résulte des attaques de goutte violentes
et continues. Pour les éviter, il est nécessaire de pratiquer au printemps , au moins une fois , une saignée
au bras, qui ne peut être fermée par les moyens
ordinaires , mais seulement par la plus forte compression. Cette compression doit être continuée plusieurs
semaines , car autrement tout le bras devient d'un
rouge bleu et enflé : ce membre revient ensuite peu à
peu à son premier état. L'oncle de ce jeune homme
qui , dans sa jeunesse, avoit été sujet aussi à de telles
hémorragies funestes, n'en est pas toujours entièrement
exempt; il souffre beaucoup, en revanche, de la goutte.
Il se manifeste , vers la fin des paroxismes, de fortes

Famille sujette à des hémorragies funestes.

attaqué. Du reste, tous les autres membres de cette famille jouissent d'une parfaite santé. Les individus mâles sujets à ces hémorragies se distinguent par des yeux noirs et ardens, par des cheveux noirs, et par la couleur bien prononcée du tempérament nommé atrabilaire.

Traitem de la teigne Bicker, de Brême, a employé avec succès la méthode suivante pour la guérison de la teigne. Lorsqu'il y a apparence d'écrouelles, il donne intérieurement le remède d'Hufeland, le muriate de baryte dissous dans de l'eau de fenouil, avec le vin émétique d'Huxham. Lorsqu'il y a peu ou point de disposition écrouelleuse, il fait usage du soufre doré d'antimoine, broyé avec le mercure doux et le sucre, matin et soir, à la dose d'un demi-grain à un grain ; il ordonne à l'extérieur : vert-de-gris, mercure doux, de chaque un scrupule ; onguent pomm. rec., une once $\frac{1}{2}$. M. On fait frictionner matin et soir, avec cet onguent, les places où est la teigne. Les croûtes tombent très-promptement en les frottant avec une brosse ordinaire ; il fait laver ensuite les enfans à l'eau tiède, avec du savon et du sulfure de potasse, et il prescrit une diète convenable. Lorsque toute la teigne a lavée pendant long-temps de carbonate de potasse.

Contre l'em On trouve dans le Journal de médecine pratique de

tement et d'une manière aussi prononcée que l'arsenic. Mais cette prompte suppression n'est pas une guérison dans le vrai sens du mot ; elle ne se fait qu'au
détriment de tout l'organisme, et il en résulte, d'après
son action, au bout d'un certain temps, le marasme,
la phthisie, l'hydropisie, des obstructions abdominales. Ce remède avoit été employé il y a plus de cent
ans en Allemagne ; mais il y fut abandonné et même
défendu, à cause des suites fâcheuses qu'il entraîne.
Il y a vingt ans que Fowler commença à prescrire de
nouveau ce remède en Angleterre ; il y fut aussi bientôt abandonné, et il n'y est maintenant conseillé par
personne. Des médecins allemands connus ont essay
l'arsenic dans les dernières épidémies de fièvres intermittentes. Les mauvais résultats qui en ont été les
suites, leur ont fait cesser son administration.

J. B.

ART VÉTERINAIRE.

Dans un moment où toute la France s'occupe de
l'éducation des bêtes à laine, les propriétaires de
troupeaux nous sauront quelque gré de publier, avec
M. Huzard, la manière de faire la castration des béliers, telle qu'elle est adoptée par M. Bourgeois,
directeur de l'établissement rural de Rambouillet.

« On fouette(1) les béliers toujours le matin, avant
qu'on leur ait donné à manger ; il convient aussi

(1) Le mot fouetter, pour châtrer, vient du mot fouet
ficelle qui étoit employée à cette opération.

H 3

qu'ils ne soient point mouillés ; c'est le mois de mars et celui d'octobre qu'il faut choisir de préférence pour cette opération.

» Après avoir pris le bélier que l'on veut fouetter , on lui lie les jambes , de manière à ce que celles de derrière soient rapprochées le plus possible de celles de devant , sans cependant les trop gêner ; on le couche le dos sur la litière dans la bergerie ; ensuite on arrache avec les doigts la laine qui se trouveroit au-dessus des testicules sous le nœud de la ficelle : ce qui vaut mieux que de la couper avec des ciseaux. La ficelle que l'on emploie doit être forte et faite exprès ; elle doit avoir au moins le double de la grosseur du fouet ; il est essentiel que le premier nœud soit bien fait et ne se desserre point. On prend un bout de 66 centimères (2 pieds 1 p.) de cette ficelle ; on attache à chaque extrémité un morceau de bois de 12 à 16 centimétres (1 pouce et demi) de tour ; on fait le nœud , dans lequel on passe les testicules , et l'on fait couler jusqu'à l'endroit du cordon où l'on veut serrer ; deux hommes, qui ont le bélier entre les jambes , tandis qu'un troisième l'empêche de remuer , tirent également la ficelle par chacun un bout , tenant le morceau de bois à pleines mains , et en se mettant pied contre pied ; car il faut serrer le plus possible, pourvu néanmoins qu'on ne coupe pas les cordons spermatiques , mais sans secousses, et de manière à arrêter complètement la circulation. L'habitude a bientôt donné la mesure où il faut s'arrêter pour ne pas couper ; ensuite sur un premier nœud on en fait un second simple et droit , que l'on serre également bien ; et on coupe la ficelle à 4 centimètres (1 pouce et demi) du nœud. On délie l'animal ; on fait sortir la verge de son fourreau, pour

s'assurer que les parties ne sont pas retractées , et que l'opération ne sera pas suivie de phimosis. On met le bélier sur ses pieds; et l'on a soin , avant de le laisser aller , de lui passer le doigt dans la bouche pour lui desserrer les mâchoires.

» Il arrive quelquefois que la ficelle casse ; dans ce cas , il faut en avoir une autre toute prête , et la remettre de la même manière, sans ôter la première.

» J'ai souvent vu les béliers se secouer après cette opération : ce qui annonce qu'elle a été parfaitement bien faite. On peut couper, trois jours après l'opération , les testicules, à 3 centimètres (1 pouce), au-dessous du nœud de la ficelle. Quand il y a de l'inflammation à la plaie, ce qui arrive très-rarement , nous avons l'habitude de l'appaiser avec du beurre frais ».

Cette notice est extraite de la 4°. éd. de l'*Instruction pour les Bergers et les Propriétaires des troupeaux* ; par Daubenton.

M. Huzard a publié une notice historique et bibliographique sur cet ouvrage , qui est un sorte de code, où sont rassemblés toutes les connoissances nécessaires à ce genre d'économie rurale. *L'Instruction pour les Bergers* a été traduite en allemand , en hollandais, en espagnol , en italien ; et a été extrait dans les transactions de la Société de Dublin.

BIBLIOGRAPHIE MEDICALE.

Philosophie médicale, ou vérités fondamentales de la médecine moderne; par CHORTET, *ancien médecin militaire de première classe, membre de diverses sociétés savantes. Un vol. in-8°. de 212 pages. . Prix : 3 fr. et 3 75 c. par la poste. Paris, chez Le-normant, rue de Seine, n. 8, près le pont des Arts ; Méquignon, rue de l'Ecole de médecine, n. 8; Gabon, place de l'Ecole de médecine; à Bruxelles, chez Lechorl'er, libraire, montagne de la Cour.*

Bibliog. médicale. L'infatigable docteur Chortet vient d'ajouter en-core ce petit volume à ses nombreux ouvrages, et à tous ceux que le fameux système de Brown enfante chaque jour.

Rapport sur la petite vérole et la vaccine dans le dé-partement du Doubs, pendant l'année 1810, à M. Debry, préfet par Ch. Ant BARREY, *D. M. P. Secrétaire de la Société de médecine de Besançon ; médecin des épidémies, etc.*

Ce rapport qui roule sur un nombre de 6000 indivi-dus vaccinés dans ce département, contient des résul-tats confirmatifs de tous ceux déjà connus.

L'auteur de cette brochure passe en revue, et combat avec avantage différentes erreurs, différentes asser-tions hazardées et accréditées par l'ignorance ou par la mauvaise foi, contre la propagation de la vaccine.

Pharmacopée générale à l'usage des pharmaciens et des médecins modernes, ou Dictionnaire des pré-parations pharmaceutico-médicales simples et com

' *posées les plus usitées de nos jours, suivant les nou-*
velles théories chimiques et médicales ; par L. V.
BRUGNATELLI , *médecin de Pavie, professeur de
chimie générale en l'université de cette ville , de
l'institut national d'Italie, etc. Avec cette épigraphe :*

Nisi utile est quod faeimus,
Stulta est gloria.

Phædr.. lib. III , fab. XVIII.

Ouvrage traduit de l'italien avec des notes, par L. A.
PLANCHE , *pharmacien, membre de l'ancien col-
lège et de la société de pharmacie de Paris, de la
Société de médecine , etc Deux vol. in-8°. Paris ,
1811, chez D. Colas, imprimeur-libraire, rue du
Vieux-Colombier.*

Ce n'est pas , à beaucoup près, une simple traduction que M. Planche nous donne d'un ouvrage déjà
très-recommandable par lui même. Les additions nombreuses que le traducteur y a faites , sur-tout relativement à la partie pharmaceutique, additions qu'il a
puisées dans son propre fonds, ou qu'il a empruntées
aux auteurs français modernes, font de cet ouvrage
un livre extrêmement utile.

---

*Principes généraux de pharmacologie ou de matière
médicale ; ouvrage dans lequel on traite de la composition des médicamens et de leurs propriétés actives et curatives ; par* J. B. G. BARBIER , *auteur
du Traité d'hygiène, docteur en médecine , membre
de la Société d'émulation d'Amiens. Un fort vol.
in-8°. Prix : 6 fr. , et 7 fr. 3 ; c. franc de port. Paris,
1810 , chez L'Huillier, libraire, rue des Mathurins-
Saint-Jacques, n. 3 bis.*

Voilà encore encore un de ces livres rajeunis à l'aide d'un carton. Il a paru en 1805 chez Levacher, libraire, rue du Hurepoix, n°. 3; et le journal général de médecine l'a annoncé dans le temps (Voyez t. 25, p. 128, et l'a analysé (Voyet t. cit., p. 220). Nous renvoyons à cette analyse, ou plutôt à l'ouvrage lui-même, qui contient une solide instruction, et que les élèves comme les maîtres de l'art consulteront toujours avec fruit.

Traité d'Hygiène appliquée à la Therapeutique ; par J. B. G. Barbier, docteur en médecine, etc. Deux volumes in-8. Prix : 9 fr., et 11 fr. 15 c. francs de port par la poste. Paris, chez l'Huillier, libraire. 1811.

Cet ouvrage est en quelque sorte le complément du précédent. L'auteur a considéré avec bien de la raison la thérapeutique comme fondée sur deux branches de connoissances humaines, la pharmacologie et l'hygiène. La pharmacologie, dit M. Barbier, fournit au médecin des armes puissantes, mais il ne s'en sert que de temps à autres ; tandis que dans tous les instans l'hygiène lui est nécessaire, soit pour y prendre des secours positifs, soit pour connoître les influences qui sont contraires, et dont l'existence est capable de rendre infructueux le traitement le mieux combiné. Nous reviendrons sur cet intéressant ouvrage.

Dictionnaire de Chimie; par MM. H. M. Klaproth, professeur de chimie, membre de l'Académie des Sciences de Berlin, associé étranger de l'Institut de France, etc.; et F. Wolff, docteur en philo-

...ophie, professeur au Gymnase de Joachimsthal.
Traduit de l'allemand, avec des notes ; par E. J.
B. BOUILLON - LAGRANGE, docteur en médecine,
professeur au Lycée - Napoléon et à l'Ecole de
Pharmacie, etc. ; et par H. A. VOGEL, pharmacien
de l'Ecole de Paris, préparateur général de la
même Ecole, etc. Tome 4°. et dernier, in-8 de 600
pages, imprimées avec caractères neufs de philoso-
phie., sur papier carré fin d'Auvergne. Prix : 7 fr.
broché, et 8 fr. 75 c., franc de port. L'ouvrage
complet, en 4 volumes, 25 fr. et 32 fr., franc de
port. Paris, chez J. Klostermann fils, libraire-
éditeur des Annales de Chimie, *rue du Jardinet,*
n°. 13.

Bibliog. médicale.

Les traducteurs de cet important ouvrage ont accompli leur promesse avec beaucoup d'exactitude,
par la publication de ce 4°. et dernier volume. Ils ont
placé à la fin un grand nombre d'additions qui sont
du plus grand intérêt. Ces additions entreront dans le
plan général d'analyse que nous donnerons de l'ouvrage.

———————

Cours de Botanique et de physiologie végétale, au-
quel on a joint une description des principaux
genres dont les espèces sont cultivées en France,
ou qui y sont indigènes ; par M. L. HANIN, doc-
teur en médecine de la Faculté de Paris. Un volume
in-8 de 800 pages. 1811. Prix : 9 fr. et 11 fr. 50 c.
franc de port par la poste. Paris, chez Caille et
Ravier, libraires, rue Pavée-St.-André-ds-Arcs,
n°. 17.

Voilà deux ouvrages marquans qui sortent, cette

Bibliog.
médicale.

année , de la plume de ce modeste et laborieux médecin ; *le Vocabulaire médical*, dont nous avons parlé
dans ce journal , t. 40 p. 238 ; *et ce cours de botanique et de physiologie végétale*, dont nous parlerons
plus au long dans la suite. Nous nous bornerons
aujourd'hui à en donner un léger apperçu.

Cet ouvrage est destiné à servir d'introduction à
l'étude , sur-tout des espèces de végétaux employés ,
soit dans la médecine , soit dans l'économie. Il se
distingue par une bonne méthode d'analyse qui sera
utile aux jeunes gens qui font les premiers pas dans la
carrière médicale; il pourra sur-tout leur servir de guide
dans l'étude des autres parties de la science. Tel a été
du moins le principal but que s'est proposé l'auteur ; et
nous pensons qu'il l'a atteint.

La distribution des matières qui composent ce traité
élémentaire , est celle adoptée par les botanistes.
L'auteur a suivi, dans l'examen successif des organes,
l'ordre de leur développement , relativement aux diverses périodes de la végétation.

Il a indiqué avec beaucoup de soin la plupart des
genres dont les espèces sont indigènes ou cultivées en
France. Ce tableau des genres , qui forme comme une
seconde partie de l'ouvrage , sera particulièrement
utile à l'étude de l'ensemble de la botanique , dans
les établissemens publics ou particuliers,

Le style de l'auteur nous a paru toujours simple ,
clair et précis.

---

*Eloges académiques , prononcés à la société des
sciences physiques , médicales et d'agriculture d'Orléans , pendant l'an 1810 ; par J. L. F.* LATOUR ,

docteur-médecin, médecin en chef de l'Hôtel Dieu
et du lycée impérial d'Orléans. Orléans, 1810. Brochure de 46 pages, qui contient les éloges de Fourcroy, de Claude - Louis Nousseau, évêque d'Orléans et de Thouret.

Bibliog.
médie.

---

*Correspondance sur la conservation et l'amélioration
des animaux domestiques : observations nouvelles
sur les moyens les plus avantageux de les employer,
de les entretenir en santé, de les multiplier, de perfectionner leurs races, de les traiter dans leurs maladies ; en un mot, d'en tirer le parti le plus utile
aux propriétaires et à la société. Avec les applications les plus directes à l'agriculture, au commerce,
à la cavalerie, aux manéges, aux haras et à l'économie domestique ; recueillies et publiées par M.
FROMAGE DE FEUGRÉ, vétérinaire en chef de la
gendarmerie de là garde de S. M. l'Empereur et
Roi, membre de la légion d'honne r, ancien professeur à l'école vétérinaire d'Alfort ; 2 vol. in-12
avec des planches. Prix : 7 fr. pour Paris, et 8 fr.
par la poste, franc de port. A Paris, chez F.
Buisson, libraire, rue Gît-le-Cœur, n. 10.*

Ce recueil se publie périodiquement de mois en
mois, par cahier de 48 pages. Les deux volumes que
nous annonçons composent la première année. L'auteur a justifié, dans la rédaction de cet ouvrage, et
dans le choix des articles qui le composent, la réputation qu'il s'étoit acquise par beaucoup d'articles sur
l'art vétérinaire, insérés dans le Cours complet d'A-
griculture pratique. Les progrès de la science y sont
suivis avec assez d'exactitude ; et les lecteurs y puise-
ront des moyens d'instruction solide.

Bibliog
médicale.

*Annales des sciences et des arts, contenant les ana-
lyses de tous les travaux relatifs aux sciences ma-
thématiques, physiques, naturelles et médicales,
aux arts mécaniques et chimiques, à l'agriculture,
à l'économie rurale et domestique, à l'art vétérinaire, etc.; et présentant ainsi le tableau complet
des acquisitions et des progrès qu'ont faits les
sciences et les arts, les manufactures et l'industrie,
depuis le commencement du 19°. siècle, avec l'indication des prix décernés et proposés par les académies et sociétés savantes; la nécrologie des savans
les plus connus, et la notice bibliographique des
ouvrages publiés dans l'année; par MM. Dubois-
Maisonneuve et Jacquelin-Dubuisson, membres de plusieurs académies et sociétés savantes.
Année 1809, 2°. partie, un vol. in-8°. Prix : 6 fr.,
et 7 fr. 50 c. franc de port. A Paris, chez D. Colas,
Impr.-libr., rue du Vieux-Colombier, n°. 26, faubourg Saint-Germain.*

Les Annales des sciences et des arts forment, pour
les années 1808 et 1809, quatre vol. grand in-8°.,
caractère de philosophie, savoir : année 1808, première et deuxième parties, 14 fr., et 18 fr. franc de
port; année 1809, première et deuxième parties, 12
fr., et 15 fr. 25 c. franc de port. L'année 1810 paroîtra dans le premier trimestre de 1811.

Les rédacteurs de cet ouvrage ont voulu composer
un recueil, dans lequel tous les travaux relatifs aux
sciences et aux arts fussent présentés par ordre de matières, et analysés avec assez de développement pour
que le lecteur fût à même d'en saisir les principes, et
d'en appliquer les résultats aux sujets de ses études ou

aux objets de son industrie; ils ont voulu que ce recueil procurât, à peu de frais, aux amateurs des
sciences et des arts, les moyens faciles d'en suivre
exactement la marche et les progrès; aux manufac-
turiers et aux artistes la connoissance des découvertes
et inventions applicables à de nouveaux procédés ou
à l'amélioration de ceux déjà usités; aux savans, une
grande économie de tems par la réunion, en un cadre
étroit, de toutes les matières susceptibles d'étendre et
d'éclairer les sujets de leur étude et de leurs médita-
tions; au philosophe, l'histoire des connoissances
humaines, leur accroissement et leur perfectionnement; enfin, ils ont cru que leurs analyses ne seroient
pas sans intérêt pour les gens du monde, qu'elles
familiariseront avec des notions qu'il n'est plus permis à personne d'ignorer, depuis que l'instruction publique a reçu une plus heureuse direction et une plus
grande extension.

L'acceuil favorable que les annales ont reçu de
l'institut, les rapports qui en ont été faits dans le
sein de plusieurs sociétés savantes, l'opinion des jour-
nalistes, permettent aux rédacteurs des annales de
croire qu'ils ont atteint le but qu'ils s'étoient proposé.
Des encouragemens aussi flatteurs leur imposent
l'obligation de les mériter de plus en plus, en appor-
tant à leur travail tous les soins dont ils sont capables, et en remplissant les engagemens qu'ils ont pris
avec le public.

Voici le quatrième volume qu'ils font paroître dans
l'espace d'une année. Ce quatrième volume, qui forme
la deuxième partie des annales des sciences et des arts
pour l'année 1809, comprend les analyses des travaux

relatifs à l'agriculture, à l'économie rurale et domestique, à la médecine et à l'art vétérinaire.

La liste des académies et sociétés savantes dont les
mémoires ont fourni les matériaux de ces quatre volumes, prouve que les recherches des rédacteurs s'étendent sur tous les points de l'empire, et que tout ce qui
peut augmenter l'intérêt de leur ouvrage sollicite leur
zèle et anime leurs efforts.

Voyez ce que nous avons dit des deux premiers
volumes, t. 36, p. 109 et t. 37 p. 401 de ce Journal.

NOTICE NÉCROLOGIQUE.

Nécrologie Mon père vient de mourir presque octogénaire,
après avoir pratiqué la médecine avec distinction pendant 53 ans. Il est né à Toulouse (Haute-Garonne),
où il a reçu les premiers élémens de son éducation médicale, qu'il a continuée à Montpellier et achevée à
Paris. Il réunissoit toutes les qualités nécessaires à celui
qui se voue exclusivement au culte de la médecine clinique : l'étude et l'observation lui servirent à vaincre
les obstacles et à surmonter les dégoûts qui assiègent
le praticien. Doué de patience, de moralité, d'un esprit plus solide que brillant, et de beaucoup de connoissances, il fut investi de l'estime publique et particulière, et récompensé par des succès. Vicq-d'Azyr
et Louis l'honorèrent de leur amitié.

La Société de médecine de Paris lui est redevable
de quelques bonnes observations, pour prix desquelles
il fut admis dans cette savante compagnie, le 2 novembre 1807, en qualité d'associé national. Annuelle-
ment il lui payoit son tribut de lumières. La sévérité
de ses principes, ses vertus, la noblesse et la simplicité de son caractère, le rendirent l'objet de l'affection
et de la considération générale. Ces titres justifient les
regrets bien sincères qu'il laisse dans mon cœur, et
dans celui de tous ceux qui l'ont connu.

EMMANUEL, chir.

Boissy, le 12 décembre 1810.

	MAXIM.	N.	A MIDI.	LE SOIR.
1	+ 18,5	g. br.	Beau ciel.	Quelques nuages.
2	+ 20,5	brou.	Epaisses vapeurs.	Idem.
3	+ 19,0	rouil.	C quel. gout. d'eau.	Cou. petite pluie.
4	+ 17,0	uil.	Petite pluie.	Couvert.
5	+ 16,3		Nuageux.	Lég nua. à l'hori.
6	+ 19,3	., br.	Très-nuageux.	Nuageux.
7	+ 13,2	roubl.	Pluie continuelle.	Pluie par in. ton.
8	+ 7,5	rouil.	Petite pluie.	Couvert.
9	+ 4,5		Couvert.	Petite pluie à 3 h.
10	+ 9,1		Nuageux.	Petits nuages.
11	+ 7 5	lard.	Couvert.	Nuageux.
12	+ 11,8	ace.	Nuageux.	Beau ciel.
13	+ 11,0		Couvert.	Pluie fine, brouil.
14	+ 18,0	llard.	Très-couvert.	Couvert.
15	+ 15,0	d'eau.	Couvert.	Idem.
16	+ 18,0		Id. petite pluie à 1 h.	Pluie.
17	+ 14,8		Nuageux.	Beau ciel.
18	+ 16,5	1	Très-nuageux.	Idem.
19	+ 14,2		Pluie par intervalle	Idem.
20	+ 18,8		Très-nuageux.	Nuageux.
21	+ 20,3		Idem.	Quelq nuag.
22	+ 22,4	t.	Petits nuag. blancs.	Beau ciel, éclairs.
23	+ 23,1	ux.	Ciel vapeureux.	Nuageux, écl. ton.
24	+ 24,5		Nuageux.	Nuageux.
25	+ 23,3		Troub. et nuageux.	pluie forte, tonner.
26	+ 11,8	ouil.	Pluie fine.	Fort. averse.
27	+ 17,2	seux.	Quelques nuages.	Nuageux.
28	+ 17,0	s fine.	Très-nuageux.	Idem.
29	+ 17,0	1	Quelques éclaircis.	Idem.
30	+ 16,9	rison.	Très-nuageux.	Très-couvert.

Moy. + 16.

Plus grand
Moindr   le vent a soufflé du   N.   . 3 fois.
                                     N-E. . 4
                                     E.   . 2
Plus gr   S-E. . 2
    Moi   rm. des caves. }   S.   . 8
       1er. 12,092.   }   S-O. . 6
Eau de pl 16 12,094.   }   O.   . 0
                                     N O. . 5

NOTA Not la hauteur du baromètre suivant l'échelle
mét.ique, c't ordinairement celles qu'on emploie généralement dection. A la plus grande et à la plus petite
élévation du imum moyens, conclus de l'ensemble de
des observati hauteur moyenne du baromètre de l'Obser-
vatoire de l' est également exprimée en degrés centési-
ma..x, afin d

Observations sur les effets dangereux de
l'onguent citrin . administré à grandes
doses et sans précaution , dans le trai-
tement de la gale ; par M. J. CARRON ,
médecin des épidémies à Annecy.

. *Lues à la Société , le 5 février 1811.*

L'onguent citrin , connu dans nos pharmacies sous le nom de pommade citrine , est
un remède très - généralement répandu , et
dont l'usage inconsidéré a été très souvent
suivi d'accidens funestes. Cette préparation
mercurielle , dont j'ai cté obligé de modérer
l'activité dans plusieurs circonstances par
une double proportion de graisse , est sur-
tout dangereuse lorsqu'on l'administre avec
imprudence à des individus qui vivent dans
une atmosphère froide et humide , ou sont
obligés de voyager pendant la fraîcheur des
nuits. On ne manque pas d'attribuer à la répercussion de la matière psorique les maux
qu'on voit quelquefois survenir après le traitement de la gale; tandis que très-souvent ils ne
sont produits que par les préparations mercurielles que le malade a employées pour le traitement de cette maladie. Dans les gales invétérées, lorsque la peau a contracté l'habitude
d'un état d'irritation et qu'elle est chargée de

pustules nombreuses, la trop prompte répercussion de l'exanthème chronique, peut entraîner à sa suite des maux très-graves. Mais
lorsque les accidens, qu'on suppose être l'effet de la répercussion du virus psorique,
se montrent immédiatement après le traitement d'une gale récente opéré, par la pommade citrine ; qu'ils ont la plus grande
ressemblance avec ceux produits par le mercure dans les traitemens de maladies vénériennes, et qu'ils guérissent par une méthode
de traitement anti-mercurielle ; il est bien plus
raisonnable de les attribuer à ce remède,
plutôt qu'à la répercussion de la gale. Dans
les gales anciennes qui ont exigé pour les
combattre une grande quantité de pommade
citrine, soit parce que cette maladie résiste
très-souvent à l'usage de ce remède, soit
pour avoir négligé pendant le traitement les
précautions nécessaires pour éviter une nouvelle contagion, ou s'être opiniâtré à combattre par des frictions réitérées une nouvelle pousse de boutons qui n'est point de
nature psorique, mais engendrée par l'irritation que les graisses et le mercure excitent
à la peau, il peut survenir une combinaison
de maux qui tiennent, d'une part à la répercussion de l'exanthème dont la peau avoit

contracté l'habitude et à l'irritation d'un ichor libre qui est absorbé, et de l'autre à l'introduction d'une trop grande quantité de mercure dans l'économie animale; il seroit à souhaiter que, dans le traitement de ces galés, les médecins eussent donné un peu plus d'attention à l'examen des causes qui produisent les maux innombrables que leur disparution entraîne, et qu'ils se fussent plus occupés des modifications que leur curation exige : on a, dans ces cas, non-seulement à lutter contre l'irritation produite par l'humeur âcre de la matière psorique répercutée à l'intérieur, et contre le défaut d'équilibre que détermine la suppression de l'excitement et de la sécrétion morbifique qui étoit devenue habituelle par l'organe cutanée ; mais on a encore à détruire les impressions funestes des préparations mercurielles sur tous les systêmes.

Les observations suivantes prouvent ce que j'avance, savoir : que le mercure produit souvent des accidens funestes dans le traitement de la gale même récente ; et qu'il seroit à souhaiter qu'on ne vendît point indistinctement ce remède dans les pharmacies à toutes les personnes qui en demandent. C'est certainement d'après de bons motifs qu'il a été proscrit des hôpitaux militaires. Ses propriétés pour guérir la gale sont inférieures au soufre et à d'autres remèdes.

Première observation. Un bûcheron âgé de 30 ans, d'un tempérament très-fort, fut atteint de la gale vers la fin de décembre 1803: dès qu'il eut reconnu le caractère de la maladie, il prit de suite quatre onces de pommade citrine qu'il employa successivement; la gale disparut ; mais pendant son traitement, il ne discontinua point de se rendre dans les forêts aux jours les plus froids et les plus humides, et d'y travailler toute la journée. Au bout d'un mois, il ressentit des ardeurs dans les gencives, des maux de tête , des envies de vomir, des douleurs très vives quoique fugitives dans les bras et les jambes , un état d'abattement et d'insomnie; le pouls étoit un peu fébrile. Je lui ordonnai un léger vomitif, qui fut suivi d'un minoratif ; il prenoit en même tems des pédiluves et des boissons diaphorétiques. Ces remèdes ne procurèrent aucun soulagement, les douleurs allèrent chaque jour en augmentant, non-seulement dans les articulations , mais encore dans tout le système musculaire des extrémités. Ces douleurs étoient accompagnées de tremblement des muscles, comme de véritables

palpitations de leur portion charnue ; quelquefois un muscle seul palpitoit, dans d'autres momens cette palpitation se montroit
sur plusieurs muscles à la-fois : le malade étoit
si foible qu'il ne pouvoit plus se tenir debout ;
l'appétit avoit entièrement disparu ; la soif
étoit assez forte après diner ; et le pouls plus
accéléré que dans l'état de santé ; les urines paroissoient tantôt limpides, tantôt jumenteuses;
l'ardeur des gencives avoit cessé ; le malade se
plaignoit d'une chaleur brûlante à la peau, sur
laquelle on ne voyoit aucune éruption. Je
soupçonnai que le mercure occasionnoit ces
maux ; je prescrivis les bains tièdes : les deux
premiers parurent procurer un calme momentané, du sommeil ; mais, au sortir du
troisième, il éprouva un vrai tétanos des
muscles du cou ; il ne fut pas de longue durée.
On voulut de nouveau essayer les bains quelques jours après ; même affection tétanique ,
elle fut plus longue et ne céda qu'à l'opium.
Je recourus à l'usage de la tisanne de bois
sudorifiques, à celui de la poudre de Dower ,
et du vin antimonial; on entretenoit la liberté
du ventre par des laxatifs doux : ces moyens
n'eurent que fort peu de succès. Enfin j'en
vins à l'infusion de quinquina et de valériane;
le malade ne put continuer ce remède , à

raison de son indigence : il prit de nouveau
des bains de pied un peu sinapisés , ils sem-
blèrent adoucir le mal ; les extrémités inférieures commencèrent à s'engorger , et à se
couvrir de phlictènes ; à mesure que l'engorgement des extrémités augmentoit, les douleurs et les palpitations des muscles diminuoient et l'appétit revenoit. Les phlictènes
fournirent une eau roussâtre , et ne laissèrent
aucune ulcération ; les extrémités furent
enflées jusques à la moitié de mars , et
le visage annençoit un état de cachexie;
mais l'usage des sucs antiscorbutiques , et
plus encore l'exposition du corps presque
nu pendant des heures entières au soleil
diminuèrent l'enflure et donnèrent une nouvelle vigueur à la constitution , le malade fut
parfaitement guéri dans le mois de mai.

Deuxième observation. Un homme d'une
constitution athlétique , mais obligé par
état de voyager souvent, pendant la nuit
par des jours froids et pluvieux, fut atteint de
la gale au commencement de mai 1805. Il la
combattit de suite par la pommade citrine ;
et son traitement en exigea plusieurs onces.
Mais à peine la gale étoit-elle disparue, qu'il
ressentit de la chaleur dans les gencives et un
crachotement fatiguant : survinrent ensuite

des douleurs dans les articulations, et un état comme paralytique des extrémités infé- rieures ; le tremblement des muscles exis- toit, mais moins manifeste que chez le ma- lade de la première observation ; il avoit éprouvé quinze ans auparavant des maux semblables à la suite d'un traitement de la gale par la pommade citrine, dont il souf- frit pendant très-long-tems. Il ne fut guéri que par les conseils de feu mon père, qui n'hésita pas d'attribuer cette maladie à la présence du mercure, et le traita par les bains tièdes et les sudorifiques: je le mis également de suite à l'usage des bains tièdes avec le sul- fure de potasse, des boissons sudorifiques, et des pilules faites avec la gomme de gayac, la poudre de Dower et le soufre. Il soutint par- faitement les bains, et ces moyens aidés de frictions sur la peau et d'un régime doux procurèrent très-rapidement la disparition de ses maux : la cure fut achevée par les eaux thermales d'Aix.

Troisième observation. Un jeune homme, sujet depuis long-tems à des éruptions dar- treuses, ressentit les premières atteintes de la gale dans le commencement de juin 1806; je le mis à l'usage de la tisane faite avec la racine de patience, qui lui tenoit le ventre libre ; mais la crainte qu'on ne découvrit sa maladie, lui fi rejetter l'usage de la pommade de soufre. pour donner la préférence à l'onguent citrin. Cette gale, de mauvais caractère, fut très-rebelle ; et comme l'onguent citrin occasionnoit de la rougeur à la peau, j'augmentois la proportion de la graisse. Le malade impatient de se voir délivrer si lentement d'une maladie aussi désagréable, doubloit souvent la dose de l'onguent, ou rapprochoit les frictions, quelquefois même il s'exposoit presque nu à la fraicheur des nuits; il ne tarda pas de se repentir de l'oubli de mes conseils. La gale n'étoit point encore disparue, qu'il éprouvoit déjà de l'ardeur dans les glandes salivaires, un ptyalisme léger, des tiraillemensdans les muscles du cou, des douleurs très-vives dans les articulations, sur-tout de la jambe; de l'insomnie, et un état fébrile. Je lui ordonnai des bains tièdes: il ne put les soutenir; ils augmentoient considérablement la roideur et le tiraillement des muscles du cou; il prit de plus des pilules avec la gomme de gayac, le kermès, et des boissons sudoifiqu es. Comme les douleurs paroissoient se fixer plus particulièrement sur 'e trajet les muscles jumeaux de la jambe droite, il fit appliquer sur cette

partie des sang-sues, qui déterminèrent un
engorgement considérable de cette extrémité.
De violentes douleurs s'y firent ressentir ; elles
furent suivies de la formation d'un abcès, qui
fut ouvert le huitième jour. Il donna une sânie
rougeâtre, mêlée de concrétions albumineuses.
Au bout de quelques jours, la suppuration n'é-
tant pas de bonne qualité, je mis le malade
à l'usage du lait, de l'extrait de napel et du
quinquina. Ces remèdes procurèrent une suppuration louable, et mirent fin à l'état fébrile. Comme l'éruption psorique continuoit,
et qu'elle étoit compliquée de dartres et d'un
état de sécheresse de la peau, je l'envoyai
aux eaux thermales d'Aix en Savoie, qui
jouissent de la propriété de guérir la gale
et les dartres, et conviennent sur tout dans
les maladies produites par le mercure. Il en
revint parfaitement guéri.

Racines
d'euphorb.
indigènes
en remplac.
de l'ipecac.

Recherches et observations sur la possibi-
lité de remplacer l'ipécacuanha par les
racines de plusieurs euphorbes indi-
gènes ; par J. L. A. LOISELEUR-DESLONG-
CHAMPS *, docteur en médecine de la Fa-*
culté de Paris.

Deuxième et dernier morceau (1).

Les différens euphorbes que j'ai employés,
n'étant pas en général connus des médecins, il m'a paru qu'il seroit insuffisant de
les désigner seulement par les noms que
les botanistes leur donnent, et pour en faci-
l'ter la connoissance aux praticiens, j'ai jugé
convenable de décrire chaque espèce en particulier ; ce qui d'ailleurs aura encore l'avantage de ne laisser aucun doute sur celles qui
ont fait le sujet de mes expériences.

Nᵒ I. *Euphorbia Gerardiana,* Jacq. Fl. Aust.
tab. 436. Wild. Sp. 2 page 920. Lois Fl.
Gall. page 281. *Euphorbia linariæ folia ,*
Lam. Dict. 2. page 437. *Tithymalus um-*
bellá multifidá bifidá , involucellis trian-
gulari-cordatis , foliis superioribus latio-
ribus. Ger. Flor. Prov. 540.

L'Euphorbe de Gerard est une plante vivace, dont la racine, grosse au plus comme

---

(1) Voy. le 1ᵉʳ. morceau, p. 14 du cahier précéd.

le petit doigt, est couverte d'une écorce brunâtre. Cette racine donne naissance à 6 ou 8
et même à un plus grand nombre de tiges
simples, hautes d'environ un pied. Les feuilles
sont sessiles, éparses, assez rapprochées les
unes des autres, linéaires-lanceolées ; glauques, très-glabres et très-entières, longues
de huit à douze lignes. Les fleurs sont portées
sur des rameaux disposés en ombelle au sommet de la tige : ces rameaux ou rayons sont
au nombre de dix à vingt, et chacun d'eux
se bifurque deux à trois fois. Les folioles florales, qu'on trouve sous chaque bifurcation ,
sont presque rondes ; les pétales sont jaunâtres , arrondis ; les capsules glabres et lisses.
Cette espèce croît dans une grande partie de
la France ; elle n'est pas rare aux environs de
Paris; elle se trouve en Allemagne , en Autriche et en Italie. Je ne l'ai jamais rencontrée
sur le bord des lacs et des rivières, où M.
Willdenow l'indique, mais toujours dans les
lieux secs ou sabloneux, et fréquemment au
bord des bois. Lorsque cette plante n'est pas
en fleur , elle a le port de la linaire (*antirr-
hinum Linaria.* L.) Mais elle s'en distingue facilement par son suc laiteux. Je pense
que c'est à cette espèce qu'il faut rapporter
ce vers très-connu: *Esula lactescit, sine lacte*

Racines.
d'euphorb.
indigènes.
en remplac.
de l'ipécao.

linaria crescit, parce que cet Euphorbe,
plus qu'aucun autre, peut se confondre avec
la linaire ; et c'est selon moi fort mal à-pro-
pos que Linné a transporté à une autre plante
qui lui ressemble beaucoup moins, le nom
d'*esula*, qui convenoit bien mieux à celle-ci.
Linné n'a pas connu l'espèce dont il est ici
question, et c'est ce qui a causé son erreur.
M. Jacquin a depuis appelé cette plante *euphorbe de Gerard* (*euphorbia Gerardiana*),
du nom d'un célèbre botaniste, auteur de
la Flore de Provence, qui l'avoit décrit le
premier dans cet ouvrage.

N°. II. *Euphorbia cyparissias.* [Lin. Sp. 661.
Jacq. Fl. Aust. tab. 435. All. Fl. Ped. n°.
1055. Roth. Fl. Germ. 1, pag. 207. Smith.
Fl. Brit. 519. Lois. Fl. Gall. 281.

Tithymalus cyparissias. Math. Valgr.
1254.

Tithymalus cyparissias repens. Moris.
sect. 10, t. 2, f. 29.

La racine de l'euphorbe cyprès n'est pas,
comme celle de l'espèce précédente, simple
et pivotante ; elle se divise souvent en plusieurs branches un peu couchées, comme
traçantes, dont l'écorce est d'un brun jaunâtre. De cette racine partent une ou plusieurs tiges, simples inférieurement, garni

supérieurement et au-dessous des rayons de
l'ombelle, de plusieurs rameaux stériles,
souvent plus longs que celle-ci. Les feuilles
sont éparses sur les tiges et sur les rameaux,
très-rapprochées les unes des autres sur ces
derniers ; elles sont étroites, linéaires, longues de six à dix lignes ; les rayons de l'ombelle, au nombre de huit à quinze, ne se
bifurquent qu'une fois ; leurs folioles florales
sont arrondies, presque en cœur.

Les pétales sont jaunâtres, échancrés en
croissant, les capsules glabres. Cette plante
est commune dans les lieux secs et sabloneux, en France, en Suisse, en Italie, en
Allemagne, en Autriche, etc.; elle est beaucoup plus fréquente aux environs de Paris
que la précédente.

N°. III. *Euphorbia Sylvatica.* Lin. Sp. 665;
   Jacq. Fl. Aust. tab. 375. All. Fl. Ped. n°.
   1043. Roth. Fl. Germ. 1, pag. 206. Bull.
   Herb. tab. 95. Lois Fl. Gall. 282.

Euphorbia Amygdaloides Willd. Sp. 2,
   pag. 924.

La racine de l'euphorbe des bois est presque simple, pivotante, petite pour la grandeur de la plante, recouverte d'une écorce
brunâtre ; elle donne naissance à trois ou
quatre tiges (quelquefois plus), redressées,

cylindriques, plus ou moins velues, souvent
unes dans leur partie inférieure, hautes de
deux pieds, ou davantage, chargées un
peu plus bas que leur partie moyenne,
d'un grouppe de feuilles lancelées, longues,
de trois à quatre pouces, larges de huit à
dix lignes. Ces feuilles sont presque glabres,
rétrécies en petiole à leur base, souvent ron-
geâtres en-dessous. Les feuilles qui garnissent
le reste de la tige, sont plus éloignées les
unes des autres, tout-à-fait sessiles, sensiblement plus petites, n'ayant que quinze à dix-
huit lignes de long. La partie supérieure des
tiges est terminée par une ombelle à six ou
huit rayons, au-dessous de laquelle on trouve
plusieurs rameaux axillaires; une seule fois
bifurqués; les rayons de l'ombelle le sont deux
fois. Les bractées qu'on trouve à la base de
l'ombelle sont composées de folioles ovales;
celles qui sont sous les divisions des rayons,
sont réunies en une seule bractée, ou invo-
lucelle orbiculaire; les pétales sont rougeâtres, échancrés en croissant; les capsules
lisses et glabres. Cette plante est vivace; elle
se trouve dans les bois, en France, en Italie,
ainsi qu'en Allemagne et en Autriche, si
l'*Euphorbia amygaloides*, Willd.; n'en diffère pas, comme je le soupçonne, ou n'en

est qu'une légère variété; elle n'est pas rare
aux environs de Paris.

Racines
d'euphorb,
indigènes
en remplac!
del'Ipecac!

N°. IV. *Euphorbia Pithyusa* Lin. Sp. 656.
All. F. Ped. n°. 1041. Lois. Fl. Gall. 280.
Pithyusa. Math. Valgr. 1258.
Tithymalus maritimus juniperi folio.
  Bocc. Sic. 9, tab. 5.

Quoique l'euphorbe pithyuse s'élève moins
que l'espèce précédente, sa racine est beaucoup
plus grosse; sa tige est rameuse, ligneuse
inférieurement; et revêtue d'une écorce brunâtre, sur laquelle on remarque des cicatri-
ces nombreuses restées après la chûte des
premières feuilles. Les rameaux, dans leur
partie inférieure, sont garnis de petites feuilles sessiles, lancéolées, aiguës, imbriquées
en sens contraire de la direction des tiges,
et dans leur partie supérieure de feuilles
éparses, glauques, longues de huit à neuf
lignes. L'ombelle est ordinairement à cinq
rayons, et les folioles de son involucre sont
ovales, aiguës; les rayons sont simplement
bifides; les pétales entiers, presque arrondis,
et les capsules glabres. Cette plante est vivace;
elle croît dans les sables et sur les rochers
des bords de la mer dans le midi de la France,
en Espagne, en Italie et en Illyrie.

Racines d'euphorb. indigènes en remplac. de l'ipécac.

N°. V. *Euphorbia lathyris*. Lin. Sp. 655. All. Fl. Ped. n°. 1036. Roth. Fl. Germ. 1 , pag. 205. Bull. herb. , tab. 103. Lois Fl. Gall. 278.

Lathyris Fuchs. Hist. 454.

La racine de l'euphorbe épurge n'est que bisannuelle ; elle est pivotante , blanchâtre , et donne naissance à une tige droite , cylindrique, simple, haute de deux à trois pieds; les feuilles sont opposées , sessiles , oblongues , très-entières, et d'une couleur glauque. L'ombelle qui termine la tige est à quatre rayons qui se bifurquent plusieurs fois. Les folioles qui sont sous chacune des bifurcations , sont presque triangulaires ; les pétales fortement échancrés en croissant, et les capsules glabres. Cette plante se trouve dans les lieux cultivés, et sur les bords des champs, en France, en Suisse , en Allemagne, en Italie , en Autriche ; on la rencontre çà et là aux environs de Paris. Les gens de la campagne se servent des graines pour se purger. Ces graines, qui sont très-huileuses, ne sont pas désagréables à manger, si on a la précaution de ne les écraser que légèrement sous les dents ; mais elles donnent des nausées qui fatiguent beaucoup, et causent souvent des évacuations copieuses, accompagnées de coliques

sur-tou

sur-tout lorsqu'on en a pris une dose trop
forte. J'ai vu une jeune fille de 15 ans, qui
en avoit pris douze grains, ce qui la purgea
abondamment, sans autres accidens que
beaucoup de nausées, qui la tourmentèrent
jusqu'à ce que les évacuations eussent commencé à avoir lieu par le bas.

Racines
d'euphorb.
indigènes
en remplac.
de l'ipécas.

Nº. VI. *Euphorbia Peplus*. Lin. Sp. 653.
Gmel. Sib. 2, p. 236. Roth. Fl. Germ. 1 pag,
204. All. Fl. Ped. nº. 1033. Smith. Fl. Brit.
514. Bull. herb. tab. 79. Lois Fl. Gall. 279.
Peplus. Fuchs. Hist. 603. Dod. Pempt. 375.

L'euphorbe péplus est une petite plante
annuelle, commune par toute l'Europe, dans
les lieux cultivés et les jardins. Sa racine est
fibreuse, très-menue; sa tige haute de six à
dix pouces, ordinairement simple à la base,
se ramifie dans la partie supérieure; ses feuil-
es sont éparses, assez écartées entre elles,
ovales, très-entières, rétrécies en pétiole à
leur base. L'ombelle n'a que trois rayons qui
se bifurquent plusieurs fois. Les pétales sont
d'un verd jaunâtre, échancrés en croissant,
et les capsules glabres.

Le premier effet sensible, par lequel les
émétiques et les purgatifs manifestent leur
action, consistant en un certain nombre de
vomissemens ou d'évacuations alvines, j'ai

cru qu'il seroit possible de simplifier l'apperçu des observations faites sur ces substances, eu en présentant le résultat dans des tableaux. J'ai essayé de rendre ceux que j'ai dressés, aussi clairs et aussi précis que possible, afin qu'on pût juger, d'un coup d'œil, en voyant chacun d'eux, du degré d'action du médicament qui en a fait le sujet..

Pour qu'on puisse faire plus facilement la comparaison de l'action émétique des euphorbes avec celle de l'ipécacuanha, j'ai cru devoir joindre ici un tableau des effets de celui-ci sur vingt malades pris au hazard, et les premiers qui se sont présentés dans ma pratique, du moment où j'ai pensé à établir la comparaison entre ces plantes indigènes et cette drogue exotique. L'inspection de ce tableau et des trois premiers des euphorbes fera voir de suite la possibilité de remplacer l'ipécacuanha par les racines de l'euphorbe de Gerard, de l'euphorbe cyprès et de l'euphorbe des bois (1).

En effet, en prenant soit chaque observation séparément, soit le terme moyen des trois premiers tableaux des euphorbes, et en l'opposant à celui de l'ipécacuanha, on voit que le résultat général est le même, ou à bien

---

(1) Voyez les tableaux à la fin du mémoire.

peu de chose près. Je m'abstiendrai de faire
aucun raisonnement à ce sujet, parce qu'un
regard attentif, jeté sur chacun des tableaux
cités, vaudra mieux que plusieurs pages de
dissertation.

Racines
d'euphorbe
indigènes
en remplac
de l'ipécac.

Si on compare ensuite les euphorbes entre
eux, on verra qu'ils ne peuvent pas être pris
indifféremment, et être donnés les uns pour
les autres, comme MM. Coste et Willemet
l'ont cru; mais que, comme je l'ai déjà dit,
les racines de certaines espèces, de celles
qui sont vivaces, par exemple, paroissent
avoir plus d'énergie que celles qui sont annuelles, ou bis-annuelles, et que la différence
est même assez grande. On verra encore que
les uns, comme l'euphorbe de Gerard, l'euphorbe cyprès et l'euphorbe des bois sont
plus décidément émétiques; tandis que les
autres, au contraire, ainsi que l'euphorbe
pithyuse, l'epurge et le péplus, le sont
beaucoup moins, et ne sont guères que purgatifs, sur-tout l'euphorbe pithyuse, qui est
le plus énergique de ces trois derniers. J'a-
jouterai encore que l'euphorbe de Gerard et
l'euphorbe cyprès, donnés comme émétiques, ne me paroissent pas pouvoir être employés sans inconvénient, l'un pour l'autre,
et qu'ils doivent être distingués et séparés;

le dernier étant plus actif que le premier , et les doses auxquelles on doit les prescrire étant un peu différentes. Je fixerai , par exemple , 18 grains comme une dose qu'il faudra rarement passer en donnant l'euphorbe cyprès , excepté dans des cas où l'on aura besoin de produire une violente secousse , comme dans ceux des malades numéros 4 et 17. Le plus souvent 12 à 15 grains devront suffire , et même beaucoup moins, si l'on n'a pas affaire à des adultes. Quand on voudra employer l'euphorbe de Gerard , on pourra au contraire le prescrire avec assurance , de 15 à 24 grains. J'ai moi-même pris cette dernière dose , dans un embarras gastrique que j'eus dans les premiers jours du mois de juin de l'année 1808. Je fus alors le second (Voyez le 1er. tableau , N°. 2) à faire l'essai de cette plante, et j'ai pu me convaincre que sa racine en poudre n'avoit aucune saveur désagréable. Trois vomissemens faciles et copieux me furent procurés par ce vomitif , et ils furent suivis de quatre évacuations alvines , qui n'ont été accompagnées d'aucune colique ; enfin, au bout de 24 heures , j'étois complètement guéri.

L'euphorbe pithyuse , ainsi que l'euphorbe epurge et l'euphorbe péplus , si pour ce dernier on peut conclure d'une seule observa-

tion, ne doivent pas être employés comme
émétiques; les deux derniers même ne peuvent guère être proposés pour aucun usage,
à cause de leur action incertaine; mais le
premier, étant presque exclusivement purgatif, pourroit sans doute être employé dans
cette seule indication. Effectivement, sur 36
malades qui ont pris la racine de cette plante,
huit seulement ont vomi, et ces huit malades
réunis n'ont eu que 15 vomissemens; tandis
que les 36 malades ensemble ont eu 244 évacuations alvines. Tous les praticiens savent
qu'il n'est pas rare de voir les différens purgatifs agir quelquefois comme émétiques, et
j'ai vu plusieurs fois le jalap faire vomir; à
la vérité, cela n'est pas fréquent; mais l'on
peut, sans exagération, dire que cela arrive
à un douzième ou à un quinzième de malades.
L'euphorbe pithyuse diffère donc très-
peu du jalap, sous ce rapport; et si l'on
pouvoit lui enlever le peu qu'il a de vertu
émétique, il seroit très-propre à remplacer cette drogue exotique : peut-être par-
viendroit-on à annihiler la très-légère émé-
ticité de l'euphorbe pithyuse, en retirant
séparément la résine de cette plante, par le
moyen de quelque préparation alcoolique;
mais le temps ne m'a pas encore permis de

K 3

Racines
d'eu; horb.
indigènes.
en remplac
de l'ipéoac.

faire cette préparation , à laquelle j'ai pensé
trop tard. Je suis seulement parvenu à avoir
un assez bon purgatif qui n'a pas fait vomir,
en mélangeant cet euphorbe avec un autre
purgatif indigène plus foible ; c'est ce que
j'expliquerai une autre fois, lorsque je trai-
terai des liserons. Je dirai simplement ici ,
qu'en délayant la poudre seule du Pithyuse
dans cinq à six tasses de bouillon aux herbes,
ou bien d'eau sucrée , et en faisant prendre
le tout dans l'espace de trois heures, il est
rare que cela provoque le vomissement. Ce
purgatif, administré de cette manière , quoiqu'il soit fort énergique , n'agit pas avec
violence. Très-peu de ceux qui en ont pris
se sont plaints d'avoir ressenti des coliques,
et elles ont été, en général, très-légères chez
ceux qui en ont éprouvé. La dose que je fixe
pour les adultes est de 12 à 18 grains.

Je conclus de ce qui vient d'être dit , que
les racines de plusieurs euphorbes de France
peuvent complètement remplacer l'ipécacuanha ; que celles de ces plantes qu'on peut,
dès-à-présent , mettre en usage d'après mes
expériences, sont l'euphorbe de Gerard , l'euphorbe cyprès et l'euphorbe des bois ; que
l'euphorbe pithyuse, convenablement modifié , pourra très-bien suppléer le jalap ; que
toutes ces plantes enfin , malgré ce qu'on en

a dit, ne doivent pas être regardées comme
dangereuses, et ne peuvent produire aucun
mauvais effet, tant qu'on ne les emploiera,
comme tous les médicamens énergiques,
qu'à des doses convenables.

Quant à la manière dont j'ai préparé les
racines des euphorbes, elle est fort simple :
après les avoir arrachées, au commencement
de l'été, je les ai simplement exposées à l'air
libre, où leur dessication s'est opérée en 15
à 20 jours, et lorsqu'elle a été complète, je
les ai fait pulvériser (1). Dans cette opération,
la partie corticale m'a paru facile à mettre en
poussière, tandis que l'axe de là racine, ou
la partie ligneuse, a été seulement brisée en
fragmens plus ou moins menus, qui n'auroient pu être réduits en poudre qu'avec
beaucoup de difficulté. J'ai rejeté cette dernière partie, et je ne me suis servi que de la
première, excepté dans les racines d'euphorbe
péplus, qui étant très-minces ont été plus
facilement et presque en entier réduites en
poudre.

Racines
d'euphorb.
indigènes
en remplac:
de l'ipécao.

(1 Les euphorbes, comme toutes les autres plantes
que j'ai fait réduire en poudre, pour les employer
sous cette forme, ont été soumis à une pulvérisation
très-exacte, et passés par un tamis de soie très-serré.

N°. I. *TABLEAU des effets produits par la partie corticale de la racine d'Euphorbe de Gérard, employée sous forme pulvérulente, et administrée de la même manière qu'on donne l'ipécacuanha* (a).

SEXE des malades.	AGE.	NATURE de la MALADIE.	DOSES du médicament administré.	NOMBRE des Evacuations (b)	
				Vomissemens.	déjections alvines.
	ans.		grains.		
Homme.	23.	Fièvre tierce.	18.	3.	3.
Homme.	34.	Embarras gastrique.	24.	3.	4.
Fille . .	16.	Pleurésie bilieuse.	18.	6.	1.
Garçon .	6.	Invas. de la variole.	6.	6.	».
Garçon .	17.	Fièvre.	18.	».	8.
Femme .	58	Fièvre tierce.	18.	1.	8.
Garçon .	13.	Anorexie.	15.	2.	2.
Femme .	41.	Fièvre bilieuse.	18.	3.	8.
Femme .	36.	Idem.	20.	5.	».
Homme.	60.	Diarrhée.	24.	».	6.
Garçon .	5.	Coqueluche.	6.	».	7.
Homme.	39.	Diarrhée.	18.	3.	7.
Femme .	34.	Fièvre bilieuse.	18.	4.	5.
Fille . .	10.	Diarrhée.	8.	2.	2.
Homme.	63.	Dyssenterie.	18.	4.	3. (c)
Garçon .	4.	Coqueluche.	6.	2.	1.
Femme .	52.	Fièvre quotidienne.	18.	2.	6.
Garçon .	16.	Embarras gastrique.	12.	4.	1.
Homme.	35.	Pleurésie bilieuse.	24.	».	6.
Fille . .	5	Coqueluche.	6.	3.	2.
Homme.	28.	Embarras gastrique.	15.	5.	8.
Femme .	23.	Idem.	18.	7.	3.

OBSERVATIONS.

(a) La manière dont je fais prendre toutes les poudres émétiques, consiste en général à faire partager et délayer la dose
prescrite dans trois tasses d'eau tiède, que l'on fait boire au
malade l'une après l'autre, et de demi-heure en demi-heure;
parce que par ce moyen l'on est toujours à même de modérer
les vomissemens autant que l'on veut, en ne donnant pas la
deuxième ou la troisième portion du vomitif lorsque la première ou la seconde ont produit assez d'effet.

(b) Les vomissemens, chez tous les malades, ont en général été faciles, et les déjections alvines ont été rarement
accompagnées de coliques, ou celles-ci n'ont été que très-
légères.

(c) Le lendemain du vomitif, les évacuations alvines ont
été bien diminuées ainsi que les coliques, qui auparavant
fatiguoient beaucoup le malade.

Nº. II. *TABLEAU des effets produits par la partie corticale des racines de l'Euphorbe cyprès, employée sous forme pulvérulente, et administrée de la même manière qu'on donne l'ipécacuanha.*

SEXE des malades.	AGE.	NATURE de la MALADIE.	DOSES du médicament administré.	NOMBRE des Evacuations.	
				Vomisse-mens.	déjections alvines.
	ans.		grains.		
Femme .	41.	Embarras gastrique	18.	3.	12 (a).
Garçon .	16.	Fièvre bilieuse	15.	4.	2 (b).
Garçon .	7.	Invas. de la variole.	6.	4.	».
Homme.	68.	Paralysie.	30.	9	10 (c).
Femme.	24.	Fièvre bilieuse.	15.	6.	».
Garçon .	20	Fièvre tierce.	16.	».	7 d).
Femme.	40.	Embarras gastrique.	18.	5.	10 (e).
Femme.	59	Idem.	15.	4.	7 (f).
Fille . .	28.	Idem.	15.	4.	3 (g).
Homme.	26.	Fièvre tierce.	18.	4.	2 (h).
Fi le . .	3	Diarrhée.	4.	3.	3 (i).
Fille . .	3½.	Idem.	5.	4.	».
Fi le .	11.	Fièvre.	8	2.	3 (k).
Fille . .	8	Variole.	8.	7.	».
Homme.	37.	Fièvre tierce.	18.	».	15 (l).
Femme.	40.	Fièvre.	15.	1.	10.
Femme.	32	Angine gastrique.	30.	4.	6 (m).
Garçon .	6	Rougeole.	6.	2.	1.
Homme.	19	Angine, embar. gastr.	18.	8	1.
Femme.	45.	Catarrhe pulmon.	18.	6.	7.

OBSERVATIONS.

(a) Les selles ont été accompagnées de coliques assez fortes, qui n'ont d'ailleurs eu aucune suite fâcheuse. Deux heures après la dernière selle, la malade étoit fort bien.

(b) Point du tout de coliques.

(c) Coliques nulles ; un peu d'ardeur dans la gorge pendant les vomissemens : elle se dissipe promptement après. Mieux très-sensible à la suite de ces évacuations, et guérison complettée par les purgatifs.

(d) L'émétique et l'ipécacuanha n'ont jamais fait vomir ce malade.

(e) Quelques légères coliques.

(f) Point du tout de coliques.

(g) Idem.

(h) Idem.

(i) Idem.

(k) Quelques coliques ; la petite malade y est d'ailleurs sujette.

(l) Aucun émétique n'a encore pu faire vomir ce malade ; et quoique la purgation ait été très-abondante chez lui, il n'a cependant ressenti aucune colique ni aucun malaise.

(m) Cette malade est très-difficile à émouvoir ; elle prit un jour deux grains d'émétique sans avoir aucune évacuation, ni par haut ni par bas.

Nº. III. *TABLEAU des effets produits par les racines et les tiges de l'Euphorbe des bois, employées sous forme pulvérulente, et administrées de la méme manière qu'on donne l'ipécacuanha.*

SEXE des malades	AGE	NATURE de la MALADIE	DOSES du médicament administré	NOMBRE des Evacuations	
				Vomissemens	déjections alvines

Observations sur la partie corticale des racines.

	ans		grains.		
Fille ..	19	Fièvre bilieuse.	12.	2.	2.
Femme .	40.	Embarras gastrique	15	5.	».
Homme.	—.	Paralysie.	18.	».	10 (a)
Fille ..	15	Fièvre	12.	3.	3.
Garçon .	4	Coqueluche.	4	1.	1.
Femme .	54.	Angine, emnar. gastr.	18.	2.	».
Femme .	32.	Idem , idem	20.	1.	». (b)
Homme.	53	Pleurésie bilieuse.	18.	4	5. (c)

Expériences sur la partie corticale des tiges.

	ans				
Femme .	35.	Maladie laiteuse.	24.	2.	3. (d)
Femme .	62.	Fièvre gastrique.	20.	».	1. (e)
Garçon .	16.	Fièvre bilieuse.	18.	».	15 (f)

OBSERVATIONS.

(a) Ce malade a pris trois fois l'émétique dans le cours de sa vie, sans jamais vomir.

(b) Le vomissement n'a eu lieu que trois heures après avoir pris la poudre d'euphorbe. Il faut des émétiques et des purgatifs très-forts pour agir sur cette maladie, qui prit un jour deux grains de tartre stibié sans avoir la moindre évacuation C'est la malade n°. 17 du 2°. tableau.

(c) Le 1er. vomissement n'a eu lieu qu'une heure après que la dernière dose de la poudre eut été donnée, et lorsque déjà il y avoit eu trois évacuations alvines.

(d) La poudre fut donnée en huit fois; chaque dose de trois grains étant administrée de demi-heure en demi-heure. La malade n'a vomi qu'à la septième prise.

(e) La poudre a été donnée en trois fois.

(f) Le malade n'a pas même eu de nausées. Les nombreuses évacuations alvines ont eu lieu sans causer de coliques.

No. IV. *TABLEAU des effets produits par la partie corticale des racines de l'Euphorbe pythyuse, employée sous forme pulvérulente.*

SEXE des malades.	AGE.	NATURE de la MALADIE	DOSES du médicament administré.	NOMBRE des Evacuations.	
				Vomissemens	déjections alvines.
	ans		grains		
Garçon .	20.	Fièvre quotidienne.	15.	1.	3. (a)
Homme.	31.	Fièvre tierce.	20.	».	7. (b)
Femme.	45.	Fièvre catarrhale	24.	».	12. (c)
Femme .	52.	Fièvre gastrique.	18.	».	9. (d)
Femme .	48.	Embarras gastr.	18.	3.	4
Femme .	60.	Rhumatisme.	15.	».	15. (e)
Femme .	54.	Paralysie.	18.	».	12. (f)
La même.			15.	».	8. (g)
Garçon .	14.	Rougeole.	10.	».	9.
Garçon .	12.	Rougeole.	8.	3.	5. (h)
Homme.	55.	Somnolence, étour	12.	».	6.
Le même.		dissemens.	15.	».	9.
Femme .	62.	Tumeur abdomin.	18.	».	5.
La même.		d'une nature obscu	8.	1.	7.
Femme .	50.	Etourdissemens.	12.	».	6. (i)
Femme .	67.	Maladie cutanée.	13.	2.	». (k)
Fille . .	14.	Dartres.	8.	».	9. (l)
Garçon .	2.	Rougeole.	3.	».	7. (m)
Femme .	43.	Embarras gastr.	12.	».	7. (n)
Fille . .	18.	Dartres.	15.	1.	5.
Homme.	48.	Pierres anatisan.	11.	».	11.
Femme .	40.	Engorgem. laiteux.	15.	3.	3.
Fille . .	9.	Epoerese.	12.	».	4.
Femme .	64.	Catarrhe.	12.	».	12.
Garçon .	2.	Rougeole.	3.	1.	2.
Femme .	55.	Embarras gastr.	12.	».	5.
La même.			12.	».	14.

Suite du Tableau N°. IV.

	ans.		grains.		
Garçon .	2 ½.	Rougeole.	4.	».	2. (v)
Le même.			6.	».	2. (x)
Homme.	67.	Paralysie.	15.	».	9 (y)
Homme.	26.	Fièvre bilieuse.	18.	».	8. (z)
Homme.	69.	Paralysie	18.	».	3.
Femme .	34.	Embarras gastr.	12.	».	10.
La même.			8.	».	7.
Garçon .	14	Dartres.	12.	».	3.
Le même.			18.	».	8. (aa)

OBSERVATIONS.

(a) La poudre a été donnée en 3 fois, à demi-heure d'intervalle.

(b) Purgation très-facile et sans coliques.

(c) Jusqu'alors les médecines les plus fortes n'avoient fait que peu ou point d'effet sur cette malade.

(d) Pas de nausées; quelques légères coliques.

(e) Coliques assez fortes avant les deux premières selles : les autres évacuations faciles et non douloureuses.

(f) Coliques légères avant les deux premières selles : les autres évacuations nullement douloureusés.

(g) Pas du tout de coliques.

(h) Cet enfant avoit vomi deux médecines ordinaires, composées avec le séné et la rhubarbe, quelques jours avant de prendre l'euphorbe pithyuse. Je lui avois fait préparer cette poudre en pilulles ; et ce ne fut qu'une heure après avoir pris celle-ci, qu'il vomit aussitôt après avoir bu une tasse de bouillon aux herbes chaud.

(i) La poudre a été délayée dans six tasses de bouillon aux herbes, et donnée en six fois de demi-heure en demi-heure. La malade n'a eu ni nausées ni coliques.

(k La poudre a été prise en trois fois seulement.

(l) La poudre a été prise en 6 fois. La malade n'a eu ni nausées ni coliques.

(m) Idem , idem.

(n) Idem,

(o) Idem.

(p) Point de coliques.

(q) Point de nausées, point de coliques.

(i) Idem , idem.

(r) Idem.

Nº. V. *TABLEAU des effets produits par la partie corticale des racines et des tiges de l'Euphorbe épurge, employée sous forme pulvérulente.*

SEXE des malades.	AGE.	NATURE de la MALADIE.	DOSES du médica-ment administré.	NOMBRE des Evacuations.	
				Vomisse-mens.	déjections alvines.

Partie corticale des racines de l'Euphorbe épurge.

	ans.		grains.		
Fille . .	21.	Embarras gastrique.	18.	1.	2.
Homme.	37.	Fièvre tierce.	18.	».	12.
Fille . .	12.	Embarras gastrique.	16.	1.	1.
Homme.	52.	Idem.	24.	1.	2.
Femme.	55. .	Fièvre bilieuse.	24.	«.	10.
Femme.	51.	Idem.	18.	4.	3.

Partie corticale des tiges de l'Euphorbe épurge.

Homme.	69.	Paralysie.	24.	3.	».
Homme.	33.	Embarras gastr.	10.	».	2.
Fille . .	18.	Epilepsie.	30.	1.	» (a)
Garçon .	14.	Dartres.	24.	».	6. (b)
Le même.			24.	1.	7.

Nº. VI. *TABLEAU des effets de l'Euphorbe péplus en poudre.*

Femme.	36.	Fièvre tierce.	20.	».	3. (c)

Suite des observations du tableau Nº. IV.

(s) Idem. (t) Idem. (v) Idem. (x) Idem.

(y) Les purgatifs foibles n'agissent point sur ce malade : quelques légères coliques.

(z) La purgation n'a eu lieu qu'au bout de 20 heures. La poudre avoit été donnée sous forme piluliaire, et en quatre doses. Ce malade est d'ailleurs difficile à purger ; deux gros de séné ne lui ont procuré aucune évacuation, et la même chose lui est arrivée après avoir pris 30 grains de racine d'élatérium en poudre.

. . OBSERVATIONS.

(a) Cette malade est très - difficile à purger; il lui faut des purgatifs très-forts.

(b) Dans ces deux cas, la poudre d'épurge a été donnée sous forme pilullaire et en quatre fois, à demi - heure d'intervalle. Le vomissement survenu lors de la deuxième purgation peut être attribué au bouillon aux herbes, que le malade prit après avoir avalé la première pilulle; car ayant bu du thé après les trois autres, elles n'ont plus produit de vomissemens. Lors de la première purgation, ils n'avoient pris que du thé.

(c) Pas de nausées; pas de coliques.

N°. VII. *TABLEAU des expériences compara-*
tives sur les effets de l'ipécacuanha des boutiques.

SEXE des malades.	AGE	NATURE de la MALADIE.	DOSES du médica-ment adminis-tré.	NOMBRE des Evacuations.	
				Vomisse-mens.	déjections alvines.
	ans.		grains.		
Femme .	34	Fièvre tierce.	12.	3.	7. (a)
Femme .	59.	Angine. emb. gastr.	18.	4.	».
Femme .	54.	Catarrhe.	18.	3.	».
Fille . .	27.	Fièvre quotidienne.	18.	1.	7.
Homme.	34.	Embarras gastr.	18.	4.	3. (b)
Fille . .	3	Coqueluche.	6.	2.	3
Homme.	29.	Diarrhée.	30.	».	9. (c)
Fille . .	3½.	Rougeole.	6	2.	2.
Fille . .	1.	Coqueluche	3	2.	6.
Femme .	63.	Mal de gorge avec embarras gastr.	18.	3.	1.
Garçon .	15.	Fièvre.	16.	2.	2.
Femme.	52.	Pleurésie bilieuse.	15.	4	15. (d)
Fille . .	2½.	Coqueluche.	5.	5.	2.
Garçon .	1½.	Coqueluche.	4.	».	1.
Homme.	58.	Dyssenterie.	24.	1.	15.
Garçon .	6.	Fièvre.	8.	1.	».
Femme .	63.	Fièvre bilieuse.	18.	3.	1.
Homme.	27	Idem.	18.	3.	2. (e)
Femme .	80	Diarrhée.	18.	4.	4.
Homme.	35.	Fièvre bilieuse.	18.	3.	20.

OBSERVATIONS.

(a) Les selles ont été précédées et accompagnées de quelques coliques.

(b) Quelques coliques ont accompagné les évacuations alvines.

(c) Coliques un peu fortes.

(d) Les évacuations alvines n'ont pas été comptées exactement ; mais la malade et la garde m'ont assuré que leur nombre a plutôt été au-dessus qu'au dessous de 15.

(e) Quelques coliques.

L a

*Observation d'un ulcère carcinomateux,
traité par le sedum acre, ou petite jou-
barde ; par M. AUBLANC, D. M. P., médecin à Nantes.*

Lue à la Société, le 16 mars 1811.

La précipitation avec laquelle on adopte
ordinairement, en médecine, les nouveaux
moyens (sur tout quand il s'agit d'une maladie pour le traitement de laquelle l'art est
souvent impuissant), avant d'avoir un nombre d'observations suffisantes pour constater
leur efficacité, et pour faire connoître les cas
où l'on peut espérer d'en retirer de l'avantage,
est presque toujours la cause du discrédit dans
lequel ils tombent, souvent même après avoir
été proposés et employés avec succès par des
hommes d'un grand mérite. La grande vogue
qu'avoit eue le caustique arsenical, et sur-
tout les avantages qu'en avoit obtenus le frère
Côme, ne l'avoient point sauvé de la défa-
veur dont quelques praticiens modernes ont
su le tirer.

Pour éviter cet inconvénient, la Société
n'a, sans doute, voulu porter de jugement
sur l'efficacité du *sedum acre*, dans le traitement des ulcères cancéreux, qu'après avoir
reçu des praticiens (qu'elle invite à en faire

usage dans son journal du mois d'avril 1807), ———

Ulcère car-
cinomat.
traité par le
sedum acre.

un assez grand nombre d'observations. Pour
répondre à son invitation , j'ai cru devoir
lui adresser la suivante :

Dans le mois d'août 1807 , une jeune
femme vint me consulter pour un ulcère
qu'elle avoit depuis cinq ans à la tempe
droite, à un pouce de l'angle externe de l'œil.
Cet ulcère avoit environ deux pouces de longueur, et un bon pouce de largeur ; les chairs,
qui faisoient saillie de près d'une ligne , en
étoient dures, saignantes , et fournissoient un
pus de mauvaise qualité ; il faisoit ressentir
par momens des élancemens très - douloureux.

Le déchirement , plusieurs fois renouvelé
d'une petite excroissance verruqueuse, en étoit
la première cause. L'ulcère , d'abord , n'avoit
pas été plus grand qu'une lentille : les trois
premières années , il s'étoit si peu accru, que
cette femme n'en avoit fait aucun cas , et appliquoit volontiers dessus ce que le premier
venu lui conseilloit. Depuis deux ans seulement, il avoit commencé à s'étendre et à devenir douloureux. Pendant ces deux dernières années , les conseils de plusieurs
hommes de l'art n'en avoient point empêché
les progrès.

L 3

Dans cette occasion, le *sedum acre* me parut bien indiqué. Je priai M. Hectot, pharmacien de cette ville, professeur de botanique, de m'en procurer. Il fut appliqué frais
et pilé, comme le conseille M. Lombard, et
renouvelé matin et soir. Les premiers jours,
l'application de cette plante fit cesser les élancemens, sans cependant faire cesser l'état
physique de l'ulcère ; et la malade se flattoit
de voir la fin d'un mal qui commençoit à lui
donner beaucoup d'inquiétude ; cet espoir ne
dura que huit jours, car après ce temps les
élancemens reparurent. Le *sedum acre* n'en
fut pas moins continué pendant six semaines.
Mais, voyant son inefficacité, je l'abandon-
nai pour avoir recours au caustique arsenical,
dont l'emploi fut suivi d'une guérison prompte
et solide.

En adressant à la Société cette observation,
qui ne présente d'ailleurs rien d'extraordinaire, je n'ai d'autre but que de lui faire connoître le résultat de l'emploi du *sedum acre*
dans le traitement d'un ulcère, dont le caractère carcinomateux ne m'a pas paru douteux.

Observation sur un accouchement devenu impossible par un rétrécissement accidentel de la vulve , et heureusement terminé par la section d'une partie du périnée ; par M. CHAMPENOIS, *membre des anciens Collége et Académie R. ... de Chirurgie , accoucheur de S. A. Madame la princesse de Neuchâtel et de Wagram.*

La rupture de la fourchette est un accident assez fréquent, lors du premier accouchement. L'étroitesse de la vulve ; la rigidité des parties molles ; de grands efforts peu ménagés de la part de la femme lorsque le périnée est très-tendu ; un très-grand écartement des cuisses, qui augmente encore cette tension ; enfin le peu d'attention de l'accoucheur qui , abandonnant la tête de l'enfant aux efforts de la femme , en ne la soutenant pas assez , sont les causes de cette rupture.

Section de la fourchette pour opérer l'accouchem.

Elle est de peu d'importance, lorsqu'elle ne s'étend pas loin , et se réunit facilement. Il n'en est pas de même, si le déchirement s'est prolongé jusqu'à l'anus ; on obtient rarement la réunion, et la femme reste avec de grandes incommodités.

Il est arrivé quelquefois que le périnée, excessivement distendu et aminci , s'est ou-

vert dans son centre, et a donné passage à
l'enfant par cette ouverture., en laissant la
fourchette intacte.. M. Baudelocque en rapporte un exemple. J'en citerai un autre, arrivé
sur la femme d'un négociant : elle avoit eu ,
dans son enfance , un dépôt aux environs
de la fourchette, laquelle , dans le moment
de l'accouchement, ne put se relâcher. Le
périnée , très-tendu et aminci, s'ouvrit dans
son centre , l'enfant en entier passa par cette
ouverture , qui s'étendit jusqu'au sphincter
de l'anus inclusivement : accident affreux ,
que la personne qui a aidé cette femme auroit
pu prévenir , si elle eût incisé le périnée. Je
fus appelé dans le moment où l'enfant venoît
de sortir par cette ouverture. La fourchette
étoit restée intacte de l'épaisseur d'un bon
doigt. Je conseillai de l'inciser, pour ne faire
qu'une seule plaie ; mon avis ne fut pas suivi ;
on employa plusieurs moyens pour opérer la
réunion ; ils furent sans succès. Au bout de
quinze jours , M. Boyer fut appelé en consultation. Ce praticien célèbre opina pour l'incision de la fourchette : elle fut pratiquée. La
malade guérit en peu de temps ; mais elle a
conservé une incontinence des matières
stercorales.

Obs. La femme qui fait le sujet de notre ob-

servation, éprouva à l'âge de trois ans une brû-
ture considérable aux parties de la génération;
plusieurs escharres se détachèrent, et laissèrent une seule plaie qui , en se cicatrisant ,
rétrécit la vulve , au point qu'il ne resta à la
commissure supérieure des grandes lèvres ,
qu'une ouverture par laquelle on pouvoit à
peine introduire le bout du petit doigt, et
par où s'écouloit l'urine. Le moment des
règles arrivé , elles ne purent couler qu'avec
difficulté. Cette jeune personne ayant atteint
l'âge de dix-neuf ans , grande , belle et bien
faite , desira se marier ; mais sa conformation
accidentelle s'y opposoit. Habitant un ville
de province , elle fit un voyage à Paris , pour
consulter. On fut d'avis de faire une incision,
depuis l'ouverture par laquelle s'écouloit l'u-
rine , jusqu'aux environs du périnée ; ce qui
fut exécuté ; une des nymphes fut même re-
tranchée. Mais, soit que cette incision n'ait pas
été assez prolongée, ou qu'on ne se soit pas
assez opposé à sa réunion , il en résulta une
cicatrice qui , comme on le verra plus loin ,
rendit l'accouchement impossible. La plaie
parfaitement guérie, cette demoiselle retourna
dans sa province , s'y maria , et devint enceinte. Ayant quelques inquiétudes sur son
accouchement , elle vint à Paris pour y faire

Section de
la four-
chette pour
opérer l ac-
couchem.

ses couches. Le D. Réis , médecin distingué
à Paris , qui avoit sa confiance , et qui lui
avoit toujours donné des soins, me l'adressa ;
nous la revîmes ensemble ; elle étoit enceinte
de huit mois. Nous la fîmes baigner, et elle prit
plusieurs fois le jour des fumigations , dans
la vue de procurer du relâchement aux parties , dont la dilatation, si nécessaire pour
l'accouchement , ne pouvoit être dans ce
moment préjugée.

Appelé à l'instant du travail , je trouvai
la femme avec des douleurs assez fortes. La
dilatation de l'orifice utérin étoit commencée ;
bientôt elle augmenta successivement, ainsi
que les douleurs ; la poche des eaux engagée
et très-tendue s'ouvrit ; les eaux s'écoulèrent,
et l'occiput se présenta à la vulve ; la tête de
l'enfant , fortement appuyée sur le perinée ,
le développa et l'amincit extrêmement ;
depuis une heure , la femme avoit des douleurs précipitées et très-fortes , qui n'avoient
produit à la vulve qu'une dilatation du diamètre d'une pièce de cinq francs. Le cuir
chevelu s'engagea par cette ouverture, et
forma comme un champignon très-gros, ayant
une base étroite, c'est-à-dire relative a l'ouverture de la vulve , laquelle formoit un
cercle dur, épais et calleux, qui pouvoit

(171)

résister aux plus grands efforts. Dans cet
état, le périnée excessivement tendu et
aminci, menaçoit de s'ouvrir dans son centre; l'occiput ne pouvoit s'engager. Je fis toucher, dans une forte douleur, la femme par
M. Réis, et il reconnut comme moi l'impossibilité de l'accouchement. Je proposai la section du périnée, pour prévenir la rupture
prête à se faire. Une sonde canelée fut introduite entre la tête de l'enfant et le périnée,
et facilita une incision d'environ deux pouces
que je fis dans la direction du raphé. La première douleur fit d'abord engager l'occiput
dans la vulve aggrandie; et deux autres douleurs terminèrent l'accouchement. J'eus grand
soin cependant de soutenir le périnée, et
d'empêcher que cette incision ne fût prolongée par déchirement. La plaie se trouva d'une
très-petite étendue, lorsque le périnée fut
rendu à son état naturel. La femme n'éprouva
aucun accident, et fut guérie en quinze jours.

On voit par ce fait combien trop de timi-
dité en pareil cas seroit blâmable, puisqu'elle
exposeroit la femme aux dangers d'un déchirement dont on ne peut calculer l'étendue;
accident d'autant plus funeste, qu'il est presque toujours irrémédiable, et que ne peut
jamais produire l'incision.

Section de la four-
chette pour opérer l'ac-
couchem.

LITTÉRATURE MÉDICALE FRANÇAISE.

Traité de l'angine de poitrine, ou nouvelles recherches sur une maladie de poitrine, que l'on a presque toujours confondue avec l'asthme, les maladies du cœur, etc. ; par E. H. DESPORTES, D. M. (1).

Extrait communiqué par M. ROUSSILLE-CHAMSERU.

Sur l'angine de poitrine.

Lorsque la Société de médecine de Paris proposoit, une première fois, pour sujet de prix, la même matière à traiter, l'auteur avoit commencé son ouvrage, qu'il a terminé trop tard pour l'adresser au concours. Aujourd'hui l'on voit qu'au lieu de répondre au second appel de cette compagnie savante, il a mieux aimé publier un livre qui, s'il est bon, comme j'ai lieu de me le persuader par la lecture attentive que j'en ai faite, ne pourra que stimuler le travail des concurrens, et obtiendra dans l'opinion un prix non moins flatteur que la palme d'un concours académique.

L'angine de poitrine a pu exister de tous temps, sans avoir été assez distinctement observée : Sylvaticus, F. Hoffmann, Musgrave et Morgagni offrent des faits analogues à cette maladie, et ne semblent pas les apprécier. Rougnon, dans une lettre à Lorry, entrevoit la nécessité d'avoir su créer un genre nouveau ; et c'est Heberden, qui le premier a dénommé l'angine de poitrine [(*angina pectoris*). Depuis lui, on a peu augmenté la partie descriptive ; et parmi les écrivains nombreux que cite M. Desportes, , et auxquels les

_____

(1) Voyez l'annonce bibliographique de cet ouvrage, t. 0, p. 469 de ce journal.

répertoires de Ploucquet en ajoutent beaucoup d'autres; quelques changemens de dénomination , comme syncope de Parry , sternalgie de Baumes , ne prêtent rien de plus à la valeur de l'objet.

L'angine de poitrine appartient aux maladies sporadiques ; elle n'est même connue que dans la médecine humaine. Certains animaux partagent peut-être , avec l'homme , la même susceptibilité. Laissons aux vétérinaires les plus expérimentés le soin de nous éclairer sur cet article encore douteux de pathologie comparée ; prenons pour leçon de sagesse la lenteur de leurs travaux , et la circonspection qu'ils apportent à ne point hazarder d'observations défectueuses.

Avant que de détailler les causes , les phénomènes et les espèces, l'auteur débute par deux observations ; la seconde est de lui , la première est de Fosthergill. L'une et l'autre présentent le signe pathognomonique qui constitue le genre, savoir , ces attaques subites de douleurs transversales, lancinantes et constrictives sous le sternum , qui suffoquent ; et occasionnent le sentiment d'une mort prochaine.

Il résulte de la discussion des causes prédisposantes, admises par M. Desportes , plusieurs conséquences utiles sur l'influence de certaines habitudes diététiques qui ne sont pas les mêmes en Irlande , où l'angine de poitrine est rare , et en Angleterre où elle est plus répandue. Ces mêmes causes prédisposantes , ainsi que les causes occasionnelles , sont sans doute communes à d'autres affections de différens genres. L'auteur n'en est que plus judicieux à saisir tout ce qui détermine d'une manière plus immédiate l'angine de poitrine et ses attaques. Le moindre effort de loco-

Sur l'an-
gine de poi-
trine.)

motion , le choc direct d'un air agité , du vent, et les vives atteintes de l'ame suffisent pour ramener le paroxisme.

A l'égard des phénomènes dont se compose cette maladie , il importe d'isoler, comme parmi les causes, ce qui caractérise spécialement le genre à décrire. L'invasion soudaine de la maladie , la propension du malade à s'arrêter, à s'appuyer à quelque chose, à se renverser en arrière , la douleur précordiale qui bientôt s'étend hors de la poitrine, le long du cou jusqu'à l'articulation de la mâchoire , ou dans la direction des muscles pectoraux , ou bien le long des membres supérieurs, l'engourdissement et le défaut de mouvement dans les parties intéressées ; l'imminence de la suffocation et de la syncope, l'issue ordinaire du paroxisme par des éructations d'abondantes flatuosités , voilà , suivant M. Desportes, l'ensemble des symptômes particuliers à l'angine de poitrine. Son mode essentiel consiste dans des retours paroxistiques, dont la durée et les intervalles sont très-variables. La violence des accès , leur fréquence et leur prolongement, se mesurant sur l'ancienneté du mal , font présumer ses complications , et décident de la fatalité du pronostic.

M. Desportes essaie de tracer deux espèces principales, d'après trois observations de Parry et de Macbride, recueillies sur un malade qui a guéri , et sur deux qui ont succombé. Nous n'y avons apperçu que des variétés dans l'ordre, la marche et l'intensité des accidens, selon le degré de lésion des organes , et la susceptibilité des malades. Ces considérations ne nous semblent pas suffisantes pour déterminer des espèces assez tranchées ; dans l'une , l'auteur affirme la respi-

ration gênée , avec un pouls irrégulier , et dans
l'autre , la respiration libre, et le pouls absolument
régulier. Il ajoute que , si l'on rencontre souvent
ces deux formes isolément , souvent aussi on les voit
exister ensemble ; et quelquefois 'c'est tantôt l'une ,
et tantôt l'autre , qui se manifeste dans chaque paroxisme.

Sur l'an-
gine de poi-
triue.

Une telle distinction d'espèces n'est donc pas assez
constante ; elle est par trop didactique sur le papier,
pour acquérir quelque autorité au lit des malades , et
les trois observations mises en avant , et lues avec
attention , serviroient plutôt à l'infirmer. Ainsi , en
accordant à M. Desportes que les symptômes , tirés
de l'état de la respiration et de celui du pouls , ne
peuvent êtres rangés parmi les caractères génériques
dè la maladie , nous osons croire que le désordre plus
ou moins marqué de ces deux fonctions est inhérent à
toute angine de poitrine.

Quoique maladie *sui generis* , elle doit rentrer elle-
même , comme espèce notable, dans le genre de toutes les angines qui diffèrent , les unes des autres , par
leur siége spécial , et par leurs formes particulières ;
ayant aussi leurs nombreuses variétés , par là raison
que deux faits de pratique , semblables , ne sont jamais pareils ; variétés que les nosologistes, lorsqu'ils
sortent des bornes d'une juste analyse , ne sont que
trop portés à multiplier et à convertir faussement en
espèces.

C'est avec raison néanmoins que, sous le rapport des
méthodes de traitement , M. Desportes recommande
l'étude des variétés , ainsi que de la marche de la maladie , ou du développement des divers phénomènes

Sur l'an-
gine de poi-
trine.

qui induisent à statuer les indications et le choix des
moyens , soit curatifs, soit palliatifs. Il divise en trois
stades la progression et la durée de l'angine de poitrine;
on conçoit que d'un temps à l'autre , dans cette distribution abstraite, il y a augmentation graduée d'accidens, si le malade doit succomber. Mais lorsque la
terminaison peut devenir favorable , il est des circonstances différentes à décrire, et c'est sur-tout vers le
troisième temps que la scène doit changer. En conséquence, il y a lieu de rendre avec la même fidélité ,
par opposition , les phénomènes qui dénotent le retour
à la santé. Cette considération devoit trouver ici sa
place; elle semble avoir échappé à l'auteur.

L'angine de poitrine embrasse dans sa durée , depuis
sept ou dix-huit mois , jusqu'à dix , onze et même
vingt années et plus. On ne lui connoît point d'issue
par évacuation critique , ni de guérisons spontanées ;
le petit nombre de cures opérées paroît avoir consisté
dans l'heureux emploi de l'hygiène et d'une thérapeutique très-active. C'est le cas de souhaiter qu'il y ait à
découvrir, parmi les causes procatartiques ou éloignées , les principes d'une médecine rationelle , et à
combattre une affection qui ne soit encore que symptômatique. En effet , l'angine de poitrine, à sa naissance, ne semble être qu'un accident subordonné à
des dispositions idiosyncratiques ; les lésions organiques, constatées par nombre d'autopsies, ne laissent
aucun doute sur l'alternative du caractère , d'abord
symptomatique , et par suite essentiel de la même maladie. Dans les cas récens , l'altération des viscères
thorachiques n'est pas sensible ; c'est par l'ancienneté
du mal, et par les progrès de l'âge, que l'anatomie pathologique

thologique offre des désordres croissans et irrémédia-
bles , et sur-tout ces ossifications si remarquables des
artères coronaires.

Sur l'an-
gine de poi-
t.iue.

Selon qu'un observateur a pu être frappé de telle ou
telle particularité dans ses recherches anatomiques, son
opinion sur la nature de l'angine de poitrine l'a porté
à conclure plus ou moins du particulier au général.
M. Desportes a cru devoir donner la préférence à l'idée
de Fothergill , sur la lésion des nerfs de la huitième
paire , idée que notre auteur développe à sa manière ,
d'après la mesure actuelle des connoissances d'anatomie et de physiologie ; elle lui sert à expliquer très-
ingénieusement la plupart des phénomènes : et, suivant
lui , l'angine de poitrine rentre ainsi dans le cadre des
névralgies.

Il est bien vrai que toutes les observations qui justifient l'état le plus ordinaire de cette maladie, celui
de complication, prouvent aussi qu'il ne faut jamais
perdre de vue le caractère névralgique , et que les combinaisons accidentelles de phlegmasies , de fièvres ,
d'hémorrhagies , d'autres névroses , d'autres lésions organiques, etc., ne doivent être considérées que comme
épiphénomènes , ou comme anomalies. Par cette
même conséquence , le diagnostic de l'angine de poitrine , fondé sur des signes constans d'ataxie nerveuse ,
est soigneusement discuté dans le livre de M. Desportes , quant aux autres maladies qui se rapprochent
ou qui diffèrent de celle dont il disserte. Il en est de
même du pronostic et de la curabilité , sous tous les
rapports déduits d'observations choisies , dont quelques-unes appartiennent à ce médecin , et ne sont pas
les moins intéressantes.

Sur l'an-
gine de poi-
trine.

Les détails raisonnés d'un traitement diversifié sur
les mêmes bases expérimentales, joint à des préceptes
fort sages, concernant la convalescence, les récidives,
et les moyens prophylactiques, terminent le travail de
M. Desportes. N'ayant eu que des éloges à donner à une
monographie aussi instructive que méthodique et bien
écrite, nous avons dû resserer notre analyse, et confier
au lecteur le soin d'une méditation plus approfondie,
afin de respecter la jouissance de ses propres réflexions,
en lui laissant la surprise d'un talent précoce dans la
personne de l'auteur, et le droit de l'apprécier.

---

*Du typhus contagieux, suivi de quelques considéra-
tions sur les moyens d'arrêter ou d'éteindre la peste
de guerre et autres maladies contagieuses ; par J.
VAL. DE HILDENBRAND, conseiller impérial et royal,
professeur de médecine pratique à l'université de
Vienne, membre correspondant de la société royale
de Gottingue, de la société Sydenhamique de Halle,
membre honoraire de la société physico - médicale
d'Erlangen : traduit de l'allemand, avec un discours
préliminaire, des notes, et un fragment sur les collections d'eau dans le cerveau, qui sont une terminaison fréquente du typhus par Ern. Horn, donné
comme supplément ; par J. Charles GASC, docteur
en médecine de la faculté de Paris, médecin des
armées de S. M. I. et R. en Allemagne, membre de
plusieurs sociétés de médecine* (1).

Extrait communiqué par M. J. BOUROIS.

Sur le
typhus.

La science des maladies ne peut se perfectionner
que par de bonnes monographies, dirigées par une

---

(1) Paris, 1811 Chez Crochard, libraire, rue de l'Ecole
de Médecine, n. 3. Prix, 4 f. 55 c., et 1 f. par la poste.

observation sage et répétée, et par une érudition savante et réfléchie. Ces principes si souvent exposés,
sans être toujours suivis, nous font un devoir de faire
connoître un modèle dans ce genre. M. de Hildenbrand, digne successeur des hommes célèbres qui ont
occupé la chaire clinique de l'université de Vienne,
publia, l'année dernière, une monographie sur le
typhus contagieux. Cet ouvrage, écrit en allemand,
reçut l'approbation des médecins éclairés de cette
partie de l'Europe savante. La manière dont ce
sujet est traité, son importance dans les circonstances actuelles, les recherches que plusieurs médecins font sur ce genre de maladie funeste (1), exi-
geoient que ce livre fût connu en France. M. Gasc,
médecin militaire, laborieux et plein de zèle, ne
consultant que le désir d'être utile, vient d'en publier
la traduction. Avant de parler de son travail, des notes, et du discours préliminaire dont il a enrichi cette
monographie, faisons connoître la manière dont M.
Hildenbrand a traité ce point de médecine pratique.

Il commence par donner les raisons qui l'ont porté,
à l'exemple des anciens, à désigner par le nom de
thypus cette espèce de fièvre particulière, dans laquelle la typhomanie et l'affection du foie sont les
symptômes prédominans. Il parcourt les opinions des

_____

(1) M. Roux, auteur du Traité de la rougeole, dont il a
été parlé tom. 32, p. 292 de ce Journal, travaille à un traité
sur les fièvres adynamiques. Nous espérons que son ouvrage
et celui du professeur de Vienne dissiperont en grande partie les ténébres dont la vraie connoissance de ces maladies
est encore environnée.

médecins des différentes époques, qui, depuis Hippocrate jusqu'à nos jours, ont le mieux déterminé les caractères essentiels du typhus. Il a trouvé que notre savant F. de Sauvages est celui qui en a donné la meilleure description, d'après une épidémie qui régna en 1761 sur les frontières de l'Espagne. De cet examen fidèle de toutes les opinions, il conclut que l'état de foiblesse est un caractère général, mais symptômatique du typhus; que sous cette dénomination on a compris plusieurs affections qui ne lui appartiennent pas, et qu'on ne doit regarder comme typhus que toute maladie où il y a *stupor attonitus*, *typhomania*, avec affection particulière du foie. L'illustre professeur de Vienne observe avec raison que la foiblesse ou l'asthénie des forces vitales étant un effet et non la cause de la fièvre, on ne peut établir une fièvre asthénique primitive. En effet, la pyrexie ne peut avoir lieu que par suite d'une réaction excitée par une irritation quelconque; mais la réaction ne peut s'effectuer, lorsqu'il y a asthénie : donc la fièvre asthénique n'existe point comme essentielle ; elle n'est qu'un état secondaire d'une autre fièvre primitive.

M. H. entend par typhus contagieux une maladie qui, produite par des causes particulières, offre des phénomènes constans, et développe un miasme *sui generis*, par lequel des affections analogues sont créées chez d'autres individus. Le typhus se distingue de la fièvre maligne, de la fièvre nerveuse essentielle, des fièvres putrides, ardentes, bilieuses, par plusieurs caractères; mais particulièrement par l'absence de la faculté contagieuse, qui ne leur est propre que lorsqu'elles se trouvent compliquées avec

le typhus même. Cette dénomination, plus convenable sous plusieurs rapports, ne donne aucune fausse
idée sur la méthode curative ; elle s'adapte à toutes les
périodes de la maladie. M. H. divise le typhus en ma-
lin et en ordinaire : dans la première division, il classe
la peste ou le typhus oriental, et peut-être aussi la
fièvre jaune. Le typhus ordinaire est propre à l'Europe,
et comprend les variétés désignées sous le nom de
fièvre d'hôpital, des prisons, des camps, des vaisseaux, et des villes assiégées. C'est du typhus d'Europe dont il s'occupe particulièrement.

La seconde section a pour objet de faire connoître
l'ancienneté et l'histoire de la maladie, comme ses
effets sur l'espèce humaine. Hippocrate en a parlé ; les
medecins des siècles suivans l'ont décrite sous des
noms différens, mais sur-tout sous celui de peste :
c'est ainsi qu'on a qualifié les épidémies qui ont
régné en Italie en 1528, au siège de Metz en 1552, en
Hongrie en 1566 (épidémie connue sous le nom de
febris hungarica, qui fut si funeste à toute l'Europe),
en Misnie en 1574, en Danemarck en 1613 et 1652.
Toutes ces épidémies et autres analogues sont de
vrais typhus ; d'où on peut se convaincre, en parcourant l'histoire chronologique de cette maladie, qu'elle
a produit plus de ravages et une plus grande dépopu-
lation que la peste même.

Le typhus ordinaire se divise en typhus contagieux,
communiqué, et en typhus originaire ou primitif. Le
premier peut se montrer chez un individu sain ou malade, par la communication d'une matière contagieuse
qui, pendant la fièvre, se régénère et s'accroît de manière à pouvoir se répandre ensuite sur d'autres indi-

M 3

vidus. Le typhus primitif est celui qui se développe spontanément sans contagion préalable , par suite d'autres maladies ou de causes particulières, et qui peut donner lieu à la contagion. On appelle typhus régulier, celui qui suit une marche constante , et qui n'est sujet à aucune anomalie dans tout son cours ; et irrégulier , celui qui éprouve des variations et des complications dans ses différentes périodes.

Pour mieux donner la description du typhus contagieux régulier , M. H. établit huit périodes dans cette maladie , qu'il distingue d'après les divers phénomènes qui se présentent. La première période, celle de la contagion , est très-difficile , pour ne pas dire impossible à fixer. Les caractères que cette matière contagieuse peut alors manifester , sont aussi inconnus que le mode de son introduction ou de son développement spontané dans l'organisme. La seconde période , celle d'opportunité , n'est guère mieux déterminée que la précédente ; cependant il y a un malaise, un affaissement général qu'on ne peut expliquer, qui dure environ trois jours, mais qui ne va pas au-delà de sept. Ces deux périodes se rapportent à l'état d'imminence de quelques auteurs. La troisième , celle d'invasion ou de commencement de la fièvre , est annoncée par un tremblement universel, précédé d'un froid général et profond , qui paro.t se glisser de la région dorsale dans tous les membres, et qui est entrecoupé par des bouffées de chaleur ; la douleur de tête se prononce , le malade n e demande que le repos et une température élevée. Cet état dure six ou douze heures au plus. C'est alors que se présente la quatrième période , nommée inflammatoire , soit à cause des phénomènes qui s'y

montent, soit parce que toutes les maladies contagieuses exanthématiq ies déterminent, à cette époque,
une espèce d'irritation ou d'inflammation ; soit enfin
parce que la méthode anti-phlogistique mitigée est
la mieux indiquée. Cette période est assez souvent
accompagnée d'un état catarrhal et gastrique, qui
peut expliquer les contradictions de quelques praticiens sur le traitement le plus convenable dans ces circonstances. Ces accidens ont été très-fréquens dans
les fièvres nosocomiales, qui ont régné dans nos dernières guerres (1). La description des symptômes de
cette période est tracée d'une manière si bien suivie,
que quiconque a éprouvé cette maladie, reconnoîtra
que rien n'a été oublié dans ce tableau d'après nature.
La chaleur est plus prononcée, variable, fatiguante
pour le malade, et affectant désagréablement la main
du médecin. La tête est pesante et douloureuse au
moindre mouvement ; on éprouve comme un état
d'ivresse, des nausées, et même des vomissemens ; le
visage est rouge et animé, les yeux larmoyans et enflammés, sur-tout chez ceux qui ont ces organes foibles et délica's ; la langue est plutôt blanche que chargée ; les urines rares et colorées ; le pouls plein, vite
et quelquefois comme embarrassé ; point de sommeil : état d'angoisses et d'inquiétude. Le second
jour, l'irritation portée sur l'estomac se calme ; mais
les autres accidens prennent de l'accroissement ; la
tête se trouble de plus en plus, le *τυφος*, *stupor attonitus* d'Hippocrate, et même le delire surviennent

---

(1) Voyez les écrits des médecins français cités à la page
306 du 4.e vol. de ce Journal.

M 4

avec une augmentation dans les accidens de l'état catarrhal inflammatoire , comme péripneumonie , toux
fatiguante, affection du foie , tensions douloureuses
au gras des jambes ; il s'y joint en même temps un
état d'abandon général, et une indifférence sur tous les
événemens de la vie. Cet état dure jusqu'au quatrième
jour , époque à laquelle on voit arriver quelquefois
une hémorragie nasale légère , et l'apparition des parotides , ou d'un exanthème qui consiste dans de
petites taches rouges sur différentes parties du corps ,
telles que la poitrine , les bras , les cuisses , etc. Cette
tendance de la nature vers le système cutané et glan-
duleux a quelques rapports de similitude avec ce qui
se passe au moment du développement des charbons
et des bubons dans la peste. Les redoublemens ont
lieu pendant la nuit ; c'est l'époque de la journée la
pl pénible et la plus fatiguante. Lorsque le typhus
suit une marche régulière, les accidens inflammatoires
se calment vers la fin du septième jour, et l'exanthème
disparaît. C'est ici que commence la cinquième période , qui est appelée nerveuse , à cause des phénomènes qui se présentent. C'est d'après cette seule
circonstance que quelques médecins , notamment
les partisans de Brown , ont regardé le typhus
comme une fièvre nerveuse ou asthénique. La foiblesse n'est dans ce cas qu'indirecte ; il y a ataxie
et non épuisement complet des forces. Fièvre et chaleur plus intense , sécheresse de la peau , de la langue
et de l'intérieur des fosses nasales , soif insatiable ,
suppression des fonctions de l'organe cutané , peau
rude, écailleuse, desquammation de l'exanthème, pouls
variable et irrégulier sans être très-foible , apparition

du hocquet, selles quelquefois fréquentes et fétides , urines plus abondantes et limpides; les facultés de l'entendement sont dans un désordre marqué ; les sens externes ne perçoivent que foiblement , ou d'une manière irrégulière ; l'intellect est occupé d'une foule d'idées confuses , qui se choquent, et qui quelquefois absorbent entièrement le malade. On rêve quoique éveillé ; si l'on est privé de la lumière , ou si l'on ferme les yeux , on est saisi au même instant d'une foule d'idées fantastiques, qui fatiguent beaucoup, et rendent le délire plus fort. C'est alors qu'une volonté bien prononcée , ou une forte impulsion donnée à l'ame , peuvent l'arrêter ou donner une autre direction aux idées. C'est ce qui m'est arrivé dans la dernière campagne , et M. Gasc me cite à ce sujet. Voici le fait : un infirmier, qui étoit de garde pendant la nuit auprès de moi , fit quelque chose qui me déplut, et dont je m'étois apperçu , quoique ma tête fût embarrassée; je m'impatientois contre lui ; je cherchois même à me lever pour le frapper (la chose étoit impossible) ; tout le reste de la nuit je ne fus occupé que de cette idée , jusqu'au moment où mes camarades vinrent le lendemain matin me visiter. Ils me trouvèrent dans un état d'agitation , mais le pouls plus fort et plus développé ; moins de stupeur , point de délire. Je leur rapportois très-exactement ce qui s'étoit passé. D'après leurs discours rassurans , je conclus que cette contrariété ne m'avoit point fait de mal, et je pris, dès ce moment, la résolution de lutter avec force contre ce désordre des facultés intellectuelles : je le fis effectivement avec succès. — Cette période nerveuse dure ordinairement, avec quelques variations, jusqu'au

treisième jour, époque à laquelle on voit paroître
vers le soir une exacerbation plus forte, qui est suivie
le quatorzième d'une détente générale. C'est alors
que commence la sixième période, celle de la crise.
La peau se dispose à la transpiration, tous les pores
s'ouvrent, une sueur générale survient, de même que
l'humidité de la langue et des narines; il se manifeste
une légère hémorragie nasale, l'expectoration se fait
avec quelque facilité; les crachats sont épais et de
différentes couleurs; les urines plus abondantes et
plus chargées donnent un dépôt blanchâtre. Il y a
quelquefois une diarrhée critique; on rencontre chez
quelques sujets des hémorrhoïdes qui les font beaucoup souffrir. Ces mouvemens décisifs ont lieu au quatorzième jour, quelquefois même plus tard ; mais ils
ne sont pas aussi favorables; le mal de tête cesse
complètement. Cette période ne durant que quelques
heures, la septième, celle de la rémission survient
tout aussitôt. Celle-ci n'est, à proprement parler,
qu'une continuation de la précédente ; les mouvemens
critiques suivent leur marche. Il existe encore quelques symptômes généraux, qui disparoissent peu à
peu, mais qui, par fois, incommodent beaucoup les
malades, soit parce que le délire s'est dissipé, soit
parce qu'il leur reste moins de force physique et morale pour-supporter la douleur. C'est alors que la foiblesse est bien prononcée, la face s'alonge et s'amaigrit;
les sens externes deviennent d'une sensibilité exquise;
la langue ne perd son enduit noirâtre qu'au bout de
quelques jours ; la salive se conserve quelque temps
épaisse, blanche, comme vitreuse. Cet épiphénomène,
la constipation et la susceptibilité des sens externes

sont les derniers accidens à se dissiper. Cette période, qui est la disparition graduée de tous les symptômes, se termine au bout de sept jours, c'est-à-dire au vingt-unième de la maladie, pour faire place à la huitième, qui est celle de la convalescence. La maladie a cessé, mais ses effets existent encore; les forces sont épuisées, le corps a besoin d'être nourri, la peau est flétrie, l'épiderme se renouvelle, les cheveux tombent. L'appétit est vivement excité; tout tend à une réparation prompte; il n'y a qu'une puissante raison qui peut arrêter les convalescens, au milieu des désirs renaissans qui les assiégent. La tempérance et la modération les conduisent à une santé parfaite.

La nature ne suit pas toujours cette marche compassée; mais cette manière de considérer le typhus contagieux régulier établit une connoissance exacte de la maladie. Elle concilie de plus les différentes opinions des médecins sur ces vrais caractères, et sur l'application directe des méthodes de traitement. On pourroit peut-être demander que les deux périodes de contagion et d'opportunité fussent confondues dans une seule, sous le nom de période d'imminence, et celles de crise et de rémission dans la sixième; mais cette division présente des vues utiles, qu'on apprécie fort bien en lisant l'ouvrage.

La description du typhus irrégulier, communiqué par contagion, fait l'objet de la cinquième section. Le typhus ne suit pas toujours une marche uniforme et analogue à sa nature. Plusieurs circonstances lui associent des complications relatives à la prédisposition des sujets, aux constitutions régnantes et aux influences produites par le régime, les professions, etc.

M. Hil.... considère ces anomalies dans toutes les
périodes, sur-tout dans la période inflammatoire et
nerveuse. Dans cette première, la phlogose est quelquefois si intense, que les symptômes du typhus sont
cachés, soit par une exaltation générale des forces,
soit par une affection locale prédominante. Ainsi, on
voit le délire se convertir en phrénésie, la stupeur en
apoplexie, l'affection de poitrine en péripneumonie
grave, etc. On peut s'en laisser imposer par ces accidens, et méconnoître le typhus. Il en est de même
lorsque les phénomènes de la maladie se rattachent à
un caractère gastrique prédominant. Il peut faire
croire à l'existence des fièvres bilieuses gastriques,
même putrides. La forme de l'exanthème, son apparition plus ou moins prompte produisent aussi des
anomalies dans cette période. Mais le développement
prématuré de l'état nerveux est l'accident le plus dangereux, d'autant plus qu'il s'y joint fréquemment les
caractères adynamiques : c'est alors sur-tout que surviennent la typhomanie, les soubresauts des tendons,
les convulsions, les spasmes partiels, le hocquet, les
pétéchies noires les hémorrhagies, les selles fétides et
diarrhoïques, enfin tous les avant-coureurs d'une dissolution prochaine. Parmi les causes qui donnent lieu à
cette complication nous citerons les traitemens non appropriés dans le principe, soit excitans, soit trop débili-
tans, ou même des évacuations précoces et trop abondantes. la manière de vivre et les circonstances affoiblis-
santes qui ont précédé la maladie. C'est à ces dernières
causes que nous devons principalement l'espèce de typhus qui attaque les troupes à la fin des campagnes. A
ce propos, nous devons observer que l'on donne trop

fréquemment le nom de fièvre adynamique pure , à des
fièvres qui ne le sont nullement , ou qui ne présentent
qu'une complication de putridité. La fièvre adynamique simple est plus rare qu'on ne pense ; et il est cependant assez ordinaire d'entendre qualifier de ce nom
plusieurs fièvres nosocomiales. C'est sur-tout dans la
période nerveuse, que les anomalies dépendantes d'une
complication ataxico-adynamique sont les plus communes. Tous les symptômes qui tiennent à la prédominance de ces deux élémens , se manifestent au plus
haut degré , et dénaturent ceux qui sont propres au
typhus. Il survient aussi des inflammations locales nerveuses , comme des péripneumonies, des diarrhées ,
des dyssenteries putrides , des ictères , etc. Les anomalies , dans la période de la crise , rendent aussi le
typhus irrégulier ; il s'en suit qu'elle est prématurée ,
tardive ou incomplète : plusieurs causes produisent ces
variations. La principale consiste dans un mauvais
traitement pendant l'époque inflammatoire. C'est du
ménagement des forces vitales , dans cette période ,
que dépend l'état du malade dans les suivantes. Celles
de la rémission et de la convalescence ont aussi leurs
anomalies , qui ne demandent pas moins d'attention
que celles des époques antérieures , soit pour favoriser
les crises partielles qui pourroient être suspendues ,
soit pour calmer les accidens qui se manifestent, soit
enfin pour éviter les rechûtes qui surviennent.

La sixième section est consacrée aux causes et aux
modes de développement du typhus communiqué par
contagion. Pour se faire une idée claire de ces objets,
M. H. parle 1°. des propriétés de la matière contagieuse du typhus; 2°. de son mode de communication;

3°. des circonstances dans lesquelles la contagion et
son développement ont lieu. Outre les propriétés
communes à tous les virus, celui du typhus en a de
particulières : c'est principalement dans la période nerveuse que son principe contagieux se développe et se
communique ; sa contagion se fait non-seulement à
l'aide d'un fluide animal , mais encore à l'aide de l'air
atmosphérique qui devient le véhicule de ce principe ;
le miasme du typhus , après avoir produit la fièvre ,
détruit pour quelque temps la susceptibilité à une
semblable contagion. Cette assertion n'est pas toujours
constante. Enfin ce miasme donne des effets analogues
à ceux des poisons narcotiques. Ses modes de communication se font d'une manière médiate ou immédiate ,
comme plusieurs autres virus ; il faut de plus un certain
degré de chaleur, l'introduction de la matière contagieuse , et enfin certaines dispositions nécessaires pour que
cette matiére se déve loppe. Je me permettrai d'observer
que quelques rapports qu'il y ait entre le virus du typhus
et celui de la peste, de la petite - vérole , et des
autres maladies contagieuses exanthématiques , il y
a quelques différences , soit dans sa propriété contagieuse qui est souvent relative , soit dans son développement , soit dans la quantité ou la masse de miasmes
nécessaire pour donner la maladie. Je ne nie point
l'existence du typhus contagieux ; il y a trop de faits
malheureux qui prouvent en faveur de cette triste vérité : mais je crois qu'il ne l'est pas toujours , c'est-à-
dire , qu'il ne fournit pas toujours une substance propre à produire son analogue. Il y a peu d'hôpitaux ,
sur-tout dans les armées , où il n'y ait fréquemment
un , deux individus, quelquefois plus , attaqués d'une

fièvre nosocomiale. Ces individus sont constamment
visités et soignés ; d'autres personnes sont couchées
dans les lits voisins ; ils emploient les mêmes usten-
siles ; lorsqu'ils sont guéris ou morts, leurs lits servent
à de nouveaux arrivans ; j'ai vu même plus, j'ai vu
coucher dans les mêmes draps et sous la même couverture; et cependant on ne voit pas toujours heureusement
le typhus se développer dans toutes ces circonstances.
Je présume que, pour que le miasme produit par un
typhus primitif se régénère, il faut la présence d'un
certain nombre des causes qui lui ont donné naissance;
ce n'est que dans la suite, dans le fort de l'épidémie,
qu'il devient réellement contagieux, et qu'il peut se
développer sans la participation des premières causes
occasionnelles. Mais à fur et à mesure qu'elles
cessent, le typhus s'éteint. Je suis persuadé qu'en faisant voyager un individu qui a cette maladie, dans
un pays où les causes primitives qui lui ont donné
lieu n'existent pas, il ne la communiqueroit jamais ;
si on faisoit la même épreuve sur un enfant ayant la
petite vérole, on pourroit souvent suivre sa marche
par les traces qu'il laisseroit de sa maladie. Il est constant que les évacuations ou les transports des malades
contribuent beaucoup à guérir comme à éteindre le
typhus. Si les soldats laissent sur leurs routes des
affections analogues, c'est que les causes occasionnelles et déterminantes du typhus existent; il y a
encore encombrement, misère, malpropreté, privations, affections d'ame, etc. Fuyons les grands lieux de
passage, rentrons dans l'intérieur des terres où ces circonstances n'ont pas pénétré ou n'ont été que passagères,
nous verrons que la quantité de ces maladies diminue

à mesure qu'on s'éloigne de ces centres d'infection.
Il faut donc que cette contagion soit bornée, qu'elle
ait une atmosphère propre, et qu'elle exige une plus
grande masse de miasmes, ou la présence d'une partie
des causes premières qui lui ont donné lieu. M. H. a
très-bien exposé les causes et les modes de développement du typhus contagieux ; mais je trouve qu'il a
considéré cet objet d'une manière trop positive et pas
assez conditionnelle. Il me paroît qu'il y a quelques
modifications à établir d'après les faits.

La septième section traite des terminaisons du
typhus. Lorsqu'il a suivi son cours ordinaire, qu'il
n'a été dénaturé par aucun mauvais traitement ou par
aucune anomalie, la santé en est la terminaison. Mais
si le sujet est d'un âge avancé, s'il a été affoibli par
des maladies antérieures ou des erreurs de régime, s'il
est environné de causes malfaisantes, si enfin le
typhus est surchargé des anomalies les plus dangereuses, la terminaison se fait par la mort. Cette mort a
lieu par foiblesse ou par apoplexie. La malignité, l'inflammation et la gangrène des intestins produisent la
première. La seconde est déterminée par l'inflammation du cerveau, par une simple congestion, par des
métastases ou des suppurations dans cet organe, enfin
par l'apoplexie nerveuse. Le typhus se termine aussi par
d'autres maladies : cette transmutation s'opère le plus
souvent à l'aide des métastases internes ou externes,
par le passage des inflammations locales à des suppurations internes, par la gangrène des parties externes, et enfin par un état de marasme général. Ces suc-
cessions morbifiques demandent à leur tour des attentions particulières de la part du médecin.

La

La huitième section a pour objet le pronostic. Rien n'est ici oublié : M. H. passe en revue tous les signes bons , funestes ou douteux, pour établir ensuite des principes généraux sur un point aussi important de la pratique.

La neuvième section est consacrée au traitement du typhus régulier. Après avoir présenté l'histoire de sa thérapeutique suivant les différentes théories , l'illustre professeur conclut que la vraie méthode du traitement du typhus , qu'il nomme indirecte , consiste à donner aux forces vitales un état suffisant de liberté et d'activité, à écarter tous les obstacles , à détruire les complications , à appaiser ou éloigner tous les accidens à charge ou dangereux , à tout disposer pour une crise salutaire , en un mot, à ramener autant que possible cette fièvre à un état simple et modéré , dans lequel l'action vitale puisse produire la guérison. Il suit cette méthode de traitement dans toutes les périodes. Les trois premières demandent les moyens les plus simples ; la catarrhale inflammatoire ou exanthématique exige une attention toute particulière ; c'est de son traitement que dépend la modération de la fièvre dans les périodes suivantes , et sa terminaison par des crises favorables. L'utilité des vomitifs à cette époque est démontrée par l'expérience et les plus sages réflexions. Je répéterai , avec le docteur Chaumeton , que les vomitifs sont utiles dans le principe de presque toutes les maladies des soldats (1). Ce savant

---

(1) Voyez observations sur la propriété émétique de l'ipécacuanha donné à petites doses, par Chaumeton. Bulletin des sciences médicales , tom. VII, p. 264 , mois d'avril.

médecin a démontré en même-temps, par des faits, que l'ipécacuanha, que M. Hildenbrand préfère aux autres émétiques, et qu'il prescrit à haute dose, produit jusqu'à quatre vomissemens, donné à la dose de deux, trois grains seulement. Les boissons doivent toujours être tièdes, mucilagineuses, légèrement diaphorétiques et laxatives. Les circonstances qui peuvent indiquer ou bannir l'emploi des saignées et des purgatifs dans cette période catarrhale inflammatoire, sont examinées avec a tant de prudence que de sagacité. L'opinion de ceux qui mettent en usage, dans le principe, les moyens toniques et excitans, est combattue avec beaucoup de succès. Cet abus est quelquefois plus nuisible, dans le typhus régulier, que les moyens affoiblissans. Dès que la période nerveuse se prononce, le traitement doit changer; les forces vitales, auparavant excessives ou opprimées, se lassent, s'épuisent et menacent d'un danger réel. La méthode thérapeutique doit donc consister à soutenir ou à rappeler les forces vitales, pour qu'elles puissent opérer des crises favorables. Elle fait un emploi bien entendu des vésicatoires, du camphre, de l'arnica et des remèdes excitans diffusibles. Tout ce qui a rapport à leur indication, à la manière d'en faire usage et à leurs effets, est discuté avec soin et méthode, d'après la plus exacte observation et les meilleures autorités. Cette marche conduit nécessairement à l'examen des remèdes nuisibles et superflus à cette époque de la maladie. M. H. pense que le quinquina est de ce nombre, à moins qu'il ne se montre quelqu'anomalie, comme une putridité bien prononcée, ou un épuisement considérable des forces. L'opium, les purgatifs et le mer-

ture doux lui paroissent non-seulement indifférens et superflus, mais même dangereux dans cet état nerveux.
Plusieurs praticiens partagent les opinions de l'auteur sur l'emploi de ces médicamens, même du mercure-doux, que les Américains, les Anglais ont préconisé contre la fièvre jaune, mais qu'ils ont ensuite abandonné en partie. M. Hecker, que notre collègue Gasc cite dans une note en faveur de ce remède, ne démontre nullement son indication. Ses idées sont trop vagues et ne déterminent rien sur le point principal. Il faut, en fait de saine thérapeutique, préciser le moment de l'indication, et par conséquent l'heure et l'instant, s'il est possible, de l'application du remède. Ce précepte est utile dans les maladies qui sont détruites par un traitement spécifique, comme dans la gale et la syphilis ; il l'est, à plus forte raison, dans celles qui ne peuvent être guéries par un tel traite-ment. Il n'y a rien à faire pendant la crise ; la période de rémission demande tout au plus des boissons légè-rement excitantes. Pour combattre la constipation et la foiblesse, on a recours aux lavemens, à l'usage modéré du bon vin, même à la teinture de quinquina. La convalescence ne demande l'emploi d'aucun re-mède, mais seulement l'exactitude dans le régime.

Le traitement du typhus irrégulier fait l'objet de la dixième section. On ne peut établir ici des règles générales ; les indications majeures doivent être prises du caractère prédominant de la maladie, et des ac-cidens extraordinaires et dangereux qui se manifestent dans son cours. Ainsi l'accroissement dans le carac-tère inflammatoire, et les inflammations locales, comme celles du cerveau, de la gorge, du poumon,

du canal intestinal , du foie , demandent un appareil
anti-phlogistique modifié , relativement aux circonstances et à l'organe affecté. L'état nerveux a aussi
ses anomalies , soit qu'il se prononce trop tôt , ou
qu'il soit trop intense : dans le premier cas, on a recours aux nervins ; dans le second , on emploie les
excitans les plus forts et les plus diffusibles , comme
la camomille, la serpentaire de Virginie , l'angélique,
la valériane , l'éther , le camphre , le musc. M. H.
parle des inflammations locales qui se montrent pendant l'intensité de cet état nerveux, et il les distingue
en nerveuses et en septiques. M. Gasc a fait sentir
dans une note combien cette distinction est forcée ;
je crois qu'elle est même impossible ; d'ailleurs , ce
qu'on appelle alors inflammation locale , peut bien
n'être qu'un effet de cet état nerveux plus intense.
Quoi qu'il en soit , ces accidens doivent être traités
avec ménagement , suivant l'organe qui en est le siège.
C'est ici le cas de bien peser l'application des saignées ;
ce que MM. Hildenbrand et Gasc disent à ce sujet ,
ne laisse rien à desirer. La diarrhée , la dyssenterie
et les vers sont des complications d'autant plus
dangereuses, qu'il est quelquefois très-difficile d'y remédier. Elles sont très-fréquentes dans les hôpitaux
militaires , sur-tout à la fin des campagnes longues
et pénibles. Les parotides , la rétention d'urine , et
les plaies qui surviennent à la région du coxis , exigent beaucoup de soins; leur négligence peut être
suivie d'une terminaison funeste.

Le régime à tenir pendant tout le cours du typhus
est un point tout aussi essentiel que le traitement
même. Ainsi , tout ce qui a rapport aux qualités de

l'air , à la chaleur , à la nature des alimens et des
boissons , aux différentes espèces d'exercices , est développé avec détails et exactitude par M. Hildenbrand.

Dans un ouvrage de cette nature , on devoit nécessairement parler des moyens prophylactiques ou préservatifs de cette maladie , et des mesures de police
à prendre à son égard. Après avoir donné un apperçu
succinct des causes , des opinions des médecins de
tous les tems , sur sa contagion ou non contagion ,
l'auteur conclut que , puisque l'observation démontre
que le typhus est contagieux , on doit chercher des
moyens préservatifs propres à l'arrêter, à le détruire
ou à le borner dans ses progrès. Ces moyens doivent
être relatifs à l'individu pris isolément, et à toute la
masse de la société. Le meilleur de tous est de fuir
les lieux où la contagion existe ; mais l'homme , qui
par état ou par circonstance, est obligé d'y séjourner,
doit employer des expédiens propres à s'en garantir.
Un point essentiel , c'est de se présenter auprès des
malades avec sécurité et sans crainte ; les personnes
consacrées au traitement des malades, qui entrent
avec répugnance dans les hôpitaux, sont celles qui
sont les premières victimes. On doit éviter l'abus des
plaisirs de Vénus et les veilles ; on peut , suivant
l'habitude , prendre auparavant quelque boisson tonique , ou une petite quantité d'alimens. Il faut se
tenir chaudement vêtu , toujours bien boutonné , et
porter des bottes. On ne doit jamais avaler la salive ;
il faut cracher et se moucher toutes les fois que le
besoin l'exige , et essuyer fréquemment les mains au
tablier de toile qu'on a devant soi. Les parfums ne
font que tromper l'odorat ; l'effet du tabac peut être

N 3

consideré, par exemple , comme une espèce d'émonc-
toire Quand on a besoin de palper l'abdomen , d'examiner quelque chose sur le corps du malade , ou de
faire une opération , on doit , après avoir soulevé la
couverture , attendre quelques instans avant de s'a-
baisser et de respirer ces premières émanations. Le
principal de tous les moyens généraux consiste à
avoir les fenêtres ouvertes ; l'air pur , souvent ou pour
mieux dire constamment renouvellé , est le meilleur
de tous les préservatifs. Quand on est sorti de l'hôpital , on doit se laver soigneusement les mains et le
visage , se rincer la bouche avec quelque boisson tonique , et puis en boire une petite quantité ; on doit
quitter tous ses effets pour les exposer quelque tems à
l'air libre , et les faire battre, M. H. voudroit qu'on
les lavât, ou qu'on les soumît à des fumigations ; ceci
ne peut s'adresser à ceux qui servent dans les hôpitaux
des armées. Il est bon de faire un usage fréquent des
bains. Le froid est un puissant moyen , non-seulement pour arrêter le développement de la contagion ,
mais encore pour anéantir le virus. On doit s'y exposer , en sortant de l'hôpital , et faire une promenade
en plein air. Ces conseils sont utiles , sur-tout pour
les hommes, qui par état et par devoir sont tenus de
fréquenter journellement les hôpitaux.

M. Hildenbrand donne d'excellens préceptes pour
éviter la propagation de la matière contagieuse dans
la société et pour l'anéantir. Quoiqu'ils nous paroissent
un peu rigoureux et pas toujours aisés à mettre en
pratique , sur-tout lorsqu'on pense que cette maladie
survient le plus ordinairement à la suite des guerres
et des malheurs politiques , ils n'en méritent pas moins

toute l'attention des médecins et des magistrats. Il survient quelquefois des circonstances dans lesquelles ces conseils peuvent être mis à exécution, et produire quelques bienfaits en faveur de l'humanité.

La dernière section offre des considérations générales sur le typhus originaire ou primitif. Il a lieu indépendamment de toute contagion ; mais c'est par ses effets que se développe ensuite dans le malade l'*ens contagiosum*, qui ne paroît actif que relativement aux circonstances locales ou individuelles. Ce point demande encore quelques éclaircissemens ; car je le répète, et j'en suis certain, il y a beaucoup de typhus qui ne sont pas suivis de contagion. M. H. a raison de dire qu'on ne doit point confondre la foiblesse, l'épuisement du système nerveux avec le typhus. L'asthénie, l'épuisement des forces radicales peut exister sans sa participation. C'est ce que nous avons observé en Pologne chez quelques jeunes gens ; j'ai déjà eu occasion d'en parler (1). Cet état est, pour ainsi dire, une détérioration sénile prématurée.

Les causes les plus communes du typhus primitif sont : les exhalaisons provenant des matières animales en putréfaction, les miasmes marécageux, les encombremens d'hommes et d'animaux, la malpropreté, les privations, les fatigues, enfin tous les maux qui sont la suite de la guerre et de la misère. Le typhus, provoqué par ces causes, peut compliquer plusieurs autres maladies ; c'est ce que nous voyons fréquem-

---

(1) Voyez Journal général de médecine, par M. Sédillot, tom. 36, p. 84.

N 4

ment dans les hôpitaux mal tenus. Il est prouvé par
les faits , qu'il y a certaines maladies chroniques,
comme la phthisie , la diarrbée , même la fièvre
quarte, qui en exemptent. Cette dernière section est
terminée par les moyens propres à prévenir la propagation du typhus. Ces objets se lient à ce qui a déjà
été exposé dans la section X. I.

Les principes énoncés dans cet ouvrage sont non-
seulement applicables à la maladie qui en fait l'objet ,
mais encore à toutes les affections contagieuses exanthématiques , même à celles qui sont du ressort de la
médécine vétérinaire. Comme la société de médecine
a proposé une question sur la contagion , nous avons
cru devoir faire connoître cette nouvelle source comme
une des meilleures dans lesquelles on peut puiser. On
y trouve la citation des autorités auxquelles on doit
accorder toute confiance. M. Gasc , en nous donnant
la traduction de ce traité , dont les dogmes émanent
de la plus saine pratique , l'a enrichi d'un fragment
supplémentaire sur les collections d'eau dans l'organe
cérébral , terminaison fréquente du typhus , par M.
Horn, professeur de clinique à Berlin, de quelques
notes et d'un discours préliminaire. Le fragment présente quelques idées neuves qui ont besoin d'un plus
grand nombre de recherches. Les notes sont généralement très-bien adaptées au sujet ; et le discours
préliminaire , en nous parlant du travail de M. Hildenbrand, et en nous faisant connoître les idées de M.
Gasc sur la contagion et sur quelques points de pratique , rapporte les opinions de tous les médecins qui
ont regardé les émonctoires comme un des meilleurs
préservatifs de la contagion.

Il n'est pas de livre sans défauts. Celui de M. de Hildenbrand offre un petit nombre de répétitions et de longueurs qu'on peut aisément élaguer, et quelques pensées par fois obscures, qui demandent de nouveaux éclaircissemens, M. Gasc s'est attaché plutôt à l'exactitude qu'à l'élégance. La première qualité est le devoir sacré d'un traducteur ; mais lorsqu'il peut joindre l'une avec l'autre, son travail en a beaucoup plus de mérite. Celui qui traduit est comme un rédacteur qui se trouve en présence d'une personne qui lui dit : *voilà ma pensée ; je vous prie de la faire connoître de la manière la plus convenable et la plus conforme aux règles de votre langue.* M. Gasc, un peu trop rigide observateur de l'exactitude, auroit pu quelquefois écrire avec plus de correction et d'élégance, d'autant plus que ses notes et son discours portent les caractères d'une très-bonne rédaction. Malgré ces légères objections, cet ouvrage n'en est pas moins précieux, et mérite l'approbation de tous les bons médecins.

Sur le typhus.

Recherches de physiologie et de chimie pathologiques, pour faire suite à celles de Bichat sur la vie et la mort ; par P. H. Nysten, docteur en médecine, professeur de matière médicale, médecin des dispensaires, préparateur de chimie à la faculté de Paris, membre de la Société de la même faculté (1).

Extrait communiqué par M. C....N.

L'ouvrage dont nous allons rendre compte, est divisé en cinq sections. Dans la première, l'auteur

Recher- de physio. et de chim. pathologiq

---

(1) Voyez l'annonce, tome 40, page 237 de ce journal.

déterminer les effets produits sur l'économie animale par la présence des gaz dans le système sanguin.

Il recherche, dans la seconde, quels sont les phénomènes chimiques de la respiration dans les maladies.

La troisième traite des altérations de la sécrétion de l'urine.

La quatrième a pour objet l'examen des propriétés vitales, après l'extinction de la vie générale.

Enfin, dans la cinquième, l'auteur s'occupe de la roideur que contractent les cadavres, quelque temps après la mort.

Des auteurs justement célèbres, tels que Ruysch, Morgagni, Haller, Lieutaud et beaucoup d'autres, avoient remarqué que, dans le cadavre de certains individus, il se dégageoit des bulles d'air par la piqûre des vaisseaux sanguins. M. Nysten, et avec lui plusieurs médecins recommandables, ont aussi récemment observé le même phénomène.

On avoit dès-lors pensé que la mort pouvoit bien être attribuée à la présence de ces bulles d'air dans le système sanguin; et même vers le milieu du Ir^e. siècle cette simple conjecture sembla se changer en une vérité démontrée, d'après les expériences de Redi et d'une foule de physiologistes, qui presque tous avoient vu l'injection d'une certaine quantité de gaz dans le système veineux, être suivie de la mort des animaux soumis à l'expérience. Fontana et Bichat ont même cru qu'une très-petite quantité de gaz suffisoit pour produire d'aussi funestes effets.

Cependant, quelques expériences ayant donné à

M. Nysten des résultats contraires à cette assertion,
il s'est convaincu :

1°. Que de 13 gaz qu'il a examinés, il n'en est
aucun qui ne puisse être injecté dans le système sanguin, en petite quantité, même de ceux qu'on peut
appeller délétères ; tels que les gaz nitreux, hydrogène sulfuré, ammoniaque et acide muriatique oxi-
gèné ;

2°. Que les gaz non délétères, injectés dans le système sanguin, ne déterminent des accidens qu'à raison de l'action mécanique qu'ils exercent sur les organes de la circulation, action qui est en raison inverse de la solubilité du gaz ;

3°. Enfin, qu'au contraire les gaz délétères agissent
par des propriétés chimiques, savoir : les gaz ammoniaque et acide muriatique oxigéné, en produisant
une vive irritation sur les organes ; le gaz nitreux, en
changeant la nature du sang, et le rendant incapable
de produire l'excitation vitale ; enfin le gaz hydrogène
sulfuré, en affectant spécialement le système nerveux
cérébral, et en détruisant promptement la sensibilité.

Tels sont les principaux faits qui résultent des expériences de M. Nysten sur l'action des gaz introduits
dans le système sanguin ; et ces faits nous paroissent
d'autant plus importans qu'ils détruisent, ou du moins
modifient une erreur à laquelle le nom de Bichat sem-
bloit avoir imprimé tous les caractères de la vérité.

Pour ses recherches sur les phénomènes chimiques
de la respiration des malades, M. Nysten s'est servi
de la machine de Girtanner, qu'il a simplifiée par
quelques légères modifications ; voici les résultats
d'un certain nombre d'expériences faites par ce moyen :

1°. Dans les maladies chroniques, sans fièvre et sans lésion des organes de la respiration, l'air expiré est à-peu-près le même que dans l'état de santé.

2°. Les fièvres aiguës graves paraissent y déterminer quelquefois une augmentation de l'acide carbonique.

3°. Lorsqu'il y a un embarras remarquable des organes respiratoires, soit qu'il provienne de l'engorgement des poumons, soit qu'il dépende de leur compression par une cause quelconque, l'air rendu par l'expiration contient alors moins d'acide carbonique que dans l'état ordinaire.

4°. Si on respire long-tems le même air mis en expérience, on trouve dans le résidu une augmentation d'azote provenant de l'exhalation pulmonaire.

5°. Le résidu de l'oxigène pur, et celui de l'hydrogène respirés de la même manière présentent une quantité notable d'azote et beaucoup d'acide carbonique.

6°. Le produit de la respiration du gaz acide carbonique contient aussi de l'azote, et le résidu de la respiration de ce dernier renferme une certaine quantité d'acide carbonique; mais, dans ce cas, l'azote, loin d'augmenter, diminue.

Quoique plusieurs de ces faits eussent déjà été exposés par MM. Bertholet, Allen, Pepys et plusieurs autres, les recherches de M. Nysten n'en sont pas moins d'un grand intérêt; il est à désirer qu'il continue ce travail, que sa modestie ne lui fait regarder que comme un simple essai.

Pour examiner les altérations de la sécrétion de l'urine, l'auteur expose d'abord les résultats des analyses qu'il a faites de l'urine nerveuse, de l'urine in-

flammatoire et de l'urine trouble, que les hydropiques
rendent en petite quantité, il a trouvé que l'urine nerveuse se rapproche beaucoup de l'urine de la boisson,
ainsi qu'on l'avoit déjà vu ; que l'urée, les substances
salines et la matière albumineuse abondent dans
l'urine inflammatoire ; enfin, que l'urine trouble des
hydropiques est ammoniacale, qu'elle contient de
l'acide acétique, beaucoup de sulfates, de muriates
et de phosphates alcalins ; qu'elle contient de la matière colorante, de la matière albumineuse, mais pas
sensiblement d'urée.

Recherch.
de physiol.
et de chim.
pathologiq

M. Nysten parle ensuite de la déviation de l'urine; et
après avoir rappelé d'anciennes observations de cette
singulière maladie, il rapporte deux faits qu'il a lui-
même recueillis, l'un en 1806, chez une demoiselle
âgée de 26 ans ; l'autre chez la nommée Joséphine
Rouliez, âgée de 40 ans. Ces deux personnes, au
rapport de l'auteur, rendoient leurs urines par le vomissement. Je ne me permettrai point de prononcer
sur l'authenticité du premier de ces faits. Quant au
second, je dirai que depuis la publication de l'ouvrage
de M. Nysten, on a décou vert qu'il n'y avoit point eu
de déviation de l'urine, ni des matières fécales, ni du
flux menstruel, comme l'assuroit la prétendue malade,
et comme on a eù la bonne foi de le croire. J'ajouterai
qu'elle ne rendoit ces diverses matières par le vomissement qu'après les avoir d'abord avalées à l'insçu
des témoins qui l'approchoient ; car, dès le moment
qu'elle a été surveillée, et qu'on lui a ôté la liberté
de se servir de ses mains, la supercherie a été manifeste.

Que M. Nysten , et plusieurs autres médecins français et étrangers , qui l'ont , pour ainsi dire , vu mettre femme qu'en passant , et qui s'en sont rapporté à ce qu'on leur a dit , aient été fumes . Il n'y a rien là de bien étonnant : mais ce qui doit surprendre davantage , c'est que le savant professeur aux soins duquel elle étoit confiée , et de nombreux élèves qui l'examinoient chaque jour , s'en soient laissé imposer pendant plus de dix mois d'une manière aussi grossière.

Cet exemple nous montre le cas que nous devons faire de la plupart de ces observations extraordinaires, dont certains auteurs sont remplis , et nous avertit en même temps d'être très-circonspects toutes les fois que nous serons à prononcer sur un fait qui semblera déroger aux lois ordinaires de la nature.

Quant aux expériences concernant les propriétés vitales , examinées après l'extinction de la vie générale , la plupart avoient déjà été publiées en l'an 11 par l'auteur , qui , depuis cette époque , les ayant beaucoup multipliées , a confirmé de nouveau les résultats qu'il avoit d'abord obtenus. Voici l'ordre suivant lequel les organes contractiles de l'homme sain , mort par décapitation , lui ont paru devenir insensibles aux excitations galvaniques : le ventricule aortique d'abord , les intestins , l'estomac , la vessie , le ventricule pulmonaire , l'œsophage , les iris , les muscles de la vie animale , enfin les oreillettes du cœur.

M. Nysten a , comme on voit , démontré par le moyen du galvanisme la contractilité organique sensible de l'iris après la mort, propriété que lui avoient assurée la plupart des auteurs. Il a de plus confirmé ce qu'a-

voit dit Bichat sur l'absence de cette même propriété
dans les artères. Il résulte des expériences qu'il a faites
sur les diverses classes d'animaux à sang rouge , que la
durée de l'excitabilité après la mort est d'autant moindre
que l'énergie musculaire a été plus développée pendant
la vie.

Recherch.
de physiol.
et de chim.
pathologiq

Examinant ensuite la contractilité sur le cadavre
des personnes mortes de maladies, il a trouvé que cette
propriété s'altéroit plutôt à raison de la marche et de
la durée de la maladie , qu'à raison de sa nature.

Quoique quelques-uns des faits sur la contractilité
organique sensible, rapportés par M. Nysten , ne
soient pas nouveaux, ses recherches sur cet objet me
paroissent cependant d'une utilité réelle pour la
science.

Il termine son ouvrage par l'examen de la roideur
cadavérique et des circonstances qui en font varier la
force et la durée, par la recherche du siége et de la
cause de ce phénomène ; enfin il considère cette roideur
comme signe de mort , et il expose les caractères aux
moyens desquels on peut la distinguer de la roideur
produite par la congélation, et sur-tout de la roideur
tétanique, avec laquelle on l'a le plus souvent confondue.

Tels sont les principaux faits contenus dans le livre
de M. Nysten. En général , les ouvrages qui , comme
celui-ci, ne contiennent que des résultats d'expériences , sont toujours bons , lorsqu'ils appartiennent à un
écrivain sans prévention et vraiment observateur.
M. Nysten nous a paru doué de ces deux importantes
qualités , et les travaux précoces qui l'ont déjà rendu
si recommandable, sont, à notre avis, autant de leçons

Recberch.
de physiol.
et de chim.
pathologie.

donnée à ceux qui veulent suivre le même plan de recherches. Cependant il y a dans de quelques efforts prématurés dans des routes déjà tracées, à un mérite qui ne s'acquiert ordinairement qu'avec un progrès de l'âge et par l'exercice du jugement. M. Vysten nous donne son travail, pour faire suite à celui de Bichat : nous n'apercevons pas bien cette connexion : il nous semble même qu'il reste un certain vide à combler entre les conceptions du maître et celles de l'é-
cole.

———————

Transactions medico-chirurgicales, publiées par la Société de medecine et de chirurgie de Londres, en 1809, traduites de l'anglais, et augmentées de notes, par J. L. Descramps fils, D. M. P., etc.

Transactions medico-chirurgicales.

Les recueils de mémoires publiés par les compagnies savantes ne se font pas toujours remarquer par un choix judicieux de matières. Soit que l'influence de certains membres maîtrise et entraîne la volonté des commissaires chargés de leur publication, soit par toute autre cause, rarement il arrive que quelques morceaux de remplissage ne viennent pas grossir le nombre des pages de ces sortes de collections. Ces réflexions générales s'appliquent fort bien à l'ouvrage que nous analysons, où de très-bons mémoires et de très-bonnes observations sont accolés à de très-foibles, et souvent aussi curieusement eux-mêmes, à côté de

———————

(1) Voyez l'annonce bibliographique, t. 40, p. 36 de ce
Journal.

Suite

faits d'une bonne érudition, des réflexions vagues et incohérentes.

Heureusement que le traducteur ne s'est pas contenté de faire passer cet ouvrage tel qu'il est dans notre
langue ; il a su en effacer les erreurs et en remplir les
lacunes par une foule de notes fort intéressantes. Au
surplus, ces mémoires , malgré leurs imperfections ,
sont très-précieux , en ce qu'ils laissent appercevoir les
progrès assez étendus qu'ont faits en Angleterre , dans
ces derniers tems , la chirurgie et la chimie. Ils sont le
résultat des premiers efforts d'une société établie à
Londres en 1805, à l'imitation de la Société de médecine de Paris , sur des principes indépendans. Cette
société promet de publier successivement la suite de ses
travaux , et M. Deschamps fils , qui a si bien rempli sa
tâche , nous promet d'enrichir la littérature médicale
française de chaque nouveau volume qui paroîtra. Cet
ouvrage n'étant pas susceptible d'analyse , je me bornerai à faire connoître quelques-uns des mémoires pris
au hasard dans ce volume.

Jusqu'à présent, l'opération de l'anévrisme de l'artère carotide avoit été regardée comme impraticable ;
cependant M. Astley Cooper , chirurgien de l'hôpital
de Guy à Londres , rapporte deux faits de pareille
opération , qui lui font infiniment d'honneur, malgré
que l'une des deux seulement ait été couronnée de
succès. Outre que ces deux faits démontrent également
les profondes lumières et la sagacité de ce chirurgien ,
ils prouvent encore 1°. que cette opération n'est devenue
mortelle dans un de ces cas , que parce qu'elle a été
pratiquée dans un état avancé de la maladie ; 2°. que la
ligature de l'artère carotide ne trouble en aucune

... remplit les fonctions de l'organe chargé ... il ... pourra espérer de se pratiquer avec succès ... ...

À cette occasion, M. Doublemain ... rapporte plusieurs observations très intéressantes d'insertions d'ascarides, pratiquées sur ... et sur ... clinique, ... à Londres et en Santé, dans le courant de ses deux dernières années.

... la situation de l'autre chez les femmes ... M. ... se ... M. H. L. ... rapporte ... ... une éponge préparée de manière à y introduire ... pour en extraire ... engagé dans ...

Le même auteur rapporte qu'il a opéré une situation de l'anus ... qu'il a pu introduire ... en doigt, puis deux, successivement plusieurs et la main entière dans le rectum, pour en extraire ... de sept onces de sang, engagé ... dans la partie supérieure de ... intestin.

M. Richard Pearson blâme l'usage réitéré des ... tiques dans la coqueluche, et donne une formule de médicaments dont l'administration trouve aisément place dans le traitement de cette maladie.

« Après que l'accumulation des mucosités ramassées dans les premières voies a été, dit-il, vers au dehors par l'action d'un ... d'antimoine, ... prescris une potion composée d'opium, d'ipecacuanha et de nitre préparé. Je formule pour un enfant d'un à deux ans de la manière suivante : une goutte de teinture d'opium, cinq gouttes de vin d'ipecacuanha, et deux grains de nitre préparé dans une petite quantité d'eau

éd.lcorée , donnée par cuillerée de 4 heures en 4
heures pendant plusieurs jours , ayant soin d'entretenir
la liberté du ventre par le calomelas et la rhubarbe.

MM. Abernetti et Dundas donnent plusieurs détails d'anatomie pathologique sur les maladies du
cœur , qui prouvent qu'ils n'ont aucune connoissance
des travaux des Français à ce sujet et particulièrement
de l'ouvrage de M. Corvizart. L'une de ces observations consiste dans un rétré cissement de l'ouverture de
communication entre l'oreillette et le ventricule du
côté gauche. L'auteur attribue mal-à-propos ce rétrécissement , comme l'observe M. Deschamps fils , à une
irritation particulière portée sur les colonnes charnues,
lesquelles , tirant en bas les cordes tendineuses qui
s'attachent aux bords libres des valvules , ont de cette
manière diminué graduellement l'ouverture de communication , au point de ne permettre au plus que
l'entrée d'une bougie élastique d'une grosseur médiocre.

La seconde de ces observations présente également
un rétrécissement de l'orifice auriculo-ventriculaire
gauche , lequel étoit accompagné d'une augmentation
de volume et d'une dégénérescence cartilagineuse du
tissu fibreux des valvules. Le traducteur pense avec
M. Corvizart que ces sortes d'altérations se font par
le dépôt d'une matière étrangère sur ces parties , d'où
résulte le raccourcissement des fibres , et par conséquent
le resserrement de l'orifice ; resserrement qui , dans
certains cas , va presque jusqu'à l'oblitération.

Ce que nous avons dit sur ces transactions suffit
pour les faire connoître ; nous terminerons par em-
prunter au D. Edoward Jenner le diagnostic d'une maladie particulière aux chiens , laquelle souvent a été

confondre avec l'hydrophobie : ce qui a donné lieu à
d'affligeantes méprises, c'est *la maladie.*

L'auteur pense que cette affection est aussi contagieuse parmi les chiens, que la petite vérole, la rougeole ou la fièvre scarlatine chez l'espèce humaine ;
et que ses miasmes contagieux, ainsi que ceux qui
s'élèvent des maladies ci-dessus mentionnées, conservent leurs propriétés infectes long-tems après leur séparation de l'animal malade.

Diagnostic. « Les chiens tombent généralement malades au commencement de la seconde semaine après
leur exposition à la contagion. C'est communément
une maladie grave ; car un sur trois de ces animaux
qui en sont attaqués périt communément. Elle commence par les symptômes de l'inflammation de la
substance des poumons, et généralement de la membrane muqueuse des bronches. L'inflammation s'em-
pare en même temps des membranes des narines, de
celles qui tapissent tous les os du nez, et particulièrement de la portion nasale de l'os ethmoïde. Elle existe
à un tel degré sur ces membranes, qu'elle occasionne
une extravasion de sang coagulé à leurs surfaces. La
respiration est courte et précipitée, et l'haleine souvent
fétide. Les dents sont couvertes d'un enduit noirâtre.
Il existe aussi de fréquens vomissemens d'un fluide
glaireux. L'animal refuse communément la nourriture ;
mais sa soif est intarissable, et rien ne lui plaît davantage que la vue de l'eau. Les intestins, quoique
généralement constipés dans le temps de la maladie,
sont fréquemment affectés de diarrhée dès son commencement. Les yeux sont enflammés, et la vue est
souvent obscurcie par une humeur épaisse, sécrétée

par les paupières, ou par l'opacité de la cornée L'organe cérébral est souvent affecté dès le second jour de
la maladie ; l'animal devient alors stupide, et ses habitudes sont généralement changées. Dans cet état,
si la perte de ses forces n'est pas absolue, il sort quelquefois de sa loge. Il fait de violens efforts pour chas-
ser par de fortes expirations les mucosités qui viennent de la trachée-artère et de l'arrière-bouche ; et ces
efforts sont accompagnés d'un râlement particulier.
Sa gueule est ordinairement remplie de ce mucus,
lequel s'écoule quelquefois sous forme d'écumes par
le fréquent mouvement de ses mâchoires. Pendant les
progrès de la maladie, spécialement quand elle est
avancée, il est assez disposé à mordre et à ronger tout
ce qui est à sa portée. Il a quelquefois des accès
d'épilepsie, ou une succession rapide de mouvemens
convulsifs de tous les muscles. (Si le chien survit,
cette affection des muscles continue pendant la vie).
D'abord il chancèle, il tombe, se roule, crie comme
si on le battoit, il mord la terre, et se couche comme
épuisé et sans aucun mouvement, ni sentiment.
Bientôt après il revient à un état plus tranquille ; il se
lève, remue la queue, regarde d'un air calme, vient
lorsqu'on l'appelle, et paroît, à tous égards, beaucoup
mieux qu'avant l'attaque. Ses yeux, pendant les paroxismes, sont brillans ; et à moins qu'ils aient été
rendus obscurs par la mucosité, dont j'ai parlé, ou par
l'opacité de la cornée, ils paroissent comme s'ils
étoient prêts à sortir de leur orbite. L'animal devient
maigre, et tombe de foiblesse en essayant de marcher.
Quelquefois une paralysie partielle se porte sur ses
pattes de derrière. Dans cet état, il languit pendant

trois ou quatre semaines ; et alors , ou il commence à
montrer les signes du retour à la santé , ce qui arrive
rarement quand les symptômes ont continué avec ce
degré de violence , ou bien il succombe.

» Pendant la convalescence, il survient quelquefois,
quoiqu'assez rarement , des hémorragies abondantes
par le nez. Quand l'inflammation des poumons a été
très-intense , ils meurent fréquemment vers le troisième
jour. J'ai vu , une fois , mourir un de ces animaux ,
vingt-quatre heures après l'invasion de la maladie, et
dans ce court espace de temps, la plus grande portion
du poumon étoit convertie par exsudation en une substance presque aussi solide que le foie d'un animal
bien portant. Le foie lui-même en est considérablement
enflammé , et les yeux et la chair étoient universellement teints de jaune , quoiqu'il n'existât aucune obs-
truction des conduits biliaires. Dans d'autres circonstances , j'ai également observé que les yeux étoient
teints en jaune.

» La narration que je viens de faire de cette maladie,
la représente sous son aspect le plus formidable : car ,
dans cette affection , ainsi que dans celles qui sont
propres à l'espèce humaine , il existe différens degrés
de violence; de même qu'il existe entre elles une autre
affinité très-marquée , savoir , que l'animal qui a une
fois subi cette maladie , est très-rarement exposé à la
contracter de nouveau. Elle ne se communique point
à l'homme, et l'écoulement du chien malade , ni sa
morsure n'ont jamais offert aucun exemple d'infection. Mais comme elle a souvent été confondue avec
la rage , ainsi que je l'ai déjà observé , il est à desirer
que les caractères distinctifs de ces deux maladies

soient plus généralement connus ; car ceux qui ont été
mordus par un chien dans cet état , sont quelquefois
tombés dans une telle perturbation , que les sympto-
mes d'hydrophobie sont nés du travail de l'imagination.

» M. Jean Hunter a souvent parlé dans ses leçons
d'un cas analogue (1).

» N'ayant pas la certitude d'avoir vu un chien attaqué de la rage , je ne puis établir, d'une manière aussi
précise que je le désirerois, les caractères distinctifs
qui existent entre cette dernière maladie et celle qui
fait le sujet de cette communication. Mais si les faits
observés par les autres ont été soigneusement établis ,
savoir , que dans l'hydrophobie les yeux du chien
ont une vivacité plus qu'ordinaire , et comme le
terme l'implique, qu'il refuse de prendre de l'eau , et
qu'il frissonne même à son aspect, tandis que dans la
maladie il regarde d'un air lourd et stupide , qu'il
va toujours cherchant de l'eau , n'étant jamais satisfait
de ce qu'il a bu , on peut facilement établir une ligne
de démarcation entre ces deux maladies ». S.

_____

(1) Un homme, ayant été sévèrement mordu par un chien,
s'imagina bientôt après que l'animal étoit enragé. Il frissonha
à la vue des liquides, et éprouva des convulsions en essayant
d'en avaler. Ce préjugé étoit chez lui tellement enraciné,
que M. Hunter pensa qu'il seroit mort infailliblement , si
le chien qui avoit fait la morsure , n'avoit heureusement
été retrouvé et apporté dans sa chambre en bonne santé. Cette
certitude remit bientôt son esprit dans son état de tranquillité ; la vue de l'eau ne l'affecta plus , et il se rétablit en
peu de jours.

*Cours théorique et pratique d'accouchemens, dans
lequel on expose les principes de cette branche de
l'art, les soins que la femme exige pendant et après
le travail ainsi que les élémens de l'éducation physique et morale de l'enfant ; par J. CAPURON, D.
M. P., professeur de médecine et de chirurgie latines, de l'art des accouchemens et des maladies des
femmes et des enfans.*

Deuxième et dernier extrait (1).

Cours théo-
rique et pra
tique d'ac-
couchem.

I

La seconde partie est consacrée à l'étude de l'accouchement naturel. Avant de décrire le mécanisme
de cette fonction, M. Capuron discute les trois
questions suivantes : à quelle époque se termine
l'accouchement naturel ? quelles sont les causes qui le
déterminent, et quels sont les signes qui l'annoncent ?
Il admet que la nature n'est pas invariable dans le terme
de la grossesse où s'opère l'accouchement naturel ; et
qu'il peut avoir lieu, dans quelques cas rares, avant
ou après l'époque que la nature a fixée, dans les cas
ordinaires, pour la naissance de l'homme ; il croit à
la possibilité des naissances retardées, parce qu'elles
n'ont été combattues que par des preuves négatives,
tandis que ceux qui défendent cette opinion citent des
exemples de grossesse retardée qu'on ne peut guère ré-
voquer en doute, en ce qu'ils se sont présentés chez
des femmes qui n'avoient aucun motif qui pût les
porter à tromper.

---

(1) Voyez le premier extrait, page 92 du cahier précédent ;
et l'annonce bibliographique, t. 4°, p. 362.

L'auteur n'entreprend pas de déterminer quelle est
la cause naturelle qui, à la fin de la grossesse, excite
la matrice à se débarasser du produit de la conception ; il s'occupe de la cause efficiente principale de
l'accouchement, la seule qu'il importe de connoître :
tout invite à croire qu'elle réside essentiellement dans
la matrice qui est excitée par un stimulus dont la nature est inconnue. Les muscles abdominaux et le diaphragme sont des causes efficientes accessoires.

Cours théo-
rique et pra.
tique d'ac-
couchem.

On appelle signes de l'accouchement tout ce qui
annonce son approche ou la présence actuelle du travail ; il les divise en signes précurseurs, en signes,
concomitans et en signes essentiels ou caractéristiques.
Les premiers ne peuvent pas indiquer, à quelques
jours, quelquefois même à quelques semaines près,
que l'accouchement va s'opérer, parce qu'ils ne s'annoncent pas toujours à la même époque.

La douleur, effet immédiat des contractions de la
matrice, est le premier phénomène qui indique le
travail actuel de l'accouchement ; trois autres qui dépendent aussi de cette cause principale, la dilatation
de l'orifice utérin, l'écoulement des glaires sanguinolentes, la formation et la' rupture de la poche des
eaux servent, avec la douleur, à établir le diagnostic
du travail de l'enfantement. Pendant que les contractions utérines amènent les changemens nécessaires
pour que la matrice puisse se débarasser du produit
de la conception, il s'en opère en même tems de très-
grands dans toutes les fonctions de l'économie : l'auteur donne à ces derniers le nom de signes sympa-
thiques,

Cours théo-
rique et pra
tique d'ac-
couchem.

Dans le second chapitre qui traite du mécanisme
de l'accouchement naturel, il commence par indiquer
les conditions qui sont indispensables de la part de la
mère ou du fœtus, pour qu'il puisse s'opérer par les
seules forces de la nature ; il admet quatre espèces
d'accouchement naturel : la nature se suffit pour ex-
pulser le fœtus, soit qu'il vienne par la tête, soit qu'il
présente les pieds, les genoux ou les fesses. M. Capuron a cru devoir réduire à quatre les positions du
sommet de la tête, qui est la seule région qui soit
p opre à établir le parallélisme qui doit exister entre
elle et l'axe du bassin ; il rejette les positions où l'occiput répondroit soit au pubis, soit au sacrum, non
parce qu'il les regarde comme rigoureusement impossibles, mais parce qu'elles sont très-rares, et que
lorsqu'elles se présentent, si l'occiput ou le front ne
glissent pas d'eux mêmes à d oite et à gauche, il est
indiqué de les réduire à une position plus favorable.

Dans l'accouchement naturel dans lequel le fœtus
présente les pieds, il refuse de reconnoître, quoique
l'expérience prouve tous les jours le contraire, les
positions où les talons répondent au pubis et à la saillie
sacro-vertébrale. Quoiqu'il soit vrai que les positions
diagonales sont les plus avantageuses, qu'il soit constant que dans celles où les talons sont placés derrière
le pubis ou le sacrum, la tête vient se présenter dia-
gonalement au détroit supérieur, on ne peut pas en
conclure qu'elles n'existent pas, et encore moins soutenir qu'il n'est pas important d'étudier comment la
nature réduit ces positions directes en diagonales ;
c'est, au contraire, dans les cas où la nature ne peut
pas toujours se suffire, qu'il est plus nécessaire d'étu-

dier sa marche pour l'imiter quand on est forcé de la
suppléer ou de l'aider.

Cours théo-
rique et pra
tique d'ac-
couchem.

Pour rejetter les positions par les pieds où les talons sont placés directement derrière le pubis ou le
sacrum , M. Capuron donne pour raison qu'il les a
rejettées dans l'accouchement par le sommet de la
tête ; ce seroit une sorte de contradiction que de les
admettre : il est bien des praticiens qui pourroient
prétendre qu'il n'étoit pas plus fondé à rejetter les
unes que les autres. En traitant de l'accouchement
manuel , dans une remarque , p. 468, pour ne rien
laisser à desirer relativement au procédé opératoire ,
il se voit forcé de reconnoitre que la tête se présente
quelquefois directement entre le pubis et le sacrum ,
il est contraint de faire le même aveu à l'égard des
pieds, p. 451 ; en effet , il dit expressément qu'il n'a
pas jugé convenable d'admettre les positions dont les
talons répondent au pubis ou à la saillie sacro-vertébrale ; non parce qu'elles sont impossibles , mais
parce qu'on les rencontre très-rarement , et que lorsque ce rapport existe , la véritable indication est de
déplacer l'occiput ou la face , et de les diriger vers
l'une ou l'autre des symphyses sacro-iliaques. Ce que
nous venons de dire pour la classification de l'accouchement naturel où l'enfant présente les pieds , est
également applicable à celui où il offre les genoux
ou les fesses.

Le mécanisme de l'accouchement naturel une fois
exposé, l'auteur fait connoître la conduite que doit
tenir l'accoucheur pendant le travail suivant l'état où
se trouve la femme ; il traite ensuite des moyens
propres à le faciliter, des cas où l'on doit rompre

la poche des eaux, des soins que l'on doit donner à la femme dans le dernier tems du travail, et des moyens propres à le ranimer lorsqu'il est languissant.

Le chapitre III trace la conduite que doit tenir l'accoucheur à l'égard de l'enfant qui vient de naître : la section et la ligature du cordon ombilical, la manière de laver l'enfant, de l'habiller et de l'emmailloter, son éducation physique et morale sont traitées à cette occasion ; on doit applaudir au choix judicieux qu'il a fait des règles qu'il donne sur tous ces points.

Le chapitre IV traite de la délivrance que l'auteur divise en naturelle et en artificielle ; il indique pour la première les signes qui peuvent faire connoître qu'elle pourra s'opérer par les seules forces de la mère ; quel est le moment où l'art doit y coopérer, et quels sont les moyens à employer : il est des circonstances qui exigent de délivrer la femme ; il observe avec raison que l'hémorragie, les convulsions, la syncope, qui sont les principa'es et les plus urgentes de ces circonstances, n'exigent pas, dans tous les cas, et sans restriction, d'extraire l'arrière-faix avec promptitude.

Pour ce qui concerne l'hémorragie, elle peut tenir à des causes variées dont plusieurs sont loin d'offrir l'indication de procéder à la délivrance ; celle qui naît de l'inertie de l'utérus, exige souvent de délivrer la femme. Mais il fait remarquer que ce n'est pas la première indication à remplir pour lui donner du secours, il faut commencer par ranimer les contractions utérines avant d'opérer la délivrance ; si la matrice est molle, très-distendue, en délivrant on n'enlève pas la cause du mal. On a vu dans ce cas plus d'une

fois l'hémorragie continuer après l'extraction des sé-
coudines , souvent c'est moins à la délivrance que l'on
doit attribuer la cessation de l'écoulement , qu'à l'introduction de la main dans la matrice qui excite ce
viscère , en réveille l'énergie pendant que l'on s'ef-
force d'empoigner le placenta pour l'entraîner au dehors ; c'est donc l'inertie de la matrice que l'on doit
tâcher de dissiper le plus promptement possible :
quand il survient des convulsions , l'indication la plus
urgente est de les combattre au moyen des antispas-
modiques.

Cours théo-
rique et pra
tique d'ac-
couchem.

M. Capuron fait ensuite connoître les causes qui
forcent à retarder la délivrance , et la manière d'y
procéder dans les divers cas où elle doit être effectuée
par l'art , tels que dans le châtonnement du placenta,
dans le cas d'implantation de cette masse sur le col de
la matrice , après l'avortement , dans le cas de grossesse
composée.

Il expose dans le chapitre V la physiologie et l'hygiène de la femme en couche ; il reconnoit avec raison
que « l'état d'une femme nouvellement accouchée
appartient plus à la physiologie qu'à la pathologie ,
et que les ressources de la thérapeutique y sont moins
indiquées et moins nécessaires que les préservatifs de
l'hygiène ». Pour mieux faire sentir les soins qu'exige
la femme pendant le tems des couches , il expose,
dans un premier article , les principaux phénomènes
qui suivent l'accouchement naturel , dont les plus
marquans sont les lochies et la fièvre de lait. Le II et
le III.e articles traitent des soins et du régime des
femmes en couche.

Dans la troisième partie , il est question des ac-

Cours théo-
rique et pra
tique d'ao-
couchem.

couchemens qui réclament les secours de l'art , il leur
donne le nom d'accouchemens non naturels ; il les
divise en manuels , lorsque la main seule peut terminer , et en mécaniques , lorsque pour extraire l'enfant
la main doit être armée de quelque instrument. Les
causes ou circonstances qui peuvent nécessiter le mi-
nistère de la main , peuvent tenir à des circonstances
accidentelles , ou bien dépendre de la mauvaise position du fœtus à l'égard du bassin , ou d'un vice de
conformation de cette cavité. Les causes accidentelles
qui exigent de terminer l'accouchement sont , de la
part de la mère , l'hémorragie , les convulsions , la
foiblesse , les syncopes , une hernie irréductible , un
anévrisme interne ou apparent , l'obliquité de la matrice et le reserrement de son col sur celui de l'enfant ;
de la part du fœtus , l'issue du cordon , son peu de
longueur ou son entortillement autour du col , la
présence de plusieurs enfans.

L'auteur tire sa division de l'accouchement manuel
des procédés opératoires que l'homme de l'art doit apprendre à bien exécuter. Dans un premier ordre , il
expose les accouchemens contre nature où il suffit de
dégager les pieds et de tirer sur eux , comme on le
pratique lorsque l'extrémité abdominale de l'enfant
se présente à l'entrée du bassin : cet ordre se subdivise
en trois genres , les pieds , genoux et les fesses.
Dans un second ordre , sont compris les accouchemens contre nature , où , avant d'extraire l'enfant , il

Cours théo-
rique et pra
tique d'ac-
couchem.

tinctes du sommet., la tête ne peut traverser la filière
du bassin tant qu'elle conserve sa direction; il en est
de même des accouchemens où l'enfant présente le
tronc. M. Capuron rejette la manœuvre conseillée par
M. Flamant, qui, effrayé des dangers qui menacent
l'enfant lorsqu'on l'amène par les pieds, conseille de
l'extraire par la tête; plutôt que de le retourner il
place, en manière de supplément, à côté des positions
où l'enfant présente ses faces latérales, ceux où la
main se présente la première, parce que le bras ne
s'engage presque jamais de manière à s'échapper de
la vulve, que lorsque l'épaule est adaptée au détroit
supérieur : il finit par les accouchemens où il y a
plusieurs enfans.

Le chapitre II traite de ceux qui exigent l'emploi
des instrumens, les uns sont mousses, et s'appliquent
sur le corps de l'enfant, les autres sont tranchans et
divisent les parties du fœtus ou celles de la mère.
Les instrumens qui appartiennent à la première série
sont au nombre de trois, savoir : le lacs, le levier et le
forceps; le lacs n'offre d'utilité que pour fixer l'un des
pieds de l'enfant, après qu'on l'a dégagé, pendant
que l'on va chercher l'autre, ou pour retenir l'un des
bras sorti prématurément, pendant qu'on va chercher
les pieds.

L'auteur, après avoir apprécié avec discernement
les reproches que l'on peut faire au levier
fait connoître les avantages que l'on peut
la pratique du levier des Français. Ce
son point d'appui sur l'occiput pour en ojérer la
cule et l'entrainer au centre du bassin.

Il détermine ensuite les cas où le forceps

pour extraire la tête , sa manière d'agir et les effets
qui résultent de son application : l'examen des règles
qui doivent diriger dans l'application du forceps, pour
en assurer le succès , dans les cas où il est nécessaire ,
soit que la tête occupe le fond du bassin , qu'elle soit
encore au-dessus du détroit supérieur , enclavée au
détroit abdominal , ou que le tronc soit au dehors ,
ont fixé son attention d'une manière spéciale à l'occasion de l'enclavement de la tête ; il discute ce pro-
blême diversement résolu par les accoucheurs : une
tête enclavée peut elle être repoussée dans tous les
cas ? il conclut pour l'affirmative. Il avance un fait
démenti par l'observation , quand il soutient que la
partie de la tête qui a traversé avec de grandes difficultés le détroit supérieur , ne se tuméfie pas. Quoique
l'excavation soit reserrée dans les bassins qui favorisent l'enclavement, elle l'est moins que le détroit
supérieur ; or la tuméfaction ne seroit impossible
qu'autant qu'elle seroit également reserrée.

Il est des circonstances tellement fâcheuses , que
l'on est obligé , pour terminer l'accouchement , de
s'armer d'instrumens tranchans; on ne peut les appliquer sur le corps de la mère , qu'autant que l'enfant est vivant ; on ne peut les porter sur celui du
fœtus qu'autant qu'il est mort. La première question
qui se présente , est donc d'examiner s'il existe des
signes qui puissent faire connoître si l'enfant renfermé
dans le sein de sa mère est vivant ou mort. L'auteur
y croit un point important , il signale les
l'inertie il laisse après lui l'examen
par les accou-

Cours théo-
rique et pra
tique d'ac-
couchemns.

L'article qui traite de l'application des instrumens tranchaus sur le corps de l'enfant, n'est qu'une répétition de ce qu'on a écrit sur ce sujet.

Les causes qui nécessitent l'application des instrumens tranchans sur le corps de la femme, dans une grossesse utérine, sont toutes celles qui donnent lieu à une impossibilité physique de l'accouchement par les voies naturelles. M. Capuron les divise en celles qui se tirent de l'obturation plus ou moins complette de la vulve, du vagin, ou du col de la matrice, et en celles qui dépendent de l'étroitesse du bassin : chacune de ces causes présente une indication particulière. Différentes opérations peuvent être nécessaires pour élargir le canal vulvo-utérin, l'auteur les décrit dans la première section.

Les indications que présente l'étroitesse du bassin, quand elle rend l'accouchement impossible, consistent essentiellement ou à élargir le bassin, ce que l'on obtient par la section du pubis, ou à procurer à l'enfant une voie artificielle pour son issue, ce que l'on fait en pratiquant l'opération césarienne. M. Capuron traite successivement de ces deux procédés, il termine cet article par quelques réflexions sur la rupture de la matrice, et la grossesse extra-utérine, qui sont deux circonstances où les instrumens tranchans deviennent quelquefois nécessaires ; il a suivi dans leur exposition la doctrine de ses prédécesseurs.

Dans les réflexions préliminaires qui précèdent l'examen comparatif qu'il fait de l'opération césarienne et de la section du pubis, M. Capuron, en cherchant à déterminer les cas où elles sont néces-

saires pour terminer l'accouchement, fait une remarque très-juste , et bien propre à engager les accoucheurs à apporter dans cet examen toute la maturité
possible : « en théorie , dit-il , rien de plus facile que
de répondre à cette question ; mais en pratique elle
présente des difficultés qui doivent faire trembler
l'accoucheur qui considère que souvent l'ouverture des
cadavres a prouvé que l'on étoit tombé dans des erreurs funestes à la femme ; il est très-difficile de déterminer le rapport exact qui existe entre le bassin et
la tête. Chacun des problêmes que cette question présente à résoudre , offre de grandes difficultés.

L'auteur discute avec sagesse sur les avantages ou
les inconvéniens que peut présenter la section du pubis.
Persuadé , dit-il , que la vérité est toujours loin des
extrêmes , il embrasse un parti moyen , et il établit
que cette opération peut être utile dans quelques circonstances. M. Capuron , en donnant l'analyse de tout
ce que M. Baudelocque a écrit sur ce sujet , prouve
très-bien qu'elle a été pratiquée nombre de fois sans
nécessité ; et il faut convenir que les expériences tentées , dans les premiers temps , par des gens enthou-
siastes ou sans principes , seroient plutôt propres à
détourner d'entreprendre cette opération , qu'à en
prouver l'utilité ; aussi les accoucheurs modernes ont-
ils senti la nécessité de la soumettre à un nouvel examen. Cependant , dans les derniers tems , M. Baudelocque étoit presque disposé à lui accorder la préférence sur l'opération césarienne , lorsque le petit diamètre du détroit abdominal avoit 2 pouces et demi.

M. Capuron a comparé la doctrine du D. Gardien
sur ce point avec celle de leur maître commun , le pro-

Cours théo-
rique et pra
tique d'ac-
couchem.

fesseur Baudélocque , et il avance que le disciple
paroît en avoir conçu une idée beaucoup plus avantageuse , puisqu'il établit que la section du pubis peut
faciliter le passage d'une tête de trois pouces et demi
à travers un bassin dont le diamètre sacro-pubien
n'a que deux pouces. Si nous avons bien compris la
doctrine du D. Gardien , il nous semble que c'est à
tort que M. Capuron lui prête de fixer le terme de
deux pouces comme celui où l'on doit entreprendre la
symphyséotomie ; il s'exprime cependant assez clai-
rement à ce sujet , (tome III , p. 63). « En supposant,
dit-il , que la section du pubis présente des avantages
sur l'opération césarienne , le raisonnement et l'expérience n'indiquent que deux pouces et un quart , deux
pouces à raison d'une réunion de circonstances favorables , sur laquelle on ne doit pas compter ; c'est le
dernier terme où on pourroit l'employer : tous ceux
qui ont voulu étendre ses avantages au-delà de ce
terme (deux pouces et un quart) en ont retardé les
progrès , puisqu'il est survenu des accidens. Il reconnoît seulement qu'une réunion de circonstances favorables peut la rendre possible à deux pouces. Par conséquent quand l'auteur dit à la p. 37 du même volume:
« il résulte de là que l'on ne peut pas tenter cette
opération , lorsque la difformité du bassin est portée
au-delà de deux pouces et un quart, ou de deux pouces
au plus » ; il est évident que , par ce dernier membre
de phrase , il veut seulement parler des cas rares , des
exceptions qui ne doivent pas servir de règle. Que l'on
considère que M. Gardien , dans cet endroit , n'a pas
pour but de fixer le degré de rétrécissement où cette
opération convient , mais seulement d'expliquer com-

ment la portion centrale de la tête peut franchir le détroit dans un rétrécissement si notable.

Cours théo-
rique et pra
tique d'ac-
couchem.

M. Capuron en appelle à l'expérience et non aux
raisonnemens pour admettre que la tête puisse franchir
les détroits, dans des cas où le bassin auroit moins de
deux pouces et demi; on a un exemple d'une pareille
opération pratiquée par MM. Dubois et Gardien, et on
en lit les détails dans le bulletin des sciences médicales, numéro de février 1810. Un fait si authentique
prouve que ce procédé a réussi dans un cas où le bassin
ne présentoit dans le diamètre sacro-pubien que deux
pouces trois à quatre lignes, et que l'enfant a été
amené vivant avec facilité.

Cette autre assertion du D. Capuron, qui soutient
que l'engrenure des bosses pariétales dans le vide que
laissent entr'eux les os pubis, et la situation diagonale de la tête impliquent contradiction, ne nous
peroit pas mieux fondée; il suppose gratuitement que,
pour que l'une des bosses pariétales passe dans le vide,
la tête doit être placée directement entre le pubis et
le sacrum. Dans les positions diagonales, la portion
épaisse et centrale de la tête qui est en avant, est située
derrière l'une des cavités cotyloïdes; lors de l'écartement des os pubis, le vide s'étend au-delà de ce point.

Malgré les légères erreurs que nous avons combattues dans cet ouvrage, nous nous plaisons à dire qu'il
contient une solide doctrine; qu'il est écrit avec méthode et précision; que le style en est correct et tel
qu'il convient à un ouvrage de médecine.

LITTÉRATURE MÉDICALE ÉTRANGERE.

Histoire d'un fœtus conçu dans la trompe gauche de Fallope, où il séjourna pendant deux ans, et dont les os furent successivement rendus par l'intestin rectum (1);

Extrait traduit du mémoire de MM. Valero et Roagna, inséré dans la Bibliothèque italienne, par M. J. S. E. JULIA, membre de plusieurs Sociétés médicales et littéraires.

Os de fœtus rendus par l'anus.

C. Damiano, d'une constitution assez robuste, devint enceinte, après deux accouchemens heureux, au commencement du mois de janvier 1809. Sa grossesse fut accompagnée de tous ses signes caractéristiques. La grosseur du ventre étoit toute vers la région iliaque gauche. L'existence du fœtus s'annonça au terme ordinaire par ses mouvemens, qui continuèrent jusqu'au mois de novembre, et qui étoient quelquefois interrompus, mais souvent sensibles vers la région susdite. Au terme de 9 mois, elle eut des douleurs qu'on

(1) Quoique le fait suivant se soit déjà présenté dans la pratique, et que nous en ayons consigné nous-mêmes un exempl· dans ce journal (tom. 27, p. 339), nous croyons néanmoins qu'il import· de le recu illir comme un de ces phénomènes rares et curieux, qui lémontrent jusqu'à quel point peuvent être portées les ressources de la nature dans certaines circonstances. Mais nous ferons une remarque sur le titre de l'observation : c'est que rien ne prouve, dans l'extrait que nous en donne M. Julia, que l'enfant ait plutôt séjourné dans la trompe que dans l'abdomen.

Note du Redacteur.

crut être celles de l'enfantement, et qui se terminèrent par l'évacuation par l'utérus d'un liquide coloré d'un peu de sang. La fièvre de lait vint ensuite. Cette liqueur distilloit abondamment des mammelles, qui étoient assez pleines. C. Damiano eut ensuite ses menstrues régulièrement depuis la fin de décembre jusqu'au mois d'août 1801, époque à laquelle elles cessèrent sans aucune cause manifeste. Dans l'intervalle d'une période à l'autre, elle eut un écoulement continuel par le vagin d'une humeur d'un blanc jaunâtre. La malade éprouvoit une multitude d'accidens auxquels les médecins apportèrent divers remèdes qui furent sans effet. Elle continua d'être tourmentée par des douleurs très-aiguës, qui correspondoient de la partie antérieure de la tumeur à l'éminence de l'os sacrum et s'accompagnoient d'une diarrhée continuelle et de ténesme.

Os de fœtus rendus par l'anus.

Vers le milieu de janvier 1801, la malade, à la suite de douleurs violentes et précipitées, d'une fièvre intense avec des alternatives de froid et de chaleur ardente qui répondoit particulièrement à la région du sacrum, rendit par l'intestin rectum quelques os nus, privés de cartilage, et sans aucune configuration distincte. L'éjection de ces os fut toujours accompagnée de matières purulentes et sanguinolentes.

En examinant la partie, M. Roagna s'apperçut que ces os s'étoient frayé un chemin au moyen d'une ouverture à l'intestin rectum, ouverture longue d'environ six lignes, et à la distance d'environ vingt-une de l'anus. La sortie partielle des os de ce fœtus soulagea beaucoup la malade ; mais ses douleurs se firent sentir de nouveau avec violence, et à plusieurs reprises,

jusqu'à ce que tous les os furent rejetés ; ce qui n'eut
lieu que dans le mois de juillet 1802. Depuis ce tems
C. D. a eu ses menstrues régulièrement, et a recouvert
complettement la santé.

———————

Programma
de sedibus et
causis mor-
borum.
M. Leonardo Vordoni, savant médecin de Trieste,
(dont nous avons parlé. t. 39 , p. 215 de ce journal , à
l'occasion de son essai sur une organisation de la médecine), se propose de publier périodiquement, et par
souscription, un ouvrage dont suit le programme :

De sedibus et causis morborum per analysim
indagatis.

Cel. Morgagnius, in eximio suo opere, sedem et
causam morborum per anatomen indagari curavit.
Leonardus Vordoni simile opus publici juris facere sibi
proposuit, in quo eamdem finem scilicet morborum
ipsorum *analysim* obtinere studuit, successionem
nempe signorum ac symptomatum considerando quæ
eos præcesserunt et comitatæ sunt.

Historiæ clinicæ bis mille circiter maximâ cum exac-
titudine , 40 annorum spatio quo sedulò clinicæ sese
dicavit exercitio, collectæ objectum indaginis consti-
tuunt.

Sub nomine clinicæ historiæ intelligit non tantum
descriptiones quorumdam morborum internorum ex-
ternorumque, sed etiam plurimorum individuorum ,
è variis nationibus desumptorum examina à stipite
ipsâ nempe à parentibus, fratribus , conjugibus ,
natisque incepta.

Cum maxima historiarum talium pars ab individuis deprompta sit , qui à medicis procul vixerunt ,

hinc occasio frequens ipsa oblata est, naturae gressus in morbis producendis incolumitateque restituendâ absque ambiguitate ad examen revocandi,

Investigavit ergo morbos machinae humanae evolutioni contemporaneos.

Cursus eorum spontaneos, remoram, exacerbationes, mutationes, crises, finem.

Locorum, climatum, tempestatum, constitutionumque in variis individuis influentiam et vim.

Qualis facultas, functio, corporisve organum in variis morbis eorumque statu, juxta peculiarem idiosyncrasiam primò mutatur, vel perit.

Mutationes quae in variis corporis partibus oriuntur, et formam quam acquirunt in conflictu naturae cum causâ morbi.

Omnia haec ad marginem historiae inscripsit, veluti ab ipso aegroto erant enunciata in examine instituto, cum peculiari interrogationum formulâ, quam appellari posse putavit, *Methodus examinandi aegros philosophica.*

Ad morbos temporarios quod attinet, aliam methodum adhibuit qualem : *Methodus examinandi aegros clinicam* vocat : hasce ambas methodos huic operi promittit.

Historia quaelibet ergo incipit à stipite, et idiosyncrasiâ, nempe denotando.

1. Dispositiones quae ab ipsâ naturâ ad corporis evolutionem in varias ejus periodos variasque circumstantias emanarunt.

2. Dispositiones morbosas relativas quas vocat erethismus (1).

_____

(1) *Erethismus est alterio quaelibet partium solida machinae animalis constituentium.*

3. Semina morbosa, miasmata et humores degeneratos.

An dispositiones hæ fuerint hæreditariæ, congenitæ, vel acquisitæ.

Differentiam inter erethismum et miasma.

Quomodo omne miasma à relativo erethismo fulciatur, et erethismo illo ablato, miasma illud iners maneat.

Quemadmodum miasma aliquod, cum alio erethismo consocietur, et effectus inde consequentes.

Occursus diversorum erethismorum cum variis miasmatibus.

Mutationes successivas machinæ animalis relativæ, ad ejus idiosyncrasiam, ad varios erethismos, et miasmata præexistentia, vel in diversis ejus partibus successivè introducta.

Ut causas omnes præsentes sibi haberet, quæ erethismos hos et miasmata possunt excitare, et ad unumquodque causam specialem posset assignare in supradictà methodo examinandi ægros, eas in classes redigit.

Tali instituto examine, causa, sedes, genesisque morborum elucebunt, quæ pariter ad marginem historiæ clinicæ referebat.

Invenietur itaque ad singulam historiam in calce ubi, cur, et quomodo erethismus aliquis vel miasma apparuerit.

Quâ viâ fuerint propagata, fulcita, fæcundata.

Quâ ratione ad maximum eorum gradum pervenerint : quâ sopita ac renata : quando interrupta.

Durationes, complicationes, modificationes quæ in

multiplicibus variisque eorum combinationibus acci-
dunt.

Quo pacto constitutionem machinæ animalis , in
ejus partibus componentibus , organis , facultatibus ,
functionibus successivè mutaverint , et ad finem per-
duxerint.

Signa quæ mutationes hasce secundarias indicabant;
physiognomia peculiarium morborum.

Quomodo ab hisce mutationibus symptomata fuerunt
excitata, motus illi nimirum automatici, qui perturba-
tionem jam in animali æconomiâ introductam demons-
trabant. Symptoma præcipuum characteristicum læsæ
functionis. Symptomata epiphænomena.

Quomodo ab uno symptomate subortum sit alter-
num , et denique ab eorum complexu morbus ipse ;
reactio nempe illa solidorum , quæ ab eorum organi-
satione pendet, quæque ad mirabilem motuum æcono-
miæ animalis harmoniam semper eo tendit ut ordi-
nem in functionibus restituat. Uno verbo , conflictus
naturæ cum causâ morbi.

Quanto tempore conflictus hic in peculiaribus morbis perduraverit.

Reconvalescentia adparens , realisque.

Quando natura sibimetipsæ suffecerit,

Quandò artis auxilia requirebantur.

Cur aliquando hæc ipsa caruerint effectu.

Detrimentum inde ortum partibus machinam ani-
malem constituentibus.

Quomodo membra , et organa vitalia ad destructio-
nem propriam procedebant : exitium : sectio cada-
verum.

Methodus et curationes adhibitæ ad promovendas

dissolu'iones nonnullorum eretbismorum generaliter.

Ad alios eretbismos particulariter relaxandos.

Ad evolvenda , dissipanda et expellenda miasmata :
cum observationibus, et adnotationibus opportunis.

Ordo erit chronologicus ; sed sub finem indices
methodici , et alphabetici morborum ejusdem generis
analogiam exponentes adjunguntur , quorum ope ad
clinicam illustrandam facilioremque reddendam in
totâ ejus extensione quidquid idoneum erit , uno ictu
conspici potest.

BIBLIOGRAPHIE MEDICALE.

Bibliog.
médicale.

Nouveaux élémens de physiologie ; par M. A. Riche-
band , professeur de l'École de médecine de Paris ,
chirurgien en chef adjoint de l'hôpital St-.Louis,
chirurgien-major de la garde de Paris , membre de
l'académie impériale Joséphine de Vienne en Au-
triche , etc. Cinquième édition , revue , corrigée et
augmentée ; 2 vol. in-8°. Prix : 12 fr. , et 15 fr. franc
de port. Paris , chez Caille et Ravier , libraires , rue
Pavée Saint-André-des-Arcs , n°. 17.

Nous aurons occasion de revenir sur cette 5°. édition , qui contient beaucoup d'additions , ainsi que
sur les ouvrages suivans.

Clinique chirurgicale , ou mémoires et observations de
chirurgie clinique , et sur d'autres objets relatifs à
l'art de guérir ; par Ph. J. Pelletan , chirurgien
consultant de LL. MM. II. et RR. , chevalier mem-
bre de la légion d'honneur et de l'institut de France ,

chirurgien en chef de l'Hôtel-Dieu, etc. ; avec cette
épigraphe :

ὁ δὲ καιρὸς ὀζὺς, ἡ δὲ κρίσις χαλεπή.

L'occasion est urgente, le jugement difficile.
Hipp. Aph. 1.

*Trois volumes in-8°. Paris, 1810, chez J. G. Dentu,
imprimeur-libraire, rue du Pont de Lodi, n°. 3.*

Voici le premier ouvrage qui sort de la plume de
M. Pelletan ; il est le fruit heureux d'une bien longue
expérience : quarante ans de réflexions, dit l'auteur,
ont muri ou éclairé toutes mes opinions. Au reste, il
ne sera pas le dernier ; car M. Pelletan, en voulant se
justifier de l'accusation de paresse que lui font souvent ses bons emis, dit : « Entouré de matériaux de
tout genre, que j'amasse successivement depuis ma
tendre jeunesse, leur emploi prouve bien que je n'ai
jamais perdu de vue l'occasion de m'instruire, ni
même le projet de transmettre aux autres le fruit de
mes études ».

» Ouvrages commencés, projetés, canevas auxquels
il ne faut plus que la dernière main ; matériaux clas-
sés et mis en ordre pour donner des résultats utiles.
Au milieu de cette abondance, je ne suis point embarrassé du choix. Je commence par mettre au jour
le travail qui doit payer ma dette; car c'en est une
que de rendre au public et à l'humanité l'instruction
que j'ai retirée de mon expérience médico-chirurgi-
cale. Tout ce que le temps ou mes goûts me permettront de produire après avoir rempli ce devoir sacré,
sera de ma part pure libéralité, ou du moins l'acquit
d'une dette moins exigible ».

Libéralité soit, pourvu que l'art médico-chirurgi-
cal y gagne tout ou grande partie des richesses amas-
sées dans le portefeuille de notre auteur.

M. Pelletan, voulant suivre le plan admis par l'académie à laquelle la chirurgie a dû son lustre et son
élévation, a préféré de publier des mémoires plutôt
que d'écrire des traités : et il a bien raison ; les mémoires concourent bien plus aux progrès de l'art,
quand ils contiennent beaucoup de faits et de vérités
neuves ; on peut citer pour exemple, outre les mémoires de l'académie royale de chirurgie, ceux de
Pouteau, de Lecat, de Pott, de Petit, et quantité
d'autres publiés dans diverses collections ; on peut
encore citer diverses monographies qui se rattachent
à ce genre, telles que le traité de la taille, de M. Deschamps; celui de l'anévrisme, de Scarpa, etc. Certes
tous ces ouvrages sont bien réellement ceux qui concourent le plus à former l'art, et ce genre de travail
est bien autrement utile que cet amas fastidieux de
traités généraux, dans lesquels les auteurs n'ont souvent pas une seule pensée, pas un seul fait qui leur
appartienne. Mais il n'en est pas de même de ces ouvrages immortels sortis de la tête de quelques génies
privilégiés, tels que ceux d'Ambroise Paré, de Heister, de Dionis, de Sabatier, etc. ; ils ont concouru aux
progrès de l'art aussi efficacement, je pense, que les
divers recueils de mémoires particuliers. Au résumé,
en fait d'ouvrages didactiques, la forme ne fait rien :
le mérite est tout.

---

*Nouvelles remarques sur les hernies abdominales ;
par M. LORDAT, chef des travaux anatomiques de*

la faculté de médecine de Montpellier, chirurgien
en chef de la maison centrale de détention, et membre de la Société des sciences. Brochure de 30 pag.
Montpellier, 1811, chez Tournel, frères.

---

*Nouvelles observations recueillies sur l'éléphantiasis
des Arabes ; lues à la Société de l'école de médecine
de Paris, et communiquées à la Société médicale
d'émulation; par M. ALARD. Brochure de 38 pages
avec une planche. Paris 1811. Chez Croullebois,
rue des Mathurins; Gabon, place de l'Ecole ; et
Dubray, imprimeur du Musée Napoléon.*

---

*Hippocratis coacæ, prænotiones, prædicta, et præ-
ceptiones ; nova editio. Paris, 1811, chez Crochard,
rue de l'Ecole de Médecine. Prix 1 fr. 80 c. et 2 fr.
franc de port. On en a tiré quelques exemplaires sur
papier vélin, avec le portrait d'Hippocrate.*

---

*Essai de littérature médicale, adressé aux étudians
de la faculté de médecine de Strasbourg ; par D.
VILLARS, doyen de la faculté. Un vol. in-8°.
Prix 1 fr. 80 c. et 2 fr. 20 c., franc de port par la
poste. A Paris, chez Lenormant, libraire, rue de
Seine, n. 8 ; Gabon, libraire, place de l'Ecole de
Médecine, n. 4; et à Strasbourg, chez F. G. Le-
vrault, libraire, rue des Juifs, n. 33.*

---

*De la gale des moutons, de sa nature, de ses causes,
et des moyens de la guérir ; traduit de l'allemand
de G. H. WALZ, vétérinaire. Brochure in-8°. de
75 pages, fig. Paris, 1811, de l'imprimerie et dans
la librairie de mad. Huzard, rue de l'Eperon, n°. 7.
Prix : 1 fr. 50 c., et 1 fr. 75 c. franc de port.*

PRIX PROPOSÉS.

Prix proposé par la Société de médecine de Bruxelles,
pour le concours de l'année 1812.

Extrait du procès-verbal de sa séance du 6 mai 1811.

La Société de médecine de Bruxelles, ouï le rapport de son comité de rédaction, arrête qu'elle adjugera une médaille en or de la valeur de 200 francs, à
l'auteur du meilleur mémoire qui lui sera parvenu sur
la question suivante :

« 1°. Quelle est la nature et la cause de la maladie
connue sous le nom de fièvre jaune ?

» 2°. Quels sont les symptômes qui caractérisent
essentiellement cette fièvre ?

» 3°. La jaunisse et le vomissement noir doivent-ils
être regardés comme des symptômes essentiels ou caractéristiques de cette maladie, ou seulement comme
des symptômes accidentels ?

» 4°. Cette fièvre est-elle contagieuse ?

» 5°. Quels sont les moyens de s'en garantir ?

» 6°. Quels sont les moyens curatifs les plus efficaces » ?

Les mémoires, écrits lisiblement, en français ou en
latin, devront être adressés, francs de port, à M. J.
J. Caroly, médecin, secrétaire de la société, avant le
1er. mai 1812 : ce terme est de rigueur.

Les membres résidans sont seuls exceptés du concours.

Chaque mémoire portera une épigraphe, et sera
accompagné d'un billet cacheté, contenant la même
épigraphe et le nom de l'auteur.

JOURS.	MAXIM TIN.	A MIDI.	LE SOIR.
1	+ 21,8 , Pluie.	Quelques éclaircis.	Fort orag. tromb.
2	+ 18,5 ert.	Quelq. gout. d'eau.	Nuageux.
3	+ 18,8 m.	Couvert.	C. quel. gout. d'e.
4	+ 19,9 ageux.	Idem.	Nuageux.
5	+ 19,4 vert.	Petite pluie.	Idem.
6	+ 17,5 n.	Couvert.	Idem.
7	+ 14,8 èle , ton.	Pluie par intervalle	Idem.
8	+ 18,0 ageux.	Très-nuageux.	Ciel voilé.
9	+ 17,3 , brouil.	Pluie par interv.	Beau ciel.
10	+ 21,2 , brouil.	Nuageux.	Pluie, ton. éclairs
11	+ 22,8 m.	Léger nua. bleu.	Beau ciel.
12	+ 25,0 ages.	Idem.	Quelques nuages.
13	+ 26,0 m.	Idem.	Pluie éclairs tonn.
14	+ 20,0 vert.	Couvert.	Beau ciel.
15	+ 22,5 rbe.	Nuageux.	Idem.
16	+ 21,3 pluie.	Très-nuageux.	Nuages à l'horison
17	+ 23,0 brouillar.	Couvert.	Couvert.
18	+ 23,9 vert.	Idem.	Petite pluie.
19	+ 25,1 ondante.	Couvert.	Nuageux, éclairs.
20	+ 22,9 onnerre.	Quelques éclaircis.	Nuageux.
21	+ 23,3 vert.	Pluie à 10 heures.	Pluie par interv.
22	+ 24,0 ses à l'hor.	Nuageux.	Nuageux, éclairs.
23	+ 21,3 éclaircis.	Petits nuages.	
24	+ 24,4 nuages.	Nuageux.	
25	+ 28,3 à h.	Idem.	
26	+ 30,0 couvert.	Id. léger brouillard	
27	+ 29,4 , brouil.	Nuageux.	
28	+ 21,3 ondante.	Idem.	
29	+ 18,9 ciel.	Très-nuageux.	
30	+ 25,0 lié.	Troub. léger nuag.	
31	+ 27,3 ton.	Pluie fine.	

*Coliques néphrétiques produites par un
calcul , avec suppression totale , puis
avec rétention de l'urine ; par M. LOUYER-
VILLERMAY , médecin de la faculté de
Paris ;*

*Observation lue à la Société de médecine
de Paris , le 4 juin 1811.*

M. D. , âgé de 26 ans, doué d'une bonne
et forte constitution et d'un embonpoint très-
prononcé, menoit une vie peu active, et se
livroit fréquemment aux plaisirs de l'amour.

1er. Jour de la maladie. Il jouissoit d'une
santé parfaite, lorsqu'il ressentit tout-à-coup,
vers midi et sans cause connue, une douleur
vive au côté droit du bas-ventre, à la partie
profonde et postérieure de la fosse iliaque. Le
soir il s'apperçut qu'il n'urinoit pas, il vomit
son déjeuner, et fut tourmenté la nuit par un
hocquet plus fréquent que douloureux.

2e. Jour. Le lendemain je fus appelé; la
douleur de l'abdomen subsistoit, l'urine ne
couloit toujours pas ; il n'y avoit, au reste,
ni fièvre ni symptômes gastriques; la région
lombaire de l'un et de l'autre côté étoit sensible : l'hypogastre n'étoit point développé.
Prescription. Tisane de chiendent, réglisse ,
graine de lin avec nitre ; lavemens émol-

liens, bains de fauteuil, dont on ne fit aucun usage.

Le 3e. jour, même état. Le malade fut sondé deux fois dans la journée ; et à chaque fois il ne sortit pas une seule goutte d'urine : la vessie étoit entièrement vide (1). Traitement. Bains entiers, cataplasmes émoliens, lavemens purgatifs, tisane diurétique et purgative. Dans la nuit, le malade éprouva quelques envies d'uriner, mais il ne rendit qu'une once ou deux d'urine.

Le 4e. jour, les accidens étoient à-peu-près les mêmes ; la douleur étoit diminuée, l'urine toujours également rare. Même traitement. Sur le soir, développement du pouls, fièvre ; la nuit, insomnie.

Le 5, fièvre intense, céphalalgie, etc. ;

_____

(1) On ne peut douter que la sonde n'ait pénétré dans la vessie, puisque le malade l'y sentoit lui-même. D'ailleurs le docteur Guitton, médecin très-distingué de la faculté de Paris, qui vit ce jour-là le malade avec moi, s'assura également de la vacuité de la vessie. Et le docteur Burdin a observé dernièrement le même phénomène chez une de ses malades : les urines ne couloient point ; M. Dupuytren porta la sonde dans la vessie, ce qui fut reconnu par l'introduction du doigt dans le vagin ; il ne sortit pas d'urine, parce qu'il n'en étoit pas sécrété.

douleurs lombaires plus vives , tension de
l'hypogastre, vomissemens éloignés, hocquet.
L'urine ne couloit plus, pas même par gouttes : les envies d'uriner étoient fréquentes. Le
malade fut sondé, et une très-grande quart-
tité d'urine fut évacuée au moyen de la sonde
qui resta en place. Diminution de tous les
symptômes morbifiques, le 5 et le 6.

Coliques
néphrétiq:
produites
par un cal-
cul:

Le 7, on retira la sonde, mais le malade
éprouva de nouveaux obstacles pour uriner ;
il les dissipoit en introduisant la sonde sans
algalie de quelques pouces dans l'urètre.

Le 8, il existoit encore des douleurs vagues
aux lombes et dans l'abdomen ; le pouls n'é-
toit plus fébrile, la verge étoit dans une demi-
érection. Je l'examinai sans découvrir aucun
corps étranger dans l'urètre.

Le 9, je reconnus, en recommençant mon
examen , un calcul à quelques lignes au-dessous de la fosse naviculaire. J'essayai en vain
de le faire sortir par une pression assez forte.
Je résolus alors de l'extraire à l'aide d'un cure-
oreille d'ivoire assez fort qui se trouva sous
ma main : je m'en servis comme d'un lévier.
Après plusieurs tentatives faites avec ménagement, je sentis qu'il se brisoit ; je le retirai
par portions, en plusieurs reprises , et pres-

Coliques néphrétiques produites par un calcul.

que sans douleur. Son volume fut estimé celui d'une petite cerise (1).

Les 10, 11 et 12, on continua les bains à cause d'un reste de sensibilité dans les reins et l'abdomen. L'urine étoit limoneuse, son dépôt étoit considérable et se formoit très-promptement.

Les 13, 14 et 15, le malade éprouva le soir un mouvement fébrile avec léger délire ; le 15, l'accès, et sur-tout le délire furent beaucoup plus intenses. Je soupçonnai quelque cause morale, et les informations m'apprirent que ce jeune homme recevoit tous les soirs, et à mon insçu, la visite de sa maîtresse, dont la seule présence déterminoit ces accidens. J'exigeai qu'on suspendît ces entrevues, et, depuis cette époque, la convalescence a fait chaque jour de nouveaux progrès.

Réflexions. On ne peut, ce me semble, assigner d'une manière positive la cause qui a donné naissance à ce calcul ; à peine peut-on soupçonner l'abus des plaisirs de l'amour,

(1) On sait que le canal de l'urètre est susceptible d'acquérir, par une dilatation successive, un diamètre beaucoup plus considérable que celui qu'il présente dans son état ordinaire.

ou l'imprudence que le malade a commise quelquefois de marcher dans sa chambre les pieds nus sur le carreau. N'est-ce pas plutôt un jeu de la nature? Ce jeune homme n'avoit jamais éprouvé de gonorrhée ni d'accidens semblables, et jamais il n'avoit rendu de graviers. La suppression de la sécrétion urinaire ne peut être expliquée que par l'obstacle que formoit le calcul dans l'uretère du côté droit, où il paroît qu'il étoit descendu, d'après la douleur de la fosse iliaque et par l'action sympathique qu'il a exercée sur le rein gauche. On ne peut guères non plus attribuer la rétention de l'urine dans la vessie qu'à la présence du calcul à l'orifice vésical de l'urètre.

Coliques néphrétiq. produites par un calcul.

Les accidens nerveux, produits par une cause morale, me paroissent dignes de quelqu'attention; ils présentoient déjà plusieurs points d'analogie avec la fièv, pernicieu e quotidienne. N'est-il pas probable qu'ils eussent pris définitivement le caractère de cette affection, si la même cause eut continué plus longtems d'exercer son influence? Mais ici je parle de probabilités, et le champ en est trop vaste pour ne pas m'arrêter dès-à-présent.

J'examinai la verge ; j'en trouvai l'extrémité rouge ; et , en pressant , je fis sortir du
canal de l'urètre une goutte de matière puriforme. Alors mes doutes se changèrent en
certitude, quoiqu'il n'y eût eu jusques-là aucune trace de blennorrhagie. L'écoulement
dura six semaines et plus. Il s'est tari spontanément et sans avoir eu recours aux astrin-
gens ni à aucun autre moyen analogue.
Seulement , sur la fin , le malade avoit pris
quelques purgations mercurielles. Lui et moi
nous crûmes la guérison parfaite , et depuis
près de quinze jours il vivoit dans cette sécurité, lorsque tout-à-coup son testicule droit se
tuméfia et s'enflamma au point qu'il fut obligé
de garder le lit. La saignée , les cataplasmes
d'abord anodins puis résolutifs, quelques frictions locales avec l'onguent mercuriel quand
l'inflammation fut dissipée , et de légères purgations dissipèrent l'orage. Après 15 à 20 jours
de ce traitement , le testicule a été réduit à son
volume ordinaire ; l'écoulement a reparu de
nouveau , et s'est tari de lui-même.

Cette observation présente cela de particulier , que le gonflement du testicule a précédé
l'écoulement gonorrhoïque. L'explication probable d'un pareil phénomène est que l'exercice
forcé du cheval , ayant coïncidé avec l'instant

Gonflem.
inflammat.
du testicule
qui a pré-
cédé une
gonorrhée.

Q 4

Gonflem. inflammat. du testicule qui a précédé une gonorrhée. où la cause contagieuse devoit opérer sa crise par l'urètre, en a déterminé la révulsion vers le testicule gauche, où elle a appelé la fluxion.

Quant au gonflement du testicule droit, quoiqu'il ait eu lieu à une époque de la maladie où l'on pouvoit penser que la source de l'écoulement étoit tarie, il est présumable pourtant qu'il en étoit resté assez pour donner lieu à cet accident, et pour devenir la cause de l'écoulement qui s'est renouvelé.

Réflexions de M. Cullerier sur cette observation, lues à la Société le 8 janvier 1811.

S'il est commun de voir les testicules s'engorger pendant le cours d'une blennorrhagie, il est rare en effet, comme le dit M. Rouyer, que l'engorgement précède l'écoulement. C'est sous ce point de vue que cette observation est intéressante. Je vais rapporter plusieurs faits à l'appui de celui-ci, mais qui présenteront quelques différences.

M. L., jeune homme d'environ vingt ans, avoit eu communication avec une femme justement suspecte. Craignant d'avoir puisé le virus contagieux, il tenta d'empêcher son développement en faisant des injections avec la dissolution de sulfate de zinc. Il continnoit cette injection depuis sept à huit jours, sans qu'il eût vu d'écoulement, lorsqu'il éprouva presque subitement de la douleur, de l'inflammation et de la tuméfaction dans le testicule gauche. Ce fut à cette époque que le malade m'appela. Je fis cesser les injections ; je prescrivis les délayans intérieurs et extérieurs indiqués en pareil cas. Bientôt les accidens se calmèrent, et ils étoient dissipés au bout de quinze jours ; mais un écoulement parut lorsque le gonflement commença à diminuer, et dura environ six semaines.

Gonflem. inflammat. du testicule qui a précédé une gonorrhée.

Dans le cas rapporté par M. Rouyer, la secousse occasionnée par l'équitation avoit déterminé le principe irritant contagieux à se jetter sur le testicule ; dans le cas présent, la constriction excitée par l'injection s'opposant à l'excrétion plus abondante du mucus urétral, le principe morbifique reflua sur le testicule, ou l'impression sympathique se dirigea sur cet organe.

Il arrive même quelquefois que, sans cause déterminante connue, les testicules soient affectés, quoiqu'il n'y ait ni écoulement primitif, ni écoulement secondaire.

D... entra à l'hôpital des vénériens, il y a 17 ou 18 mois, sans autre symptôme qu'un

Gonflem,
inflammat.
du testicule
qui a pré-
ré lé une
gonorrhée.

engoigement à un testicule. Le malade n'avoit
pas eu d'écoulement depuis plus d'un an ;
mais le mal s'étoit montré deux jours après
un excès de vin et un usage immodéré de
femmes. Les premiers accidens calmés , j'administrai le muriate de mercure sur-oxygéné ;
je fis faire des onctions mercurielles sur la
tumeur , tempérées par un cataplasme. La
résolution s'opéra peu-à-peu , et la guérison
étoit complette au bout de six semaines.

On ne voit dans cet exemple que la fatigue de l'organe produite par des jouissances
excessives, fatigue qui a pu donner à la maladie
sa direction vers le testicule. Mais pourquoi
l'écoulement n'est-il pas ensuite venu comme
dans les cas précédens? Je ne puis en assigner aucune cause , sinon un défaut de sensibilité relative dans la muqueuse du canal.

Il y a environ quatre ans, M. M.... ressentit,
sans y avoir donné lieu par des pressions ou
percussions, des douleurs dans les deux testicules. L'un prit un accroissement rapide ;
l'inflammation de l'autre avorta. Il y avoit eu
des approchemens fréquens avec des femmes
suspectes. Le repos et les émolliens rappelèrent le calme dans l'organe; mais il restoit
toujours engorgé. Après avoir temporisé cinq
à six semaines , j'administrai le muriate de

mercure sur oxigéné, et je fis faire des onctions mercürielles sur la tumeur. Au bout
d'un mois, le testicule étoit à-peu-près du
volume naturel,

Gonflem.
inflammat.
du testicule
qui a pré-
cédé une
gonorrhée.

Au printemps dernier, le même jeune
homme a éprouvé un accident absolument
semblable, et que j'ai été obligé de traiter de
la même manière. La seule différence, c'est
qu'il n'y avoit qu'un testicule affecté.

Voici encore un fait tout récent, à-peu-
près semblable au précédent. Je viens de finir
le traitement d'un malade qui avoit, lorsqu'il
s'adressa à moi, des végétations sur le prépuce et un testicule très-gros, très-dur, avec
une douleur vive, L'engorgement datoit de
quinze jours ; les végétations étoient d'une
époque incertaine, mais antérieure à l'affection du testicule. La résolution de la tumeur
s'est opérée comme dans les cas précédens,
et j'ai excisé les végétations. Il n'y a eu d'écoulement ni avant ni après l'apparition de la
tumeur.

Il y a aussi des engorgemens aux testicules
qui ont des rapports directs avec d'autres
symptômes de la syphilis.

Au printemps de 1808, un malade vint à
la consultation du traitement externe, pour
un testicule engorgé à la suite de la suppression d'une blennorrhagie. L'engorgement fut

Gonorrm. inflammat. du testicule qui a pré- cédé une gonorrhée.

dissipé au bout de 10 à 12 jours, L'écoule-ment ne reparut plus ; mais il se manifesta une tumeur à l'aîne toute semblable à un bu-bon vénérien. Après dix jours de traitement par des tisanes et des cataplasmes, la tumeur prit la voie de la résolution ; mais le testicule s'engorgea de nouveau. Les mêmes moyens furent employés contre cette tumeur : le mal céda pour se porter une seconde fois à l'aîne, Alors je me décidai à employer un traitement par les frictions mercurielles. Dans le cours du traitement, le bubon devint douloureux ; il se forma un foyer de suppuration qui s'éva-cua spontanément et termina la maladie. Dans ces différens changemens de siège du mal, il ne se montra rien du côté du canal de l'u-rètre.

Je traitai, au mois d'août 1809, M. D...., étudiant en droit, pour des ulcères vénériens situés sur le prépuce. Au bout de trois semai-nes, ces ulcères étoient cicatrisés. Malgré quo j'eusse exigé du jeune homme qu'il continuât encore son traitement pendant trois autres semaines, il le quitta pour aller passer ses vacances à la campagne. A son retour, il re-vint me trouver, parce qu'il avoit un testicule tuméfié et douloureux. Les boissons émol-lientes, les bains et les cataplasmes dissipèrent

la maladie en peu de temps ; mais elle se porta
sur l'arrière-bronche : les amygdales et les
piliers du palais s'ulcérèrent. J'avois décidé le
malade à subir un traitement convenable à
son état, lorsque, obligé d'aller à une nôce,
la danse rappela le mal dans les organes gé-
nitaux. Ce nouvel engorgement cessa par les
mêmes moyens, et, comme précédemment,
au détriment de l'arrière-bouche. Un traitement mieux suivi, et continué le tems nécessaire, a enfin terminé cette maladie.

Gonflem. inflammat. du testicule qui a pré-cédé une gonorrhée.

Dans ce dernier cas, l'engorgement est
venu à la suite d'un chancre traité incomplé-
tement : il n'y a point eu d'écoulement par
l'urètre. Il s'est ensuite établi un rapport direct, immédiat, entre l'arrière-bouche et les
testicules, qui s'est répété plusieurs fois.

D'après ces differens faits, on voit que des
engorgemens des testicules précèdent les
écoulemens ; que des engorgemens vénériens
de ces organes ne sont ni précédés ni suivis
d'écoulemens ; enfin, que des engorgemens
sont produits par la cessation de bubons, d'ulcères, etc., et *vice versâ*. Les exemples de
cette espèce de maladie ne sont pas communs ;
cependant il s'en présente de tems en tems
dans une pratique étendue.

Dans l'observation de M. Rouyer, le tes-

Gonflem.
inflammat.
du testicule
qui a pré-
cédé une
gonorrhée.

ticule s'est engorgé une seconde fois, lorsque
la guérison paroissoit complette. Cela n'est
point une chose extraordinaire; c'est presque
toujours dans les derniers tems de l'écoulement que les testicules deviennent malades.
Quaud il y a inflammation et douleur au canal, il est bien rare que les testicules courent
des dangers : le mal est trop fixé à son premier siège ; mais quand l'écoulement est simplement muqueux, quand il n'est plus entretenu que par l'atonie de la membrane, un
mouvement même modéré, une légère compression, un simple balottement appellent
l'inflammation sur les testicules. C'est presque
toujours quand on est dans la plus grande
sécurité que l'accident survient. Si les praticiens n'avoient pas été frappés de cette vérité,
il seroit facile de la prouver par des faits
multipliés. Il n'y a que l'explication qui em-
barrasse. On a peine à concevoir comment,
après un traitement suivi avec exactitude,
après la diminution graduée de la maladie,
et lorsqu'elle est prête de cesser, ou qu'elle
l'est déjà, lorsqu'il est évident que le principe
contagieux est détruit; comment, dis-je, la
plus légère stimulation sur les testicules peut
y déterminer la maladie la plus éminemment
inflammatoire.

Au surplus, cette explication n'est pas bien utile ; mais ce qui est important, c'est de conseiller aux malades les précautions au moyen desquelles on pourra presque toujours s'opposer à l'accident trop commun qui nous occupe, précautions qui consistent dans l'usage d'un suspensoir bien fait, et dans l'attention d'éviter tout ce qui peut irriter les organes.

Gonflem.
inflammat.
du testicule
qui a précédé une
gonorrhée.

Observation d'une fracture du crâne, avec issue d'une portion du cervelet, etc. ; par M. Emmanuel GAULTIER, chirurgien de deuxième classe à l'ambulance de la garde impériale.

Lue à la Société ; le 19 juin 1810.

Un soldat déserteur, traversant les montagnes de la Vieille-Castille, fut attaqué par des brigands, qui lui tirèrent deux coups de pistolets, l'un à la partie antérieure de la tête, qui ne lui fit qu'une légère blessure aux tégumens, avec contusion de la table externe du frontal ; l'autre à la partie postérieure inférieure de la tête. Ce coup fut tiré presque à bout portant ; l'occipital fut fracturé à sa partie inférieure. Ce militaire fut dépouillé par les brigands, et laissé sans connoissance au mi-

Fracture
du crâne
avec issue
d'une partie du cervelet.

lieu des montagnes couvertes de neige ; ce ne fut qu'au bout de trois jours qu'un paysan le trouva et l'emporta ; il le conduisit le lendemain au régiment.

On débrida les deux plaies, et l'on fit l'extraction de plusieurs esquilles considérables provenant de la fracture étendue de l'occipital. Le froid rigoureux qu'avoit éprouvé le malade, durant les soixante heures qu'il étoit resté dans les montagnes, frappa de congélation les orteils des deux pieds, et les tégumens qui recouvrent les genoux.

Environ onze jours après sa blessure, ce militaire fut transporté à l'hôpital, dont étoit chargé M. Gaultier. Voici l'état dans lequel se trouvoit le malade : les pieds frappés de gangrène non encore bornée, et privés de la plupart de leurs orteils ; les jambes engorgées ; des ulcères dans plusieurs endroits de leur étendue et aux tégumens des genoux, résultant de la chûte d'escarres gangréneuses ; au front une petite plaie longitudinale, laissant voir à nu l'os légèrement grisâtre et rugueux ; une vaste plaie, très-irrégulière, à l'occiput, résultant d'une très-grande perte de substances, et de plusieurs incisions pratiquées pour débrider ; une fracture à l'occiput, avec déperdition de substance, facile à reconnoître

reconnoître en promenant le doigt dans la
plaie , étendue longitud inalement au côté
gauche de la protubérance occipitale externe,
jusques vers le trou oval ; le contour de la
fracture très-irrégulier ; la partie inférieure
de cette déperdition de substance osseuse
remplie par une substance résistante , couverte de bourgeons celluleux et molasses ;
au-dessus et dans l'espace d'un pouce et demi
en longueur , une hernie cérébrale manifeste,
d'un volume correspondant à l'ouverture qui
lui livroit passage ; le blessé extrêmement foible et maigre avoit beaucoup de peine à remuer ; il étoit couché sur le dos, position
qu'il garda jusqu'à sa mort.

M. Gaultier, assuré par le siége de la fracture que la portion de l'organe encéphalique, qui formoit la hernie, appartenoit au
cervelet , et cette portion étant à découvert
par la déchirure de la partie de la dure-mère
qui tapisse les fosses occipitales inférieures ,
eut l'idée de tenter quelques expériences sur
les effets de la compression de ces organes.
Plusieurs fois il exerça sur la hernie cérébel-
leuse une compression graduée, assez forte
pour réduire la portion exubérante; et jamais
il ne survint aucun accident nerveux ; seulement le malade éprouvoit une sensation dou-

[marginal note:] Fracture du crâne avec issue d'une portion du cervelet.

loureuse dans l'endroit comprimé , sensation qui paroissoit plutôt dépendre du contact immédiat des doigts sur le bord de la plaie des tégumens, que de l'impression ressentie par le cervelet ; toute tentative ultérieure fut abandonnée. Le blessé fut mis à l'usage des amers , des toniques , d'une nourriture légère substantielle ; la plaie fut pansée avec la charpie fine , disposée mollement sur une compresse fenêtrée appliquée immédiatement. Tous les orteils tombèrent , et les extrémités des os du métatarse furent mis à découvert ; de larges ulcères succédèrent à la chûte des parties gangreneuses ; les bords de la plaie de l'occiput s'affaissèrent et se rapprochèrent ; la partie ne présentoit plus qu'une surface peu étendue, au fond de laquelle on appercevoit confusément les battemens du cervelet ; le malade , après avoir été assez bien pendant quelque temps , tomba dans un état extrême de foiblesse ; perdit l'appétit ; la langue se couvrit d'un enduit noirâtre ; il survint de la somnolence, qui alla toujours en croissant ; enfin il mourut trente jours après l'accident.

L'occipital mis à découvert laissa voir une déperdition de substance , de deux pouces de longueur sur un pouce de largeur,

s'étendant de la partie latérale gauche de la
protubérance externe, au trou occipital. Une
double fracture passoit sur les côtés d'une
pièce d'un peu moins d'un pouce d'étendue,
dans tous les sens, qui formoit la partie
postérieure du trou occipital; d'autres frac-
tures assez longues se dirigeoient en divers
sens, tant sur le côté droit de l'occipital que
vers la portion gauche de la suture lamb-
doïde.

Le crâne étant scié, le cerveau parut dans
l'état sain, ainsi que ses membranes. Enlevé,
il laissa voir la tente du cervelet tendue comme
dans l'état naturel; cette membrane inci-
sée, on vit distinctement que le cervelet formoit la hernie. La dure-mère étoit déchirée
dans toute l'étendue de la déperdition de
substance osseuse; elle étoit détachée dans la
longueur d'un pouce environ de chaque côté
de la fracture, sans être altérée; tandis
que la portion qui occupoit le tiers inférieur de la fracture, se prolongeant jusqu'au
trou occipital, étoit adhérente, épaissie,
et formoit une masse celluleuse engorgée
qui, des bords de la fracture, et de la division des tégumens, se portoit vers l'ouverture du crâne. Il n'y avoit point d'épanchement dans la boîte osseuse; le cervelet étoit

R 2

Fracture
du crane
avec issue
d'une por-
tion du cer-
velet.
sain ; cependant la portion qui correspondoit
à la fracture étoit ramolie, et un peu plus
rouge que le reste de l'organe : cette portion
faisoit partie du bord convexe de l'hémisphère gauche. L'état pathologique s'étendoit
jusque près l'union de cet organe, avec le
prolongement postérieur de la moelle alon-
gée. L'entrée du canal vertébral contenoit plus
de sérosité que de coutume ; en détachant la
dure-mère des fosses occipitales inféieures, on
trouva que cette portion dont on a parlé plus
haut, qui faisoit partie du contour occipital,
restoit attachée à la dure-mère dans la portion épaissie enflammée.

Vu la violente commotion qu'a dû éprouver la masse encéphalique, M. Gaultier s'é-
tonne que le malade ait survécu aussi long-
temps à cet accident. Il seroit porté à croire
que ce blessé, qui a pu survivre trente jours
à son accident, auroit échappé aux suites
de sa blessure à la tête, s'il n'eut été atteint
d'une lésion plus grave, le sphacèle d'une
partie des deux pieds.

Il s'étonne de n'avoir produit aucun effet
remarquable dans le système nerveux, sous le
rapport des mouvemens musculaires, par la
compression qu'il exerçoit sur le cervelet.

L'auteur a joint à son observation un des-

sin de l'occipital fracturé , vu successivement par les deux faces.

Fracture
du crâne
avec issue
d'une por-
tion du cer-
velet.

Réflexions de M. DESCHAMPS *sur cette observation.*
Lues à la Société le 2 avril 1811.

Les fonctions du cerveau dans leurs détails
nous sont si peu connues , qu'il est presque
impossible d'apprécier leurs dérangemens ,
suite de l'altération de ce viscère. La vie
tient à des degrés si variés , si imperceptibles,
qu'ils échappent à notre intelligence ; on est
également étonné que la vie résiste à un grand
désordre apparent , tandis que le plus léger
devient souvent mortel. Cependant, quelque
peu utiles qu'aient été jusqu'à présent aux
progrès de la science les observations multipliées sur les altérations des méninges et
du cerveau , il peut un jour en résulter
quelques traits de lumière, qui jusqu'à ce
jour nous ont échappé. Sous ce point de
vue , l'observation de M. Gaultier devient
intéressante , et plus encore par le soin qu'il
a pris de profiter de la circonstance pour tenter la compression sur le cervelet. Les occasions de le faire sur l'homme vivant sont
extrêmement rares , et M. Gaultier n'a point

Fracture
du crane
avec issue
d'une por-
tion du cer-
velet.

laissé échapper la seule peut-être qu'il ren-
contrera dans le cours de sa pratique. Cette
compression, dit-il, n'a paru produire aucun
effet sur le malade ; mais, par prudence, il
n'a pas jugé à propos de la pousser trop loin,
et on doit lui savoir gré de cette retenue. Il
resteroit à savoir ce qu'il en seroit arrivé, si
cette compression eût été plus forte et permanente ; d'ailleurs, elle n'a eu lieu que sur une
portion herniaire du cervelet, et l'on sait que
dans ce cas cette portion n'est point stric-
tement le cervelet, pas même un prolongement de ce viscère, mais seulement une expansion, un boursouflement de sa substance ;
la compression sur cette partie ne doit
pas produire des effets semblables à ceux que
produiroit la compression sur le cervelet lui-
même. Quoi qu'il en soit, cette tentative
offre le plus grand intérêt. M. Saucerotte,
dans son excellent mémoire sur les contre-
coups, qui a remporté le prix de l'académie
royale de chirurgie (1), est celui qui a le
plus multiplié les expériences sur le cerveau
et le cervelet des chiens ; mais il convient
n'avoir pu tenter la compression du cervelet

_____

(1) Prix de l'académie royale de chirurgie, t. IV,
p. 407.

sur ces animaux , par la raison qu'on ne le
peut par la partie postérieure supérieure des
pariétaux à cause de la tente du cervelet
qui chez eux est osseuse , ni par l'occipital ,
celui-ci étant très-petit , et recouvert de muscles fort épais , et à cause de l'hémorragie
considérable qui survient , lorsqu'on veut se
faire une place assez grande pour appliquer
le trépan.

Quant à la cause de mort , je ne puis partager l'opinion de M. Gaultier. L'état de
gangrène des orteils , et même des pieds , ne
me paroît pas mortel , sur-tout à l'âge du
malade, et déterminé par une cause externe;
tandis que le moindre désordre dans le cerveau ou le cervelet peut conduire un malade au tombeau (1).

(En marge : Fracture du crâne avec issue d'une portion du cervelet.)

---

(1) Quoiqu'on ne trouve pas dans les auteurs des
faits positifs qui indiquent la compression directe du
cervelet, cependant Morgagni rapporte (Epist. III)
quelques observations qui tendent à prouver que la
compression du cervelet produit la syncope. Il va
même jusqu'à dire que la plupart des morts subites ne
reconnoissent pas d'autre cause.

Note du Rédacteur.

Réflexions pratiques sur la hernie congé-
nitale de l'ombilic , et sur l'opération de
la ligature conseillée pour sa cure radi-
cale ; par le docteur MARTIN *le jeune ,*
ancien chirurgien en chef de la Charité
de Lyon , membre de plusieurs Sociétés
médicales.

Lues à la Société de médecine de Lyon le
15 avril 1811 , et à celle de Paris le 23
du même mois.

Sur la her-
nie congén.
de l'ombil.

L'ouverture qui donne passage aux vaisseaux qui forment le cordon ombilical , se
ferme plus ou moins tard après la naissance ;
et lors même qu'elle est fermée , la cicatrice
reste long temps foible et imparfaite , ce qui
explique la fréquence des hernies exomphales chez les enfans nouveau-nés , et détruit
le préjugé vulgaire qui attribue cet accident
à la manière dont l'accoucheur a pratiqué la
ligature du cordon.

Je crois avoir remarqué , sur un grand
nombre d'enfans , que le volume et la mo-
lesse du cordon ombilical favorisoient la formation des hernies exomphales , en rendant
l'anneau plus développé , et le resserrement ,
qui opère par degré son oblitération ; plus
difficile et plus lent. Quoiqu'il soit bien prouvé
que les cris produits par les tranchées qu'é-

prouvent presque tous les enfans dans les premiers mois de la vie, soient la cause efficiente
la plus ordinaire des hernies exomphales,
une observation exacte m'a convaincu qu'elles
sont souvent le résultat de la mauvaise habitude qu'ont presque toutes les nourrices de
coucher horisontalement les enfans sur le
ventre, et de les agiter ainsi entre leurs bras
pour faire cesser leurs vagissemens. Il est facile de concevoir que dans cette position la
masse intestinale, dirigée par son propre
poids sur la paroi intérieure du bas-ventre,
l'anneau étant encore ouvert ou foiblement
fermé, une portion d'intestin doit se présenter dans ce point, qui n'offre presqu'aucune
résistance,

Ces remarques sur les causes prédisposantes ou occasionnelles des hernies ombilicales des enfans nouveau-nés démontrent
combien est sage la précaution de leur faire
porter pendant quelques mois un petit bandage de corps qui, en soutenant la région de
l'ombilic, s'oppose à l'introduction des intestins dans l'ouverture qu'elle présente.

Les hernies exomphales des enfans, qu'elles
soient congénitales ou survenues après la
naissance, ont constamment lieu par l'anneau
ombilical, tandis que chez les adultes, d'a-

Sur la her-
nie congén.
de l'ombil.

près l'observation de Jean-Louis Petit , con-
firmée par celle des modernes , les parties qui
forment ces hernies s'engagent presque toujours dans un éraillement qui se fait sur les
côtés de la cicatrice formant l'anneau. Cette
remarque est cependant moins importante
pour l'opération de ces hernies qu'on ne l'a-
voit cru , parce qu'il est démontré aujour-
d'hui , soit par la disposition anatomique du
péritoine , soit par l'observation pratique, que
les hernies qui ont lieu par l'anneau ombilical , comme celles qui se forment sur les côtés , sont également pourvues d'un sac fourni
par la membrane péritonéale. Si l'on n'a pas
toujours trouvé cette poche membraneuse en
pratiquant l'opération, c'est qu'elle avoit contracté des adhérences avec le tissu cellulaire
sous-cutané qui la confondoit avec la peau,
ou bien qu'elle s'étoit accidentellement déchirée.

Une circonstance plus remarquable des
hernies ombilicales des enfans nouveau - nés ,
c'est que le péritoine et la peau étant doués
d'une très - grande extensibilité , et l'anneau ayant une forme régulièrement circu-
laire, il est assez ordinaire que le sac herniaire affecte la figure d'un doigt de gant qui ,
lorsque l'enfant crie, s'érige et se développe

de manière à acquérir plusieurs pouces de Sur la hernie congén.
de l'ombil. longueur. On doit peut-être attribuer à cette disposition la première idée de la ligature du sac, conseillée pour obtenir la cure radicale de ces hernies. Cette opération, proposée par Celse d'après les anciens, exécutée par Saviard dans le seizième siècle, a été renouvelée et pratiquée avec succès dans le dix-huitième par le célèbre Desault.

On sait qu'il y a deux procédés pour faire cette ligature : l'un consiste à entourer avec un fil ciré la base du sac herniaire, après la réduction des parties qui forment la hernie, le plus près qu'il est possible du ventre, et à la serrer de manière à intercepter la circulation ; l'autre s'exécute en traversant cette base avec une aiguille droite enfilée d'un double fil ciré qu'on sépare ensuite pour faire deux nœuds qui étranglent séparément chacun une moitié du sac. Le premier de ces procédés est celui que Saviard et Desault ont employé ; mais le deuxième, abandonné par les modernes, me paroît réunir plus d'avantages, et j'ai cru devoir le préférer d'après les raisons suivantes :

1°. Dans la première manière d'opérer, il me paroît fort difficile de pouvoir placer la ligature assez près du ventre pour ne pas lais-

Sur la her-
nie congen.
de l'ombil.

ser une portion du sac dans laquelle doivent
s'engager de noûveau les parties qui formoient la hernie; 2°. la ligature comprenant
toute l'épaisseur du sac, quelque précaution
que l'on prenne pour la serrer exactement,
les parties liées ne tombent en mortification
qu'après plusieurs ligatures successives, ce
qui prolonge les douleurs et retarde le succès
de l'opération; 3°. enfin, il me paroît qu'on
est plus exposé, en fronçant le sac à sa base
pour le lier, de comprendre dans la ligature
une portion d'intestin on d'épiploon.

Dans le deuxième procédé, 1°. lorsqu'on
a réduit les parties qui forment la hernie, en
pinçant exactement la peau avec les doigts,
on les maintient réduites avec la plus grande
exactitude, et l'on est plus assuré de ne pas
les comprendre dans la ligature; 2°. en divi-
sant le sac au moyen de l'aiguille qui le tra-
verse, les deux fils qui servent à faire les ligatures se trouvent placés le plus près possible
du ventre, et leur effet est d'autant plus sûr
qu'ils comprennent une moindre épaisseur
de parties, et qu'ils se trouvent fixés au centre
du sac qu'ils divisent : ce qui n'a pas lieu dans
le premier procédé.

Qu'on ajoute à ces avantages l'application
d'une troisième ligature sur les deux pre-

mières, et l'on jugera combien l'effet de ce
triple lien doit être plus efficace et plus prompt
à opérer la chûte du sac herniaire, dont la
destruction totale produit une cicatrice qui
bouche exactement l anneau, et s'oppose plus
sûrement au retour de la hernie.

Sur la her-
nie congén.
de l'ombil.

Le seul reproche que l'on puisse faire à ce
mode opératoire, est d'être un peu plus douloureux au moment de la piqûre qu'on fait
dans l'épaisseur du sac; mais cette douleur
instantanée ne peut être comparée à la douleur prolongée que produisent les ligatures
secondaires, presque toujours indispensables
dans le premier procédé, ligatures qu'on
pratique toujours sur une peau enflammée
et souvent même ulcérée, comme on peut
s'en convaincre par la lecture des observations
de Desault.

Je puis, au reste, assurer que tous les enfans que j'ai soumis à l'opération de la ligature par ce procédé, n'ont presque pas paru
sensibles à la piqûre du sac, et que c'est un
très-petit inconvénient à opposer aux avantages que cette manière d'opérer paroît avoir
sur l'autre. Lorsque j'étois chirurgien en chef
de l'hospice des Enfans-Trouvés de la ville
de Lyon, j'ai pratiqué cette opération sur un
grand nombre d'enfans; je l ai également faite

Sur la her-
nie congén.
de l'ombil. plusieurs fois en ville, et je puis affirmer que je ne l'ai jamais vu suivie du moindre accident.

Je crois inutile de rapporter tous les faits qui m'ont confirmé le succès de la ligature ainsi pratiquée ; je me borne à présenter les trois observations suivantes, qui démontreront suffisamment les avantages que je lui accorde, et justifieront mon choix pour ce procédé.

1re. *Observation.* Une petite fille de trois ans portoit, depuis les premiers jours de sa naissance, une hernie exomphale grosse et allongée comme le pouce d'un adulte ; les parties qui la formoient étoient libres et rentroient aisément lorsqu'on les comprimoit, en faisant entendre un bruit ou gargouillement qui annonçoit la présence d'un intestin. Lorsque cette petite crioit, la tumeur herniaire augmentant de volume et de longueur entroit dans une sorte d'érection qui tendoit de plus en plus à augmenter la capacité du sac, et à accroître le volume de la hernie. Quoique persuadé qu'on pouvoit guérir l'enfant à l'aide d'une compression externe par un bandage bien fait, les attentions et les soins minutieux qu'exige ce moyen, pendant un tems très long, ne pouvant être observés

convenablement dans un hôpital, je me décidai à l'opérer par la ligature, que je pratiquai de la manière suivante : la jeune malade fut couchée sur le dos, les jambes et les
cuisses rapprochées du ventre, et la tête flé-
chie sur la poitrine, de manière à mettre les
muscles et la peau de l'abdomen dans le plus
grand relâchement. Je réduisis alors la hernie, et, la maintenant réduite, je tirai le sac
en pinçant la peau le plus près possible du
ventre, et, bien assuré alors que toutes les
parties qui formoient la hernie étoient ren-
trées, un aide intelligent traversa, avec une
aiguille droite enfilée d'un double fil, le milieu du sac herniaire pressé dans tous ses points
avec mes doigts, de manière à ce que les parties réduites ne pussent pas s'y introduire. Le
double fil ainsi placé, le plus près possible du
ventre, fut coupé pour en former deux anses
qu'on serra en même temps au moyen d'un
double nœud, et qui lièrent chacune une moitié
du sac, que mes doigts n'abandonnèrent pas
avant qu'on eut fixé exactement les ligatures.
Saisissant alors le fil, je m'en servis pour entourer et serrer fortement la base du sac ; et,
par cette roisième ligature, j'ajoutai beaucoup
à l'effet des deux premières.

La jeune fille poussa quelques cris pendant

Sur la her-
nie congén
de l'ombil.

.

Sur la her-
nie congén.
de l'ombil.

cette opération ; mais je la trouvai fort tranquille une heure après. *Le* sac, d'abord tuméfié, se flétrit le deuxième jour, tomba en
grande partie le dixième, et en totalité le
douzième. L'ulcère résultant de l'opération
fut cicatrisé le vingt-quatrième jour.

Après la guérison, je fis porter pendant
quelque tems un bandage pour empêcher le
retour de la hernie, qui n'a pas reparu.

2e. *Observation*. Une petite fille de 7 mois
avoit une hernie congénitale de l'ombilic assez
volumineuse, puisque lorsque l'enfant pous-
soit des cris elle formoit une tumeur longue
de dix-huit lignes et large de près de douze à
sa base.

Je l'opérai de la même manière et avec le
même succès que le sujet de la précédente
observation. Le sac tomba en mortification
le neuvième jour, et l'ulcère qui en fut le résultat se trouva parfaitement cicatrisé le 29e.
Je crus nécessaire d'exercer une compression
sur l'anneau par le moyen d'un bandage,
parce que les cris de l'enfant soulevoient la
cicatrice : la guérison a été parfaite.

3e. *Observation*. Un enfant de neuf mois
fut amené à l'infirmerie des enfans, le 30 septembre 1800, pour y être traité d'une hernie
ombilicale, qui avoit plus d'un pouce de long,

lorsque

lorsque l'enfant crioit. L'anneau paroissoit largement dilaté et la tumeur fort grosse à sa base. Je l'opérai le 12 octobre, par le procédé indiqué plus haut. Le sac herniaire tomba le douzième jour après la ligature ; mais l'ulcère ne fut cicatrisé que le vingt-sept novembre suivant. Lorsque les parois abdominales étoient tendues par les cris de l'enfant, on observoit, au lieu qu'occupoit la cicatrice, une saillie ; ce qui me fit conseiller l'usage d'un bandage à l'aide duquel la guérison a été complette.

Mémoire sur la hernie ombilicale des enfans, ou réponse aux observations communiquées à la Société de médecine de Lyon par M. MARTIN le jeune ; par M. GIRARD, docteur en médecine, membre du ci-devant collége royal de chirurgie , et de la Société de médecine de Lyon , associé correspondant des Sociétés de médecine de Montpellier , Bordeaux , Bruxelles , etc.

Lu à la Société de médecine de Lyon le 1er. mai ; et communiqué à celle de Paris le 7 du même mois.

A la fin de notre dernière séance, M. Mar

tin le jeune a lu des observations tirées de sa
pratique , qui semblent confirmer l'utilité
d'une opération pour la cure des hernies
ombilicales des enfans. La discussion de son
mémoire ayant été renvoyée à cette séance ,
je vais vous faire part de mon opinion sur ce
sujet.

Peu de jours après la naissance des enfans,
il s'établit une légère inflammation à l'ombilic,
puis un suintement purulent , qui détache peu
à peu la portion liée du cordon ombilical.
L'ulcère qui en résulte se dessèche promptement ; la peau de cette partie se durcit, se
ride, s'enfonce, et forme une espèce d'obtura-
teur qui bouche l'ouverture qui donnoit passage aux vaisseaux ombilicaux.

Mais , quelquefois , l'anneau ombilical est
d'un diamètre considérable ; alors la cicatrice
ne peut former une oblitération complète ;
d'autres fois , quoique cette cicatrice , ou
plutôt ce nœud, jouisse d'une certaine dureté,
l'anneau, ou les parties environnantes sont
foibles ; elles se prêtent facilement à une
dilatation , à une extension qui admet presque toujours une portion d'intestin , rarement l'épiploon , ou tous les deux ensemble.
C'est ce qui constitue la hernie ombilicale des
nouveau nés. Cette hernie peut même exis-

ter avant la naissance. Scultet en cite un exemple ; et M. Sabattier a vu périr plusieurs enfans, parce que, dans la ligature du cordon ombilical , l'on avoit compris une portion d'intestin introduite dans ce cordon.

Le plus souvent, ces hernies paroissent quelque temps après la naissance ; il y en a qui restent toujours très-petites. J'en ai vu plusieurs chez des suj es de quatre à six ans , qui existoient depuis long-temps , et qui leur causoient des coliques presque continuelles ; elles étoient placées entre le nœud et le cercle ombilical ; je ne pouvois m'en assurer qu'en pressant la fosse ombilicale avec le doigt ; le petit bruit que je sentois , pour ainsi dire , plutôt que je ne l'entendois , en faisant rentrer ces hernies , m'assuroit de leur existence. J'en ai vu d'autres plus grosses qu'un œuf de poule. Il m'a paru que celles-ci causoient moins de coliques aux enfans ; vraisemblablement parce que l'intestin étoit plus à l'aise. Ces hernies disparoissent ordinairement quand on est couché , et le jour elles rentrent avec facilité lorsqu'on les presse avec le doigt. Si j'en juge d'après ma pratique , les filles y sont plus sujettes que les garçons.

Les cris, la toux, les efforts que font les enfans , sont les causes les plus ordinaires de cette hernie, surtout chez les sujets qui sont nés avec les causes prédisposantes dont j'ai parlé.

Les médecins se sont occupés, dans tous les temps, des moyens de la guérir ; l'on peut, comme Bichat, les réduire à trois : l'opération, l'application sur la hernie de substances toniques ou astringentes, la compression. Parcourons-les rapidement ; comparons-les entr'eux ; et tirons-en une conséquence que nous soumettons à vos réflexions et à votre expérience.

L'opération. Je ne vous entretiendrai pas des différentes méthodes mises en pratique pour l'exécuter ; Guy de Chauliac, Ambroise Paré, Dujardin, dans son histoire de la chirurgie, ne laissent rien à desirer sur ce sujet. Il me suffit de vous rappeler que Desault, comme Saviard, et d'autres médecins plus anciens, faisoient rentrer la hernie, puis en lioient fortement le sac près le nombril. L'inflammation déterminée par cette ligature, la mortification, la chûte des parties liées, l'ulcère qui en résulte, sa cicatrice, tout est terminé dans l'espace de 15 à 20 jours, sans causer, dit Bichat, beaucoup de douleurs à l'enfant. Observez que Bichat convient cependant que, la première ligature relâchée au

bout de trois à quatre jours par l'affaissement des parties étranglées, il faut en placer
une deuxième et souvent une troisième , et que
ces dernières causent des douleurs assez vives,
suite de la compression que ces ligatures
exercent sur des parties enflammées : ce qu'il
est aisé de croire.

Les autres méthodes d'opérer sont plus
longues, plus compliquées et aussi douloureuses. Celse paroît être le premier auteur
qui ait indiqué cette opération; mais il veut
qu'on ne la pratique que sur les sujets de sept
à quatorze ans ; et avant d'y soumettre le
malade , il exige qu'on le mette quelque tems
au régime , qu'il garde le repos , et qu'on
fasse sur sa hernie des applications de substances absorbantes et astringentes ; moyen
que les anciens employoient pour guérir cette
maladie ; et ce n'est que leur non succès qui
doit déterminer à l'opération.

Desault l'ayant pratiqué sur un enfant de
neuf ans , et la hernie ayant reparu après la
cure de l'opération , il en conclut que cet
âge est déjà trop avancé pour compter sur
son succès.

Les médecins arabes la pratiquoient souvent. Quoiqu'elle soit indiquée par les médecins français, je n'en connois aucun qui ait

S 3

employé ce moyen, excepté Saviard, dans le 17ᵉ. siècle; et Desault, qui l'a renouvelée de nos jours, et qui, dans les derniers temps de sa pratique, n'employoit pas d'autre méthode.

N'ayant pas le temps, et regardant même comme inutile de faire des recherches exactes sur ce sujet, il est cependant à présumer que quelques autres médecins français l'ont pratiquée, car ils opéroient fréquemment les hernies simples du pli de l'aine, pour en obtenir une cure radicale. Guy de Chauliac, qui vivoit dans le 13ᵉ. siècle, l'a faite plusieurs fois; et il cite, entr'autres, un médecin qu'il appelle maître Pierre, qui en a opéré trente en sa présence. Mais Guy de Chauliac déclare qu'il n'a jamais fait celle de l'ombilic.

L'on croyoit cette opération abandonnée de nouveau, comme elle l'avoit été avant Saviard et Desault, et comme l'on a abandonné celles que l'on pratiquoit pour la cure des hernies du pli de l'aine; lorsque M. Martin le jeune, notre estimable confrère, nous a lu des observations propres à réveiller l'attention des médecins sur ce moyen de guérison. Il l'a pratiquée plusieurs fois sur de jeunes sujets, en faisant quelques changemens à la méthode de Desault, changemens qui pourroient être avantageux aux succès de cette

opération , si elle étoit nécessaire.

Quel est le but que l'on se propose dans
cette opération ? Les anciens pensoient que
la cicatrice formoit une dureté suffisante pour
résister aux efforts des viscères du bas-ventre,
et les empêcher de se déplacer de nouveau.
Bichat ajoute que l'inflammation, suite de
l'opération , contribue au resserrement de
l'anneau, et donne à la peau et aux parties
situées sous elles plus de fermeté, plus de
rapprochement.

C'est ainsi qu'un médecin, renouvelant une
des méthodes des anciens , appliquoit , il y a
environ 40 ans , un caustique sur les hernies
inguinales simples. La cicatrice qui en résul-
toit, faisoit, suivant lui , une compression
suffisante pour maintenir la hernie réduite,
Mais l'expérience a prouvé le non-succès de
ce moyen.

La cicatrice résultant de l'opération de la
hernie ombilicale peut , de même, n'avoir
aucun succès chez les enfans du premier âge,
si les parois du bas-ventre sont foibles , si
l'anneau ombilical est très-dilaté ou comme
effacé ; alors l'intestin ou l'épiploon se frayent
un chemin sur les côtés de la cicatrice ,
comme cela arrive assez souvent et naturelle-

ment sur les côtés du nœud ombilical. C'est
sans doute d'après ces causes reconnues , que
Bell et M. Sabattier ont assuré que cette opération n'étoit pas toujours suivie de la cure
de cette maladie ; et Desault lui - même n'y
comptoit pas entièrement , puisqu'il donne
pour précepte , à l'exemple des anciens , de
faire autour du ventre un bandage, de l'y
maintenir un mois ou deux , pour protéger
le resserrement de l'anneau ombilical. Il cite
même une observation qui en prouve l'u-
tilité.

L'on ne peut donc pas compter sur l'opération de la hernie ombilicale , pour la cure
de cette maladie. Mais , si cette opération
eut été reconnue nécessaire, pourquoi auroit-
on négligé de la faire pendant plusieurs siècles?
Pourquoi Saviard et Desault auroient - ils été
les seuls à la pratiquer dans les siècles derniers ? Pourquoi enfin ne seroit-elle pas, pour
ainsi dire , à l'ordre du jour ? C'est que de
tout temps , comme à présent , les médecins ont employé avec succès des moyens
plus simples pour guérir cette hernie ; je veux
dire les topiques et la compression.

J'ai dit que les causes prédisposantes aux
hernies ombilicales des enfans étoient la foiblesse des parois abdominales , celle de l'an-

neau ombilical, son trop grand diamètre ou son défaut de resserrement.

Pour remédier à la foiblesse des parties ombilicales, les médecins ont employé dif-férens médicamens, dont Ambroise Paré nous donne une longue énumération ; tels sont l'écorce de grenade, la noix de gale, l'acacia, le mastic, l'aloès, l'encens, l'alun, etc., etc., qu'ils mêloient avec des blancs d'œuf ; ils trempoient dans ce mélange des étoupes ou du coton, qu'ils plaçoient sur le nombril, après avoir fait rentrer la hernie, et qu'ils assujétissoient avec un bandage. Louis se servoit avec succès, ainsi que plusieurs autres médecins, d'un sachet de toile rempli de poussière de tan, trempée dans du vin, et renouvelée de temps en temps. Ce remède, dont Duplanil semble attribuer la découverte à Louis, étoit connu des anciens ; ils en fai-soient usage. Après un laps de temps, à la vérité plus ou moins long, les enfans étoient guéris.

C'est sans doute d'après l'expérience que l'on avoit sur les avantages de ces applications, que Celse défend d'opérer les enfans avant l'âge de sept ans, et sans avoir, auparavant, fait usage de ces moyens.

Ces différentes applications, outre le ton et

la fermeté qu'elles donnent à la peau , aux muscles et à l'anneau ombilical , font aussi un obstacle à l'issue de la hernie , et remplissent ainsi le but que l'on doit se proposer pour la cure de cette maladie.

Comme le plus souvent cette hernie n'est qu'une suite de la dilatation de l'anneau ombilical , et que le séjour de l'intestin ou de l'épiploon s'oppose seul à son resserrement , beaucoup de médecins ne se sont occupés que des moyens propres à maintenir les parties réduites. Pour remplir cette indication , les uns employent le bandage à pelote ; mais ce bandage a l'inconvénient , ou de trop serrer le ventre et par conséquent de fatiguer les enfans , ou d'être trop lâches et de se déplacer aisément. D'autres se servent de compresses graduées , assujéties par un bandage de corps ; mais ce moyen présente les mêmes inconvéniens que les bandages simples.

Heister plaçoit sur l'anneau une boule faite avec un emplâtre agglutinatif, qu'il assujétissoit avec le même emplâtre étendu sur de la toile. Il assure avoir toujours réussi à guérir ces hernies par ce moyen. Aussi il blâme beaucoup Saviard d'avoir fait l'opération

aux deux sujets dont il cite les observations
dans son ouvrage.

Le Rouge, persuadé que les hernies ombilicales des enfans se guérissent toujours,
sans avoir recours à l'opération, s'écrie, dans
une note qu'il a ajoutée à l'édition qu'il a
donnée des observations chirurgicales de Saviard : « Quelle manœuvre , grand Dieu !
» tout ce procédé fait frémir. Quelle diffé-
» rence entre la chirurgie actuelle et celle
» de ce temps-là » ! Platner est du même avis
qu'Heister ; au lieu d'une boule d'emplâtre,
il se servoit d'une boule de cire.

Richter employoit pour le même objet la
moitié d'une noix muscade, qu'il assujétissoit
avec un emplâtre agglutinatif; et par ce moyen
il a guéri tous ses malades.

Bichat prétend que cette moitié de noix
muscade devoit, au contraire, introduite dans
l'anneau, s'opposer au resserrement de cette
partie. Mais Bichat n'a pas réfléchi que ces
corps durs imitent simplement, dans leur
action, la pression de la pelote d'un bandage
herniaire ; qu'ils ne font que l'office d'obtur
teur ; que n'étant pas fortement assujétis ils
n'entrent pas dans l'anneau, comme une che-
ville dans un trou. Je suis d'autant plus étonné
que Bichat nie les avantages de ce procédé,

qu'il n'en a pas fait l'expérience. Cependant tous ceux qui en ont employé de semblables , assurent qu'ils ont constamment réussi; et certes , les médecins que je viens de nommer sont des praticiens d'un mérite distingué , et on peut s'en rapporter au résultat de leurs ex- périences.

J'ai été souvent dans le cas de donner des soins à de jeunes sujets , pour des hernies ombilicales; je les ai tous guéris dans l'espace de deux mois au plus , et sans les gêner d'au- cune manière , en plaçant sur l'ouverture ombilicale , après avoir fait rentrer la hernie, un bourdonnet de charpie , trempé dans une dissolution d'alun , et fortement exprimé ; je l'assujétis avec un emplâtre de diachilon ; je place par-dessus un linge en forme de bande qui fait le tour du corps , et soutenu par des scapulaires; je ne renouvelle l'appareil que lorsque le bourdonnet est dérangé. C'est ainsi que j'ai guéri, il y a peu de temps, la fille de M. Gouin , quincailler , corridor de la comédie ; elle étoit âgée de trois ans ; sa her- nie étoit du volume d'une noix. C'est ainsi que j'en ai guéri plusieurs autres , dont il est inu- tile de vous citer les noms , parce qu'il n'y a aucun de vous qui ne puisse rapporter des observations favorables à ce mode de guéri- son , ou à toute autre semblable.

L'on pourroit de même employer un morceau de papier mâché, à l'exemple d'Aëtius,
qui prétendoit, par ce moyen, aidé par un
bandage, guérir toutes les hernies en trois
jours de temps.

La compression est si avantageuse, qu'elle
suffit quelquefois pour guérir les hernies inguinales simples, même à des personnes d'un
âge mûr. Les anciens l'ont reconnu : Ambroise
Paré en cite un exemple. Je pourrois en ajouter deux, pris sur des sujets à la vérité de
18 à 20 ans. L'on doit donc encore mieux
compter sur la compression, lorsqu'on la
pratique sur des enfans, parce qu'alors elle est
aidée par leur accroissement, et par la fermeté que prennent les muscles, la peau, etc.

Il est évident, d'après l'expérience des
hommes célèbres que j'ai cités, d'après l'expérience de tous les jours, d'après la mienne
en particulier, que, pour guérir les hernies
ombilicales des enfans, il suffit le plus souvent de les maintenir réduites pendant un
certain temps.

La nature est, en effet, si disposée à cette
cure, disposition qui tient à l'accroissement
de l'enfant, comme je viens de le dire, qu'il
est très-rare de rencontrer un adulte affecté

d'une hernie ombilicale de naissance. Desault, lui-même, a reconnu qu'il s'étoit quelquefois trop hâté en proposant l'opération. Il
voulut la pratiquer sur un sujet âgé de deux
ans ; les parens s'y opposèrent, et Desault
reconnut, un an après, que, sans avoir employé aucun moyen, cet enfant étoit parfaitement guéri. Chez un deuxième, âgé de 5 ans,
le jour de l'opération étant déterminé, cet enfant prit la petite-vérole. Bien rétabli de cette
éruption, Desault reconnut que l'anneau ombilical avoit diminué de diamètre, et que la
hernie étoit moins volumineuse ; alors il con-
seilla d'en abandonner la cure à la nature ; en
effet, huit mois après l'enfant étoit guéri.

Comment ce chirurgien si célèbre,
pour lequel nous conserverons toujours le
plus grand respect, comment, dis-je, Desault, d'après sa profonde érudition, d'après
sa propre expérience, a-t-il pu se décider à
opérer tous les enfans qui lui étoient présentés avec des hernies ombilicales ?

Une de mes nièces, habitant à quelques
lieues de Lyon, portoit, à l'âge de deux ans,
une hernie ombilicale de la grosseur d'un
œuf de poule, et une autre au pli de l'aine,
de la grosseur d'une noix. Sa mère, qui avoit
été aussi sa nourrice, appliquoit sur ces her-

nies , d'après le conseil de son médecin , des
sachets remplis de poussière de tan, trempés
dans du vin ; mais elle ne visitoit jamais cet
enfant , sans trouver les appareils dérangés.
Malgré cela, à trois ans, cette petite étoit
parfaitement guérie ; et aujourd'hui qu'elle
en a douze, elle continue à jouir de la meilleure santé.

L'on ne peut blâmer M. Martin d'avoir
suivi, pour la cure de cette maladie, la pratique de Desault. Ce n'est pas la première
fois qu'un savant a entraîné dans une erreur
des hommes de mérite. Mais l'on pourroit
reprocher à Bichat d'avoir présenté l'opération comme le moyen le plus avantageux
pour la cure de la hernie ombilicale ; l'on
pourroit lui reprocher d'avoir nié , sans
preuve, les succès des maîtres de l'art , qui
ne la pratiquoient pas, et même de ne les
avoir pas tous cités., en faisant connoître leurs
méthodes de guérison ; c'étoit le seul moyen
de nous éclairer sur le choix de celui que
nous devons préférer.

L'opération de la hernie ombilicale des
enfans n'étant pas toujours un moyen certain
de guérison, des médecins du plus grand
mérite ayant constamment réussi à guérir
ces hernies par la compression ; l'expérience

de tous les jours , et la mienne en particulier ,
confirmant le succès de cette compression ,
j'ai le droit d'en conclure que l'opération de
la hernie ombilicale doit être rejetée de la
pratique.

P. S. Plusieurs membres de l'assemblée ,
MM. Thenance, Buytouzac , Belay , Sailly ,
Laudun , etc. , ont successivement rapporté
des observations qui constatent les avantages
de la compression pour la cure des hernies
ombilicales des enfans. M. Cartier a assuré
avoir vu plusieurs enfans opérés par Desault,
et qui n'avoient pas été guéris de leur hernie.
Il a observé que , la cicatrice n'empêchant
pas toujours le retour de la hernie inguinale
ou crurale chez les sujets qui en avoient été
opérés , on ne devoit pas , à plus forte raison,
compter sur le succès de celle pratiquée à
l'ombilic chez les enfans.

M. Balme , comme le rapporte aussi Sava-
rezy, a vu beaucoup d'enfans nègres affectés de
hernie ombilicale. Les parens n'employoient
aucun moyen pour les guérir ; cependant
ces hernies disparoissoient d'elles-mêmes. Il
en a conclu que les nègres nous donnent en
partie l'exemple de la conduite que nous devons tenir pour la cure de cette maladie.

Aucun membre n'appuyant la méthode de

M.

M. Martin, mes conclusions ont été unani-
mement adoptées (1).

(1) La Société de médecine de Paris, après avoir
pris connoissance, dans sa séance du 18 juin 1811, des
deux mémoires que l'on vient de lire, ainsi que du
rapport qui lui en a été fait par M. Gaultier de Clau-
bry, lequel a emprunté de Desault lui-même, des
divers auteurs et de sa propre pratique, nombre de
de faits qui tendent à prouver l'inutilité de cette opération ; la Société, dis-je, après une discussion assez
longue, et à laquelle beaucoup de membres ont pris
part, s'est prononcée contre l'utilité de cette opération :
1°. parce que la guérison de ces sortes de hernies s'o-
père très-souvent par les seules forces de la nature ;
2°. parce que la compression, seule ou aidée des
moyens toniques, réussit constamment ; 3°. parce que
cette opération mérite le triple reproche d'être douloureuse et non exempte de dangers, si l'on est assez malheureux pour comprendre une portion d'intestin dans
la ligature ; de ne pas réussir ordinairement sans être
aidée de la compression ; et d'être par fois pratiquée inutilement, comme Desault lui-même en rapporte des
exemples. Cependant si, la guérison n'arrivant pas
d'elle-même, et si les moyens compressifs ou astrin-
gens ayant été jugés inutiles ou impraticables,
on se décidoit à l'opération, le mode d'opérer recommandé par M. Martin seroit préférable à celui
de Desault. Et comme c'est plutôt sur ce point de doctrine que sur la nécessité de pratiquer l'opération,
que porte son mémoire, nous pensons qu'il sera lu
avec fruit.   *Note du Rédacteur.*

LITTÉRATURE MÉDICALE FRANÇAISE.

Rapport sur l'épidémie d'Ercole, suivi d'un essai topo-
graphique sur la ville de Caserte et le palais de
S. M.; adressés à S. E. le comte de Mélito, mi-
nistre de l'intérieur du royaume des Deux-Siciles ;
par M. CHAVASSIEU - D'AUDEBERT *, docteur de*
Paris, et médecin de l'armée de Naples.

A Caserte, le 25 février 1807.

MONSEIGNEUR,

**Epidémie
d'Ercole.**

Sur l'ordre que vous m'avez donné, je me suis rendu
à Ercole pour prendre connoissance de l'épidémie qui
a désolé ce malheureux village. Afin de remplir entièrement vos intentions, j'ai cru devoir étendre mes
observations à la ville de Caserte et au château de
S. M. Ce lieu, magnifique et délicieux, mérite singulièrement d'être jugé sous le rapport de la salubrité ;
il convenoit de fixer les idées et les préjugés contradictoires qui se sont élevés en diverses circonstances
à son sujet.

C'est après avoir visité ce pays dans le court espace
de tems que j'ai pu employer ; c'est après m'être aidé
des lumières des personnes instruites de l'endroit, que
je vais avoir l'honneur de vous exposer quelques idées
sur la maladie qui a existé, et qui règne encore, et
sur la situation générale du pays.

L'information que vous avez bien voulu ordonner,
a produit une satisfaction bien vive parmi les pauvres
habitans d'Ercole et chez ceux de Caserte, qui sont très-
voisins du lieu du désastre, et qui d'ailleurs, témoins
des ravages de l'épidémie, sont les premiers à éprouver

l'intérêt et la compassion qu'on en ressent. Tous ont ~~jugé~~
jugé que vous portiez sur eux votre attention, et que
leur sort ou leurs dangers excitoient la sollicitude
de S. M.

Généralités. Le commencement de l'épidémie date
du mois de juillet , ou même de la fin de juin , et ses
effets durent encore. Quoique la forme de la maladie
ait changé , et que ses suites soient actuellement beaucoup moins dangereuses, il n'est pas difficile de reconnoître qu'elle a conservé au fond le même caractère, celui qui distingue les fièvres intermittentes, et
qu'elle se lie à une seule et même cause, l'influence
d'un terrain abreuvé et marécageux , ou les vapeurs
d'une eau altérée et stagnante.

Dans la première période, l'épidémie a eu des
symptômes plus prompts et plus violens ; elle s'est
manifestée par des fièvres rémittentes, c'est-à-dire ,
continues avec accès ou redoublemens ; et la marche
en étoit très-aiguë. Le malade étoit saisi , dès les premiers instans, d'un accablement général, se plaignoit
de froid et d'un grand mal de tête. L'altération du
système nerveux paroît avoir constitué la maladie dans
cette première époque. Quoiqu'il soit fort commun ,
dans les épidémies de cette nature, de rencontrer la
même fièvre pernicieuse avec des symptômes différens sur les divers malades, et de voir les uns attaqués
de vomissemens à chaque retour des accès ou des paroxismes, les autres de coliques, de dyssenterie, de
convulsions, de sueurs abondantes et colliquatives ; il
ne paroît pas qu'on ait observé ou distingué ici toutes
ces variétés. Mais ce qui a été remarqué invariablement, c'est l'état soporeux qui persistoit dans tout

T 2

le cours de la maladie, lequel s'accompagnoit, sur-
tout vers le commencement, de grande céphalalgie.

L'état de prostration augmentoit jusqu'au cinq ou septième jour, et se changeoit alors en une véritable stupeur ou immobilité ; la figure se décomposoit, et les
malades périssoient au plus tard vers le 7°. jour, si
l'administration prompte du kina, précédé de l'émétique, n'avoit pas arrêté ou retardé les accès.

Telle a été la marche rapide de la maladie en juillet
et en août ; elle s'est un peu ralentie en septembre, et
a repris avec vivacité dans les trois mois suivans, d'octobre, novembre et décembre.

On peut appeler la seconde période, l'époque des
récidives. La maladie a changé de forme sans changer
de sujets, puisque la plus grande partie de ceux qui
se trouvoient attaqués alors, l'étoient dès le principe
de l'épidémie ; car ceux même qui sont malades en ce
moment, datent tous de huit mois la première invasion de leur fièvre ; et tous ceux qui ont péri dans la
reprise, avoient été malades précédemment.

Lors de cette seconde époque, on a remarqué encore
des fièvres vives et courtes dans leur terminaison,
c'est-à-dire, des fièvres rémittentes pernicieuses, comme
celles dont nous avons parlé. Cependant il y a eu plusieurs malades qui sont morts d'obstructions et de
jaunisses fébriles, de diarrhées colliquatives et mésen-
tériques, de phthisies, et même d'hydropisies abdominales. La fièvre a donc perdu alors de son caractère
nerveux pour prendre les symptômes de fièvres muqueuses intermittentes.

C'est ce dernier caractère que j'ai retrouvé dans tous
les malades qui restent en ce moment, et que j'ai vi-

excepté un seul individu, et il est même douteux
qu'il ait été parfaitement exempté. Le mal ne pouvoit
pas être plus général. On peut encore juger de sa gravité, si l'on rapproche le nombre des victimes dans le
tableau que nous en avons dressé, et qui se trouve à
la fin de ce rapport. Enfin, si nous ajoutons que nous
venons de trouver plus de la moitié de la population
restante encore malade des suites ou de la continuation de la maladie épidémique, on verra qu'elle ne
pouvoit être plus universelle, et qu'elle égale au moins
par sa durée et par ses ravages, relativement à ce pays,
les épidémies les plus féroces.

M. l'intendant de Caserte a pris, dans ces fâcheuses
circonstances, toutes les mesures que la prévoyance
et l'amour de l'humanité pouvoient suggérer. Les habitans sont infiniment redevables aux vues bienfai-
santes de ce digne magistrat. Nous reviendrons sur
ces mesures qui ont servi efficacement à éloigner la
cause occasionnelle du mal. Il s'agissoit de pourvoir
aux besoins des malheureux et des indigens ; ils manquoient de tous les genres de secours : l'indigence est
le second fléau de cette petite contrée ; ce village sur-
tout ne vit que du travail de la terre, c'est-à-dire du produit des journées des ouvriers, ou de quelques récoltes
de terres affermées. Toutes ces ressources étoient per-
dues ; les travaux et les récoltes étoient abandonnés :
par la bienfaisance de S. M., par les soins et l'activité de M. l'intendant, des secours alimentaires et
des médicamens ont été abondamment distribués
aux nécessiteux ; et les plus malades ont été reçus
dans un hôpital qu'on a établi exprès, et qui a
existé depuis la fin de juillet jusqu'à la fin d'août. Cet

établissement temporaire a certainement produit un très-grand bien ; il a dû diminuer la mortalité : et ce qui le prouve , c'est l'observation qu'on a faite que , parmi les malades traités régulièrement, il en est mort beaucoup moins.

Le principal remède qu'on a mis en usage , et qu'on devoit employer certainement, c'est le quinquina. On le faisoit précéder d'un ou de plusieurs émétiques , et on l'unissoit par fois à d'autres excitans , aux amers ou au camphre. S'il n'a pas produit tout le bien qu'on auroit pu s'en promettre , il faut moins s'en prendre à la forme sous laquelle il a été donné et à l'insuffisance des doses , qu'à la qualité même du remède. Il y a un grand nombre de malades qui ont pris sans succès une quantité énorme de quinquina : quelques-uns ont été jusqu'à 17 et même 26 onces. La femme hydropique dont nous avons parlé plus haut , en a pris une aussi forte quantité. Une femme âgée en a employé 56 onces : nous devons ajouter pourtant qu'elle est guérie. Son gendre , qui est dans la même maison , a été moins heureux. Je présume que le kina dont ces malades ont fait usage, étoit d'une mauvaise nature. J'en ai vu dans les mains d'un malade une petite partie , qui m'a paru très-sophistiquée. Il est donc vraisemblable que ces malades, dans la quantité énorme qu'ils en ont prise , auront reçu des écorces d'arbres différentes du vrai quinquina.

Causes de l'épidémie. Lorsqu'on voit une population toute entière attaquée d'une même maladie, et dans le même temps , on doit en rechercher le principe dans une des choses qui sont communes à tous les individus. Quand des pays très-voisins , usant des mêmes

T 4

alimens, sujets à la même constitution atmosphérique,
occupés des mêmes travaux, sont à l'abri de l'épidémie,
il ne faut en chercher la cause, ni dans la contagion, ni
dans les qualités générales de l'air, ni dans les alimens. Il reste donc à examiner le pays lui-même, ou
les localités les plus prochaines. En procédant de
cette manière, on trouvera, dans le voisinage d'Ercole
et dans la configuration de son sol, un grand nombre
de considérations à établir pour expliquer la naissance
de la maladie et sa nature.

Le village est situé au pied du mont Belvédère, entre, cette montagne et le parc du palais de Caserte,
dont il n'est séparé que par le mur de clôture. Il se
trouve dans un terrain creusé, et plus bas d'une toise
ou deux au moins que le sol du parc, et par conséquent dans une espèce de vallée qui se dirige de l'est à
l'ouest. Ce pays est donc à l'abri des vents du nord par
son rapprochement de la base de la montagne; il reçoit pourtant avec plus de facilité ceux du N. O. par
une grande ouverture qui sépare le mont Belvédère du
mont Saint-Nicolas, qui est vers l'occident. Son horison est encore circonscrit à l'orient et à l'occident par
des montagnes. Il se trouveroit donc dans une situation extrêmement désavantageuse, si plusieurs circonstances locales ne diminuoient ce qu'il y a de défavorable dans cette configuration et dans cet abaissement.
D'abord le sol d'Ercole se trouve, comme toute la
contrée, avoir certaine élévation au-dessus du niveau
de la mer, ce qui contribue à rendre son air plus tem-
péré et plus vif; en second lieu, il est élevé à o
du côté de l'occident, et reçoit avec plus d'
influences du soleil levant, atten

gendrer dans son sein par des causes accidentelles, et
particulièrement si les eaux venoient à séjourner ou à
croupir sur son terrain même ou dans les environs.

Ercole est placé, disons-nous, sur les derrières du
parc, et à la proximité de la grande pièce d'eau appelée la Peschiera, qui est à la partie septentrionale
et occidentale du parc. L'étendue de ce bassin, qui
est de mille palmes sur trois cents, et le volume de
l'eau, qui s'élève à huit ou dix palmes, empêche qu'elle
ne s'échauffe et ne fermente facilement. Le renouvellement du liquide se fait par un tuyau qui peut-être
n'est pas trop proportionné à la capacité du réservoir, mais qui suffit du moins pour remplacer ce qui
se perd par l'évaporation, pour conserver le niveau,
et entretenir un certain écoulement et un peu d'agitation de la masse aqueuse.

Mais cette eau dépose successivement un limon qui
s'accumule et fermente à la fin; il s'y produit des
plantes herbacées, lesquelles augmentent la putréfaction, et engendrent des exhalaisons en tout semblables
dans leur nature, dans leur odeur et dans les effets,
aux vapeurs des étangs ou des marécages. Les poissons que l'on garde dans le vaste vivier, contribuent
enfin à toutes ces émanations. On voit donc qu'il est
indispensable de curer de temps à autre ce fonds va-
seux, qui ne peut manquer de porter dans le voisinage
de funestes influences, et qui nous paroît être l'unique cause à laquelle on puisse rapporter l'épidémie
actuelle.

Tout concourt à le prouver : la nature de la maladie, la marche successive qu'elle a tenue, et les faits
antérieurs que nous avons pu rapprocher de ce qui se

passe aujourd'hui. Cette épidémie est un effet absolument de la nature de celles que produisent les vapeurs
marécageuses ou les vapeurs aqueuses sorties d'un terrain qu'abreuve une eau permanente. L'on peut même
assurer qu'il n'y a que ces sortes d'émanations qui
produisent cette espèce de fièvres. En suivant la direction qu'a tenue l'épidémie , il importe de remarquer
qu'elle a commencé dans la partie d'Ercole qui regarde
le midi et la pièce d'eau. Cette portion du village est
aussi celle qui a le plus souffert. Une maison entre-
autres , qui renfermoit huit personnes , a été dépeuplée
entièrement ; et ces huit personnes sont mortes en peu
de semaines d'intervalle. Le gardien du petit château
dans le parc , et qui couchoit dans une cabane ambu-
lante voisine de la pièce d'eau, a été un des premiers
à gagner la fièvre , et n'en est point encore guéri. Enfin, quoique Caserte ait été préservé de la maladie,
cependant on a observé qu'une petite portion de la
ville, qui s'avance le plus vers le parc, en a éprouvé
quelques effets : certaines maisons de ce côté-là en ont
été atteintes. Si l'on s'étonne que le village ait souffert
seul de la mortalité, et que la majeure partie de Caserte, ainsi que le château qui en est peu éloigné, n'aient
pas éprouvé le même sort, on se rendra facilement
raison de cette différence en considérant que le terrain
d'Ercole, outre qu'il est plus voisin de la pièce d'eau,
se trouve plus enfoncé et plus apte par conséquent à
recevoir et à fixer les vapeurs qui s'y déposent ; en second lieu, étant situé plus près de la base de la
montagne, non seulement il jouit moins de l'action
tempérante et dessicative du vent du nord, mais il
reçoit encore plus vivement l'action directe et les ré-

Epidémie
d'Ercole.

flets des vents méridionaux. Or, on a remarqué avant
l'épidémie , et généralement pendant l'été dernier, une
certaine fréquence des vents siroques ou méridionaux;
et , ces vents, indépendamment de leurs funestes effets,
sont précisément ceux qui peuvent repousser les vapeurs du bassin sur le village. Caserte et le château
ne peuvent recevoir ces influences que par des vents
opposés. Les exhalaisons ont été très - fortes dans le
commencement de l'été. Les personnes de l'endroit ont
observé, dans les mois de juin et de juillet, beaucoup
de vapeurs épaisses et fétides flotter le matin et le soir
sur le parc et aux alentours.

Il ne reste donc , ce me semble , aucun doute sur la
vraie cause occasionnelle de l'épidémie. En se report-
tant aux temps antérieurs, on ne voit pas que cet endroit fût sujet aux épidémies ni même aux maladies
du genre de celles qui viennent de le dévaster. Cependant , en compulsant les registres de la paroisse, on
trouve que dans l'année 1787 il y a eu , dans le printemps et à partir de février , une espèce de mortalité ,
beaucoup moindre que cette dernière pourtant ; mais
on m'a assuré qu'elle avoit eu la même cause, c'est-
à-dire , qu'elle avoit été produite par les eaux du
même bassin, qui n'avoit point encore été curé depuis
sa formation , et qui fut nétoyé l'année suivante, d'a-
près les effets pernicieux qu'on lui attribuoit.

Pour ne rien omettre de ce qui est venu à notre connoissance relativement à cette contrée, nous observerons que, dans cette même année 1787, il régna encore une forte épidémie de fièvres intermittentes dans
les trois villages de Sala , Briano et Puccianello : elle
commença en août et ne finit qu'en mars 1788. Il pa-

roit que cette épidémie s'étendit encore jusqu'au village d'Ercole, au rapport du docteur di Blazio, qui
traita les malades dans ces quatre endroits. Au même
temps, on s'occupoit de la formation du jardin anglais; le canal que l'on y a fait n'étoit point achevé,
de sorte que les eaux séjournoient à la superficie du
terrain ; et telle fut la cause déterminante de la maladie sur les trois villages qui se trouvent à la circonférence du jardin.

La suite au prochain cahier.

---

*Plan d'une médecine naturelle , ou la nature considé-
rée comme médecin, et le médecin considéré comme
imitateur de la nature. Présenté à la faculté de
médecine de Montpellier , le 13 mai dernier ; par
Frédéric BÉRARD , chef de clinique interne et de
perfectionnement , pour obtenir le grade de docteur
en médecine (1) ; avec cette épigraphe :*

> *Homo naturæ minister et inter-
> pres tantùm facit et intelligit, quan-
> tùm de naturæ ordine , re , vel
> mente , observaverit : nec amplius
> scit , aut potest.*
> BAC., Novum organum , aph. 1.

Si, en fait de nomenclature médicale , il suffit
qu'elle soit simple , celle-ci a atteint le but. L'auteur

---

(1) In-4°., avec un tableau des maladies arrangées d'après
la méthode naturelle, et un tableau des médicamens arran-
gés d'après la même méthode. A Montpellier, chez J. Mar-
tel ainé, imprimeur de la faculté de médecine.

ne la fonde pas sur le siége des maladies, avec Lieutaud et Pinel ; ni sur les causes, avec Celse et tous
les galénistes ; ni sur les symptômes, avec de Sauvages; mais sur le traitement. «On s'est récrié avec raison,
dit M. Bérard, contre ces classifications ; et on a senti
que leurs bases étoient mauvaises ; en effet, les siéges
et les symptômes n'indiquent pas, et les causes admises par ces auteurs indiquent mal. Il ne reste qu'une
dernière voie, que tous les physiologistes ont signalée,
et qu'aucun n'a suivie, c'est le traitement ».

L'auteur appelle cette méthode de classification le
naturisme, et se sert d'un singulier syllogisme pour la
faire admettre. « Tout le monde convient, dit-il, de
l'utilité et de la nécessité des classifications nosologi-
ques, mais beaucoup de gens pensent qu'elles sont
impossibles, puisqu'il n'y a rien de plus variable et
de plus composé qu'une maladie. Quelle conclusion
tirer de ces deux propositions ? Chacun sera tenté de
répondre que, dans l'impossibilité où l'on est de faire
de bonnes nomenclatures, il vaut mieux s'en tenir à
celles déjà existantes ; vu que leur nombre est plus que
suffisant pour jeter beaucoup d'embarras dans l'étude et
dans l'enseignement de la médecine. M. Bérard conclut
bien différemment : « Puisque les classifications sont
indispensables, dit-il, *il faut qu'il y en ait, quelque
mauvaises qu'elles soient* ; et puisqu'il est impossible
qu'elles soient sans reproches, il ne faut pas chercher
à faire une classification parfaite, mais chercher celle
qui a le moins de défauts. On ne doit pas chercher ici
une exactitude sévère, pourvu que les maladies soient
rangées selon leur élément principal, cela suffit ».
M. Bérard observe avec raison que rien n'est plus in-

certain, plus variable que le traitement pris dans un
sens général ; que rien ne présente plus matière à
discussion. Mais pour donner plus de fixité à la base
de sa nouvelle nomenclature, il s'en tient au traitement naturel, c'est-à-dire celui qui est fait à l'imitation de la nature, et qui tend à favoriser les crises. Il
regarde la crise comme le but vers lequel tend toujours
la nature ; la crise est en relation avec la cause, les
symptômes et tout ce qui appartient à une maladie, etc. Et pour fortifier les raisons sur lesquelles il
étaye son système, il se sert d'une comparaison un
peu forcée ; tant il est vrai qu'on veut tout faire ployer
à son opinion. « Les botanistes, s'écrie-t-il, n'ont-ils
pas établi qu'il falloit prendre l'organe essentiel pour
fondement de leurs classifications ; la fleur n'a-t-elle
pas mérité sous ce rapport la préférence ? Or, je le
demande, la crise n'est-elle pas à la maladie ce qu'est
la fleur à la plante ; tout tend vers elle, tout se rapporte à elle » ?

On s'apperçoit aisément que, le système de notre
auteur roulant sur la doctrine des crises, il doit commencer par les passer toutes en revue. C'est ce qu'il
fait avec beaucoup de lumière et de sagacité dans
la première partie de son ouvrage. Dans la seconde
partie, il expose son système en disant :

« Si nous embrassons d'un coup-d'œil les nombreuses crises que nous avons établies, nous verrons que
quelque variées qu'elles paroissent, elles ne tendent
qu'à remplir trois indications : augmenter les forces
quand elles sont affoiblies ; les diminuer quand elles
sont excessives ; évacuer ou *altérer* une matière morbifique ; voilà quels sont et quels peuvent être les

effets des crises ; et l'on voit que notre division noso-logique remplit l'idée qu'Hippocrate se faisoit de la médecine , quand il disoit qu'elle ne consistoit qu'à retrancher , augmenter et évacuer. Notre classification n'est appuyée ni sur le solidisme, ni sur l'humorisme, mais sur l'un et l'autre , ou plutôt sur la vérité même; elle n'a pas le défaut des autres nosologies qui n'ont aucun rapport avec les indications , ou ce qui est encore plus mauvais, n'en ont que de chimériques ; c'est , ce me semble , la nosologie des indications , puisqu'elle montre à la fois le mal et le remède. Entrons dans les détails.

» Dans la première classe je range toutes les maladies que la nature guérit par l'épuisement des forces ; les hémorrhagies , les résolutions , les suppurations , les sueurs , les spasmes qui amènent le relâchement, etc., remplissent cette indication. Là viennent se ranger d'elles-mêmes la fièvre inflammatoire , les inflamma-tions aiguës , les hémorrhagies actives , les anévris-mes actifs , pour les maladies du système sanguin ; toutes les névroses toniques ou actives, pour celles du système nerveux. Si j'ai rapproché ces deux ordres de maladies , j'y ai été forcé par l'identité des causes , des symptômes et du traitement; il n'y a entr'elles qu'une légère différence imprimée par le siége. Gri-maud , Baumes , Barthez , Dumas ont démontré cette identité; mais l'on m'objectera que les maladies du système sanguin, dépendant de la pléthore, devoient être rangées parmi les maladies de la troisième classe; je réponds que la pléthore n'est dans ces maladies qu'un élément secondaire subordonné à l'orgasme des solides; que le principal effet de la saignée est si

peu d'être évacuant, qu'on guérit ces maladies sans
saignée, et en produisant le même effet par les émolliens.

» Dans la seconde classe, je range les maladies dans
lesquelles il y a foiblesse, et que la nature ne guérit
qu'en fortifiant, ou plutô' je prendrai ici un caractère
négatif : c'est de l'inertie de la nature si bien marquée,
que je fera(le caractère essentiel de cette classe. Les
inflammations chroniques, sur-tout les muqueuses,
les hémorrhées, les anévrismes passifs, composent le
premier ordre ; et toutes les maladies nerveuses atoniques. le second.

» Dans la troisième classe, je range toutes les maladies qui consistent dans une matière qu'il faut évacuer. Le premier genre est composé des maladies saburrales, bilieuses. pituiteuses, vermineuses; le second,
des maladies dans lesquelles un virus est porté à la peau:
la gale, les dartres, la petite - vérole, la rougeole, la
peste, etc Dans le troisième sont les maladies lymphatiques : la vérole, les scrofules, le rachitis. Dans le
quatrième, les obstructions ; ici la graisse est la cause
matérielle. Dans le cinquième, les maladies terreuses :
le calcul et la goutte. Dans le sixième, les maladies
dans lesquelles il y a un poison qu'on n'évacue pas, mais
qu'on détruit et qu'on *altère*; la fièvre putride et le scorbut appartiennent à ce genre.

» On m'objectera que toutes ces maladies sont différentes : j'avoue qu'elles le paroissent au premier coup
d œil ; mais si on les examine attentivement, elles
se réunissent par l'indication ; dans toutes il faut évacuer un virus, une matière morbifique, peu importe
par quel organe. Cette différence n'est pas essentielle,

et ne peut donner que les caractères des genres et non des classes.

» La quatrième classe renfermeroit les maladies chirurgicales ou organiques , comme Selle les a nommées.

» Je viens de donner le tableau des maladies simples , je vais présenter celui des composées : en effet , nos trois grandes divisions peuvent être considérées comme constituant , par leur réunion diverse , toutes les maladies possibles. Ainsi notre méthode nosologique a tous les avantages de la méthode élémentaire , si bien présentée par Barthez , Grimaud , Dumas et Lordat ; et elle évite le défaut de toutes les nosologies, qui n'ont guère fait mention que des ordres et des genres et non des espèces. Cependant les maladies simples , existant rarement , sont comme des romans pathologiques.

» Les ordres de la même classe peuvent se combiner entre eux : 1°. pour la première classe , les maladies du système sanguin se combinent souvent avec celles du système nerveux ; l'on voit des hémorrhagies nerveuses , des inflammations nerveuses (selon Hippocrate et Sarcone , la pleurésie présente toujours la complication de ces deux élémens) , des anévrismes nerveux , etc. Ici l'élément nerveux est subordonné au phlogistique ; dans les cas suivans , c'est tout le contraire : ainsi nous aurons des manies pléthoriques , des épilepsies , des chloroses , des hystéries sanguines , etc.

» 2°. Classe. Les maladies de cette classe se compliquent entr'elles de la même manière ; il en est de même des maladies de la 3°. classe : ainsi la fièvre

pituiteuse se complique avec la bilieuse , et plus souvent avec la vermineuse , etc.

» Voyons maintenant les complications des maladies d'une classe avec celles d'une autre : ainsi l'on
voit les névroses atoniques , se combiner avec un élément tonique , ou plu.ôt d'irritation. Ce sont les maladies mixtes des méthodistes , les ataxiques des mo-
;dernes.

» Les maladies de la 3ᵉ. classe sont les plus susceptibles de complication : ainsi les maladies saburrales,
bilieuses , pituiteuses, vermineuses , se combinent
avec toutes les phlegmasies ; les hémorrhagies bilieuses trouvent ici leur place.

» On vient de voir la classification des maladies ;
il me sera facile de faire une classification de la thérapeutique , d'après les mêmes principes et d'après les
mêmes divisions. Je reconnoîtrai trois grandes classes
de médicamens: les calmans , les toniques , les évacuans ».

Le tableau placé à la fin de cette dissertation est
tracé sur les principes exposés. Il est clair et méthodique : il comprend le traitement et les médicamens,
et il me semble que, malgré les nombreux défauts
qu'on peut lui reprocher , défauts qui sont communs
à toutes les nomenclatures , il est aussi bien classé que
possible , et pourroit même avoir, s'il étoit *généralement* adopté , son degré d'utilité , en ce qu'il tendroit
à simplifier la médecine, et à la rapprocher de l'état
où elle est sortie des mains de son fondateur. Mais ,
d'une part, l'attachement opiniâtre aux notions que
l'on a acquises, la paresse , les préjugés et l'amour-
propre; de l'autre , la manie des innovations combat-

tront victorieusement contre son adoption; et il en
résultera un systême de plus en médecine, et par conséquent une difficulté de plus.

S.

———

*Pharmacopée générale , à l'usage des pharmaciens et
des médecins modernes , ou dictionnaire des préparations pharmaceutico-médicales simples et composées , les plus usitées de nos jours , suivant les
nouvelles théories chimiques et médicales ; par L.
V.* BRUGNATELLI (1).

Pharmacop
générale.

La traduction de cet ouvrage est dédiée à **M.** le
baron de Corvisart ; elle est précédée d'un avertissement dans lequel le traducteur , **M.** Planche , fait
l'apologie de Brugnatelli , et déclare à ses lecteurs
qu'il a été secondé dans son entreprise par **M.** Fou-
quier , médecin de la Charité , et son ami.

Il paroît , dès les premières lignes de cet avertissement ; que l'ouvrage dont **M.** Planche semble d'abord
n'annoncer que la traduction , a éprouvé sous sa main
des changemens et des augmentations telles, qu'on
pourroit d'avance le regarder comme ayant été totalement refondu. Il y a ajouté des analyses ; il a substitué une instruction de **M.** Chaussier au tableau
comparatif des poids et mesures ; il a fait des remarques nombreuses sur les procédés opératoires ; il en a
proposé de nouveaux ; il a donné des analyses des eaux
minérales le plus souvent employées en France ; et

———

(1) Voyez l'annonce bibliographique, t. 41, p. 120.

il a joint à sa traduction la synonymie des nomenclatures de Brugnatelli, avec des notes explicatives, telles
qu'elles ont été traduites et pub'iées par Van-Mons.

Le traducteur a substitué un nouvel alambic à l'a-
lambic italien ; il a donné la description d'un serpentin
à boule, et d'un condensateur à cylindre; celle de l'entonoir à robinet, de son collègue M Boulai, pour la
préparation de l'æter phosphorique, etc.

Il a rapporté, à la fin du deuxième volume, des
articles qu'il s'est apperçu avoir été omis ; et, dans
une appendice, il a réuni une suite de préparations
magistrales qui ne sont pas assez généralement connues. Il a joint à l'ouvrage de Brugnatelli une table
de solubilité des sels, traduite des élémens de chimie
du même auteur, et une autre table de Vauquelin,
exprimant les degrés aréométriques et les pesanteurs
spécifiques des différens mélanges d'acide sulphurique
et d'eau.

On ne sauroit, nous le répétons, se le dissimuler ;
à la pharmacopée générale de son auteur, le traducteur a fait des changemens tellement multipliés, et
des additions tellement nombreuses, qu'on peut dire,
sans crainte de contradiction, que c'est un ouvrage
nouveau qu'a fait M. Plauche, d'après un ouvrage de
M. Brugnatelli.

Considérons maintenant cette traduction, et profi-
tons de la circonstance pour faire connoître le livre
en lui même ; c'est ainsi que nous parviendrons à découvrir si les qualités premières, c'est-à-dire l'ordre
et la clarté, se trouvent ici réunies ; chose toujours
indispensable dans un traité didactique.

Le premier chapitre est intitulé *végétaux et parties*

*des végétaux que l'on conserve dans la pharmacie
pour l'usage médical.*

Dans cette espèce de catalogue , fait par ordre
alphabétique , Brug. s'étoit borné à donner le nom
français des plantes , ainsi que le nom latin d'après
Linnée. M. Planche y a ajouté en notes , des idées
succinctes sur les analyses qui ont été faites de ces
plantes , soit par lui , soit par d'autres chimistes; on
pourroit peut-être l'accuser d'avoir adopté quelquefois légèrement des assertions dont les preuves ne seroient pas toujours irréfragables ; mais enfin on étudie
aujourd'hui la chimie avec tant de persévérance et
tant d'enthousiasme , que chacun se croit en état d'a-
nalyser , chose que nous sommes bien éloignés de
penser ; car , à coup sûr , on reviendra avec le temps
sur un grand nombre d'opérations ou d'essais de ce
genre ; et , en les retravaillant , on s'appercevra qu'il
faut de grandes lumières et une grande expérience
pour oser entreprendre de faire une analyse ; au reste ,
les notes dont M. Planche a accompagné l'ouvrage de
Brug. , sont en général faites avec soin , et présentent
un grand degré d'utilité à tous ceux qui veulent étudier
la pharmacie. Nous ferons cependant à cet égard une
observation , c'est que dans le moment même où
la médecine clinique s'occupe à faire rentrer la matière médicale dans les bornes d'où elle n'eût jamais
dû sortir , et à la réduire aux substances dont les vertus médicamenteuses sont reconnues et confirmées ,
Brugnatelli est tombé dans l'illusion si commune à la
majeure partie de ceux qui s'étoient occupés du même
objet avant lui , c'est-à-dire qu'il a fait entrer dans
son catalogue , des végétaux dont les effets sont plus

que douteux ; nous désirons bien sincèrement , pour
l'honneur de la médecine , et pour le plus grand avantage des malades, qu'on revienne enfin de cette erreur,
et que les auteurs se renferment dans un petit cercle
de remèdes bien connus et bien éprouvés ; alors , à
coup sûr , la médecine sera véritablement utile à ceux
qui en auront besoin.

Le deuxième chapitre est intitulé *pharmacie pratique*. Ici l'auteur donne la définition des opérations
pharmaceutiques , et la description des instrumens
propres à cette espèce de travaux. L'exposé nous en
a paru peut-être un peu trop racourci; mais les expressions de l'art , telles que celles d'évaporation, de va-
porisation , de sublimation , etc. , y sont ramenées et
définies avec exactitude. L'auteur y fait connoître les
diverses espèces de *luts* , et y donne la description
des différens thermomètres connus , dont l'emploi
devient si souvent indispensable dans la pratique de
la pharmacie.

Viennent ensuite les poids et mesures. C'est ici que
M. Planche a cru devoir substituer l'instruction sur
les mesures officinales du professeur Chaussier , à la
table placée par Brugnatelli dans son ouvrage. Ce
mémoire, car c'en est un , est fait avec un soin si
particulier , comme tout ce qui sort de la plume de
M. Chaussier, que l'élève le moins formé , même
celui qui n'a pas encore fait les premiers pas en pharmacie, sera suffisamment instruit de tous ces détails ,
lorsqu'il en aura pris connoissance ; on ne peut que
louer notre traducteur d'avoir eu l'idée de substituer
cette instruction de Chaussier à la table des poids et
mesures de Brugnatelli.

Préparations et compositions pharmaceutiques.

Nous entrons ici dans le champ le plus vaste de
l'ouvrage. Cette partie, qui est aussi présentée en
forme de dictionnaire, a été extrêmement étendue par
le traducteur. Les additions qu'il y a faites sont très-
considérables, et les notions qu'on peut y puiser sont
d'autant plus précieuses, qu'il est impossible de se les
procurer autrement qu'en faisant la recherche dans
un grand nombre de livres, qu'on n'a pas toujours sous
la main, et qu'il n'est pas très-facile de se procurer,
lorsqu'on est éloigné des grandes bibliothèques.

Prenons pour exemple les substances vénéneuses.
Tous les articles de cette nature, ainsi que les autres,
y sont énoncés en français, en latin, en italien et en
anglais. On y donne la manière de les préparer pour
l'usage de la médecine ; on présente à chaque article
les moyens d'en combattre les effets lorsqu'on les a
avalés comme poison ; on y trouve le moyen de reconnoître la substance avec laquelle on a été empoisonné ;
la manière d'en faire l'analyse ; le mode de préparation
comme médicament ; le mode de prescription ; les
vertus ; l'usage interne et externe ; la dose à l'intérieur
et à l'extérieur ; leur action vénéneuse ; les antidotes
internes et externes. On peut dire qu'il n'est point d'ouvrage de cette espèce qui offre des lumières aussi utiles
à la pratique de la médecine dans un cadre aussi res-
serré.

Parmi les articles qui sont traités en grand dans
cette partie de l'ouvrage, on ne peut s'empêcher de
remarquer les *eaux minérales.* M. Planche ne s'est
pas contenté du petit nombre d'eaux minérales artificielles dont Brugnatelli avoit fait l'énumération, il a

présenté, comme une chose utile à ses confrères et à la
médecine , le tableau des résultats d'analyses des eaux
minérales naturelles le plus employées , et les formules usitées pour les imiter. Ces formules sont au
nombre de trente , et précèdent une liste de vingt-trois
autres formules , des *proportions* et *composants* les
diverses eaux minérales d'Italie.

Les *éthers* , préparations pharmaceutiques singu-.
lières , ainsi que le dit Brug. , et des plus utiles en
médecine , occupent ici une place distinguée, Il faut
lire dans l'ouvrage même ce qu'en a dit l'auteur, et les
additions de M. Planche ; elles mettront ceux qui
n'ont pas suivi cette partie, au courant des découvertes
nouvelles en ce genre , et particulièrement des travaux
de MM. Thenard et Boulay. Cet article , très-étendu,
est traité de la manière la plus satisfaisante.

Une table *posologique* et toujours alphabétique se
trouve placée ici ; elle est destinée à indiquer les doses
des remèdes qu'on a négligé de relater dans le cours de
l'ouvrage. Elle supplée , pour ceux qui en ont besoin ,
l'usage où l'on est ordinairement dans les matières
médicales , de mentionner ces mêmes doses à la fin
de chaque article

La *synonimie* des nomenclatures modernes qui vient
ensuite, est destinée à faire connoître la différence
qui se trouve entre la nomenclature française et celle
de Brugnatelli. Nous ferons , à l'égard de ce travail de
M. Planche , une observation qui n'aura , je pense ,
échappé à aucun de ceux qui liront la *pharmacopée*
générale. Il est extrêmement malheureux pour une
science quelconque , que le langage de cette science
ne soit pas un et réduit à l'expression la plus simple

selle. Il s'est écoulé à peine vingt ans , depuis que la
langue chimique a pris un caractère de vérité , puisé
dans la nature et dans les effets des principes dont se
composent les substances qui en sont l'objet. C'est
ainsi que les sels neutres tirent aujourd'hui leur nom
de leur radical et de leurs bases salifiables ; et c'est
lorsque des hommes célèbres ont passé une partie de
leur vie à créer une telle nomenclature , qu'on veut
opérer des changemens qui s'éloignent tellement des
nouvelles réformes , qu'on croiroit , faute d'y penser
sérieusement , que ces derniers coups de main étoient
indispensables aux progrès de l'art , lorsqu'au contraire ils ne font réellement que brouiller les idées.
Mettons-nous donc en garde contre ces dangereuses
innovations. Lorsqu'en étudiant une science , il faut
commencer par étudier celle des mots , d'un côté on
perd beaucoup de tems sans en retirer aucun fruit , et
de l'autre la science elle-même devient obscure , difficile, et l'on finit par ne plus s'entendre. Lavoisier ,
Guiton , Fourcroy , Chaptal , Bertholet parlent trop
bien la langue chimique , pour que des changemens
suggérés par le desir des innovations ne nuisent pas
à la chose chimique elle-même. Gardons-nous de vouloir mieux faire qu'eux , probablement nous ferions
plus mal ; et Brugnatelli se fût épargné beaucoup de
peine , qu'il a pris en pure perte , s'il s'en fût tenu à
la nomenclature française.

Un tableau de la force des acides, d'après les observations de Bingley , et un autre des sels qui ne peuvent se trouver ensemble de Kirwan ; des exemples
de décomposition réciproques dans les sels alkalins et
terreux ; la table de M. Vauquelin exprimant les

quantités d'acide sulphurique contenues dans des mélanges d'eau et de cet acide à divers degrés à l'aréo-
mètre , avec la pesanteur spécifique de ce même mélange; une table de solubilité des graisses par l'alcohol
et l'éther sulphurique par Boulay ; une table de solubilité des huiles fixes fluides dans l'alcohol rectifié à
40 degrés par M. Planche; une table de solubilité
des huiles fixes dans l'éther acétique non acide,
et quelques autres tableaux, au nombre de douze,
terminent cette traduction.

Le deuxième volume de cet ouvrage présente à la fin
la description d'un nouvel alambic , d'un serpentin à
boule et d'un condensateur à cylindre ; la description
et l'usage de l'appareil de compression pour la préparation des eaux minérales acidules; la description d'un
appareil pour le carbonate d'ammoniaque ; la description d'un appareil pour l'éther sulphurique ; et la description d'un entonoir à double robinet , employé par
M. Boulay à la préparation de l'éther phosphorique
et sulphurique. Toutes ces descriptions sont accompagnées de gravures , retraçant parfaitement les objets
qu'elles représentent.

Nous desirerions qu'il nous fût possible de donner
ici la description de l'alambic , que M. Planche a
substitué à l'alambic italien ; du serpentin à boule et
de l'appareil de compression , machine de création
moderne , et indispensable dans la confection des
eaux minérales acidules artificielles; mais les bornes du
journal de médecine ne nous permettant pas de trans-
crire ici ces descriptions en entier , nous conseillons
d'en prendre connoissance dans l'ouvrage lui-même.

Nous dirons , en terminant cette analyse , que la

Pharmacop
générale.

pharmacopée générale étoit en elle-même une production digne du célèbre professeur de Pavie ; elle a
été travaillée avec soin , et devoit rendre , par la manière dont les matières y sont traitées , des services
importans à ceux qui s'occupent de cette partie ; mais
M. Planche y a fait des augmentations et des changemens qui doivent la faire regarder , ainsi que nous
l'avons remarqué d'abord, à peu de chose près, comme
l'une des collections les plus complètes que nous
ayons en ce genre.   M....N.

*Notice sur les maladies des végétaux , causées par
la présence des insectes et des plantes parasites ,
particulièrement par les plantes cryptogamiques ;
par M. L. HANIN, D. M.*

Maladies
des végét.

Les végétaux sont , comme tous les êtres organisés
vivans et sensibles, exposés à une multitude d'altérations auxquelles il convient de donner le nom de *maladie*, en prenant ce terme dans son acception la plus
étendue.

Parmi le grand nombre de maladies connues qui
font languir toutes les parties des végétaux , ou qui
altèrent ou désorganisent leurs tissus, on a observé que
la plupart ont , avec les affections auxquelles sont exposés l'homme et les animaux , le plus grand degré
d'analogie ; qu'il en est aussi qui leur sont propres et
qui dépendent entièrement de leur conformation, de
leur mode de sensibilité et de leur idiosyncrasie.

L'organisation des végétaux , comparée à celle des
autres êtres organisés vivans , paroît en effet de la plus

liée à l'ensemble de l'organisation de toutes les parties
qui l'entretiennent, qu'il résulte tous jours quelque désordre plus ou moins grand de leur altération ou de leur
dérangement partiel. Dans les végétaux au contraire, et
dans quelques familles d'insectes ou de vers, que leur
grande simplicité d'organisation place au dernier rang
dans l'échelle des êtres, la vie est moins *une*; elle est
plus partagée, plus isolée dans les différentes parties
ou organes. Dans les végétaux principalement, la vie
peut s'isoler en autant de vies particulières qu'il y a de
parties distinctes et susceptibles d'en être séparées par
un moyen quelconque. Chaque fibre végétale est,
comme chaque portion d'un polype, un individu qui
a en soi, indépendamment des autres, ses moyens
d'accroissement, de conservation et de reproduction.

C'est pour n'avoir point réfléchi sur ces phénomènes
si importans de la vie végétale, que la plupart de ceux
qui ont traité de la pathologie des plantes, ont introduit dans leurs écrits une théorie si souvent obscure et
si contraire à l'observation. La classification qu'ils
ont admise est presque toujours arbitraire et fondée
sur des suppositions gratuites. Ces défauts seront apperçus par tous ceux qui apporteront, dans l'examen des
faits, une logique sévère, et qui y seront conduits par
la méthode savante et lumineuse des physiologistes
modernes.

Comme je ne me suis proposé de parler, dans cette
notice, que des maladies des végétaux qui sont causées
par la présence des insectes qui se nourrissent de leur
substance, ou qui y établissent leur demeure, et de
celles causées par la végétation parasite des plantes
cryptogames, je me bornerai à l'examen de ces deux

genres d'affection. J'aurois pu, sans doute, lier un plus grand intérêt à mon sujet, en présentant une mé- thode de classification fondée sur l'examen physiolo- gique des faits qui appartiennent à la vie des plantes et à leurs diverses altérations. C'est positivement parce que les faits me manquent que je n'ai présenté au lec- teur qu'une petite partie de ce grand tableau, qui doit réunir un jour l'ensemble de toute la pathologie vé- gétale.

Galles, *gallæ*. Je range sous cette dénomination toutes les maladies des plantes produites particulière- ment à l'extrémité des jeunes rameaux et sur les feuil- les, par la piqûre ou la morsure des insectes ; mala- dies qui ont reçu le nom de *carnosités*, *excroissances*, *loupes*, *verrues*, etc. Toutes les espèces de galles sont formées par l'extravasation du suc séveux ou du *cambium* de la plante ; elles sont molles, membraneuses, soli- des ou spongieuses ; régulières ou irrégulières.

Les sucs de la plante, en s'échappant par une très- petite ouverture faite à l'écorce par l'insecte qui a dé- posé ses œufs sur la surface extérieure se convertissent en une masse écumeuse qui ressemble parfaitement à de la salive (1). Cette masse prend de la consistance et s'organise peu à peu pour se transformer en galle qui, à la longue, acquiert la dureté du corps ligneux.

On trouve, vers le milieu de l'été, sur la surface supérieure des feuilles du hêtre, du tilleul, des peu-

---

(1) On observe ces sortes d'extravasations écumeuses des sucs séveux sur un grand nombre de plantes herbacées de nos prairies ; elles renferment les larves de plusieurs espèces de cigales.

pliers , des espèces de follicules , de cornets ou de
carnosités coniques, d'une couleur rougeâtre, d'une
consistance molle , et dont l'intérieur présente une cavité qui recèle un vers, une larve ou un insecte ailé.
Ces espèces de galles servent d'abri à ces insectes pendant que s'opèrent leurs différentes métamorphoses ,
et ne disparoissent qu'avec la feuille même. Les follicules ex avées que l'on observe si communément
sur les feuilles des chênes de nos forêts, se rapprochent
de ces gales, et ont été mal à propos décrites par
quelques naturalistes comme des champignons appartenant au genre *peziza*, Linn.

Il faut encore rapporter à cette division ces carnosités larges et plus ou moins régulières , qui s'étendent
sur toute la surface des feuilles de quelques *cerastium* ,
de la *veronica chamædrys* , Linn.; du *lotus* , de l'ai-
relle, *vaccinium myrtillus* , Linn. On rencontre encore des galles molles sur les tiges de la sauge, *salvia
officinalis* , Linn.; sur celles du lierre terrestre , de la
germandrée , *teucrium chamædrys* , Linn.; du thym ,
etc. ; sur les feuilles et sur le fruit du prunelier, *pru-
nus spinosa* , Linn. Ces espèces de gales sont ordinairement colorées et très-irrégulières.

Le bédéguar, ou éponge d'églantier, *spongia bede-
guaris*, est une excroissance spongieuse que l'on trouve
sur la plupart des espèces de rosiers sauvages de nos climats, et particulièrement sur les tiges, les rameaux et les
feuilles des deux espèces désignées par les botanistes
sous le nom de *rosa canina* et *rosa rubiginosa*. Rien de
plus extraordinaire que cette production , qui provient
de la piqûre d'une espèce de *cinips* (*cinips rosæ*, Lin.) ;
sa forme est très irrégulière et souvent bisarre ; elle

est

est composée d'une partie centrale, arrondie, creusée
de cellules qui renferment les œufs ou les larves de
l'insecte Cette partie a sa surface recouverte d'un grand
nombre de filamens capillaires, simples ou ramifiés,
d'une couleur rousse ou rougeâtre, et dont la réunion
et l'entortillement font ressembler le bédéguar à une
éponge. Ces filamens sont, comme je m'en suis assuré, une expansion ou une végétation de l'épiderme.
Le bédéguar, comme la plupart des galles, a une saveur amère et astringente Cette propriété l'a fait recommander dans quelques maladies : aujourd'hui on·
n'en fait plus aucun usage.

Les boutons qui terminent les jeunes rameaux du
saule (*salix alba*), sont singulièrement exposés à la
piqûre des insectes. Ils se gonflent alors au lieu de s'al-
longer ; leurs écailles se dilatent et s'épaississent ; elles
s'écartent de leur axe commun, et imitent assez bien
une rose. Cette espèce de galle porte le nom de *galle en
artichaut*, ou de *galle écailleuse* (*squammatio*) : je
l'ai quelquefois observée sur le chêne (1).

Le chêne est, parmi les végétaux de nos forêts, celui qui nourrit le plus grand nombre d'insectes ; les
uns trouvent un aliment convenable dans les sucs propres de cet arbre ; les autres, véritables *insectivores*,
livrent aux premiers une chasse continuelle, et se
nourrissent de leurs cadavres. Plusieurs espèces de cinips décrites par Linnée, Fabricius, Geoffroi et Réau-
mur, produisent, par leurs piqûres, sur les jeunes

_____

(1) Cette espèce est produite par la piqûre du *cinips quer-
cûs gemmæ*, Linn.

rameaux, sur les pétioles, sur les feuilles et sur les
calices, un grand nombre de galles qui varient dans
leurs formes, leur couleur, et dans leur consistance.

Les galles du chêne prennent un accroissement rapide ; elles forment des protubérances arrondies, dont
l'intérieur est creusé d'un plus ou moins grand nombre
de cellules ovales, lisses à l'intérieur, et renfermant
un vers ou un insecte parfait. Ce vers se nourrit aux
dépens des loges qu'il mine intérieurement, ou avec
le suc séveux qui suinte au travers de leurs parois.
L'insecte, parvenu à sa dernière métamorphose, perce
sa loge et s'en échappe, ce qui donne souvent à celle-
ci un aspect *cribreux* ou spongieux.

Les galles du chêne de notre pays sont composées
d'une substance molle et spongieuse ; elles sont très-
légères, contiennent peu d'acide gallique, et ne sont
plus employées de nos jours que dans quelques tein-
tures communes ou dans quelques remèdes empyri-
ques. Elles se développent sur les rameaux du chêne
(*Q. robur*, *Q. pedunculata*), sur ses pétioles (1), sur
la surface supérieure et inférieure de ses feuilles, et
sur les calices du gland (2).

La noix de galle du commerce (*galla*, *nux galla*)
croît sur une espèce de chêne (*quercus infectoria*) que
l'on rencontre abondamment dans la Syrie, dans

_____

(1) Les galles qui naissent sur les pétioles sont quelquefois
petites, arrondies, réunies en grand nombre, et imitent une
grappe de raisin, ce qui leur a fait donner le nom de raisin
de chêne.

(2) Voy. les intéressans mémoi... ... ... sur la formation de ces gall... Mémoires ...

l'Asie mineure et dans quelques îles de l'Archipel.
Ces noix sont des corps globuleux, couverts de petites
éminences qui les rendent rabotteuses ; leur couleur
est noirâtre ; verdâtre ou grisâtre ; leur consistance
dure et ligneuse ; l'intérieur offre souvent des points
brillants qui ont l'apparence de cristaux. La saveur
de ces noix est fortement astringente ; elles contiennent
de l'*acide gallique*, que l'on en extrait au moyen de la
chaleur ou par la volatilisation. Ces galles sont très-
employées dans les arts pour la teinture noire, et en
médecine comme astringent;

Les différentes espèces de galles que nous venons
d'examiner, peuvent être considérées comme autant
d'espèces de maladies des végétaux, qui appartiennent
au même genre, qui reconnaissent une seule et même
cause, et qui ne diffèrent que par quelques qualités
de forme, de couleur et de consistance. Ces maladies,
purement locales, n'altèrent et ne désorganisent nullement le tissu des rameaux ou des feuilles. Je n'ai jamais observé qu'elles leur nuisissent en aucune ma²
nière. Les végétaux sur lesquels on les observe le plus
communément, et particulièrement le chêne, sont faits,
pour ainsi dire, à ces sortes de végétations ; et la nature,
qui a placé sur chaque plante une ou plusieurs espèces
d'insectes, ne les a pas toujours destinés à leur nuire ;
mais a voulu établir ainsi une suite d'harmonie qui lie
les deux règnes les plus voisins ; et qui les mettent sous
une dépendance réciproque. Il seroit impossible d'ailleurs de préserver un arbre quelconque de la piqûre des
insectes. Ainsi, cette maladie seroit nuisible, qu'elle seroit également sans remède. Les *galles en artichaut*, ou
le *bourgeonnement rosacé* que nous avons décrit, est la

X 2

seule espèce de galle nuisible aux végétaux de notre
climat. Cette maladie, que l'on observe sur le saule ,
sur le thym et sur quelques autres plantes , est rare , et
mérite tout au plus l'attention des curieux.

Loupes. Les blessures faites aux arbres , soit par la
morsure des insectes , soit par les défenses ou les pieds
des animaux , soit enfin par des instrumens piquans ,
tranchans ou contendans , font naître ces excroissances
auxquelles on a donné le nom de loupes ou d'exostoses
(*lupia* , *exostosis* ; *tuber lignosum*). Cette difformité
est produite par une extravasation des sucs nourriciers
au *cambium* , qui , n'étant plus contenus dans leurs canaux ou dans leurs cellules , s'organisent d'une manière irrégulière , et forment à la longue ces masses
ligneuses et orbiculaires que l'on voit sur le tronc de
certains arbres. L'orme , qui couvre toutes nos grandes
routes , est plus disposé qu'aucun autre à ces sortes de
végétations. On a cru en reconnoître la cause dans les
accidens auxquels il est sans cesse exposé , aux élague-
mens trop souvent répétés de ses branches et de ses
rameaux. Il seroit peut-être aussi convenable d'attribuer cette cause au prodigieux accroissement de son
corps ligneux , à sa prompte solidification et au refou-
lement des couches corticales et des sucs nourriciers
que contiennent ses vaisseaux. J'ai toujours observé
sur les ormes plantés au milieu des forêts , et à l'abri
de tous les accidens produits par les animaux , les voitures , etc., un grand nombre de loupes sur la base du
tronc , et dont quelques-unes étoient très-volumi-
neuses.

Les loupes croissent sur les troncs et sur les racines
des végétaux ligneux. Les premières présentent dans

tails des mesures qu'il seroit convenable d'adopter ,
au cas que la peste ou toute autre maladie contagieuse,
accompagnée d'une grande mortalité , passât les bar-
rières de la quarantaine , et se montrât au milieu de
nous.

Il y a si long-temps que la peste n'a pas paru dans
notre patrie , qu'il est en quelque façon nécessaire
de se retracer les malheurs qui marchent à la suite du
plus grand fléau auquel la race humaine soit exposée ;

ou d'y apporter un prompt et efficace remède s'ils nous attei-
gnent. La peste continue à faire ses ravages en Asie et en
Afrique ; la fièvre jaune, avec laquelle elle a quelque analogie, désole fréquemment les villes maritimes des Etats-
Unis de l'Amérique et des îles ; elle a épouvanté l'Europe
et détruit un grand nombre d'hommes à Cadix , à Malaga
et à Livourne ; et lorsqu'elle est venue répandre la terreur
dans ces villes, on ne doutoit pas que l'Europe ne fût à
l'abri d'un pareil fléau. Toutes les précautions prises avec
tant de soin pour empêcher son introduction , n'ont pu nous
en préserver. Nous sommes fort loin d'être surs que le principe en est éteint là où il a existé ; et il n'y a pas de raisons
suffisantes pour nous rassurer complètement sur l'introduction de la peste dans les villes maritimes qui ont des rela-
tions constantes avec les régions où cette affreuse maladie
est endémique. Ce qu'il y a d'important à faire , c'est de
rassembler dans un petit corps de doctrine ce qu'on a dit et
fait de mieux soit pour empêcher les agens contagieux de
se répandre au loin , soit pour les anéantir. Ce travail a
été exécuté en Angleterre par ordre du Roi , et se continue
encore actuellement. Une association de médecins du premier mérite publie le résultat de ses travaux , et c'est ce
résultat dont nous offrons la traduction , nous réservant la
faculté d'y ajouter quelques notes et quelques réflexions.

Note du Traducteur.

afin que nous ne soyons que plus disposés à nous soumettre aux lois et aux réglemens auxquels nous appel-
leroit une circonstance aussi triste. Il est hors de doute
que le tableau des maux les plus affreux qui affligent
l'espèce humaine, se voit dans les effets produits par
une contagion pestilentielle qui s'étend au loin ; et
quand on considère la grandeur de nos villes et leur
population, particulièrement de notre capitale, nous
pouvons dire qu'il y a peu de nations qui eût plus à
redouter cette calamité que la Grande-Bretagne. La
mort de milliers d'individus, l'interruption du commerce, la cessation des travaux des manufactures, la
diminution du revenu public, etc., sont quelques-uns
des maux certains qui accompagnent la peste, et probablement ne sont que les moindres. En conséquence,
les réglemens et les ordres nécessaires pour arrêter ses
progrès, ou pour l'éteindre à la première apparition,
quelque stricts qu'ils soient, ne peuvent être considérés comme trop durs ou trop sévères, quand on
pense à la grandeur et à l'importance de leur objet ;
et sûrement on ne doutera pas que la nation entière
n'ait la sagesse d'adopter universellement des mesures dont les avantages et la nécessité sont si évidens.

Nous observerons que les réglemens suivans sont
fondés principalement sur l'expérience de la maladie
appelée la peste (κα εξιχεν), ou la peste du levant ;
et comme on ne connoît pas de maladie qui égale ;
et encore moins qui surpasse sa nature funeste et
contagieuse ? il semble conforme à l'analogie et à la
raison de penser que les précautions qu'on a trouvées
suffisantes pour s'en garantir, auroient un effet pareil

ter, ou contre toute autre maladie contagieuse et
mortelle.

Une expérience qui date de plusieurs centaines
d'années, a appris que la peste se communique par
l'approche, ou par le contact de la personne malade,
de ses habillemens et de ses linges, lesquels ayant été
imbibés du poison, peuvent le conserver. Il suit de
là qu'il est nécessaire de rester à une certaine distance
des personnes atteintes de la contagion, et même des
choses qui y ont été exposées. Tel est le grand principe pour éviter la contagion, et nous ne le perdrons
pas de vue. Toutes les règles de la quarantaine repo-
sent sur cette base. La séparation des malades de ceux
qui sont bien portans, nous offre le seul moyen qui
promette quelque sûreté contre la communication et
le développement de ce fléau.

Plusieurs circonstances qui nous sont propres, démontrent l'importance et les bons effets de ces précautions. Depuis l'an 1720, époque si fatale à Marseille, plusieurs personnes dès lors ont été atteintes
de la peste dans le lazareth de ce port de mer; néanmoins les précautions qu'on a constamment prises
pour éviter toute communication, ont empêché la
maladie de se répandre; et même des personnes
demeurant sous le même toit, mais dans différens
appartemens, n'ont nullement souffert, parce qu'elles
ont évité tout rapprochement et toute communication.
La pratique, dans les factoreries d'Alep et villines,
de se renfermer, nous offre un exemple du même
genre. Les marchands continuent le... avec
toute la sûreté possible au centre d'une...
tandis que les habitans des maisons...

tinuent de communiquer avec le peuple, deviennent
des victimes de la maladie.

En 1771, la peste exerça ses ravages à Moscow, et
dans le mois de septembre de la même année, détruisit 27,000 ames, tandis que la noblesse et les gens
riches qui purent s'enfermer dans leurs palais ou leurs
maisons, souffrirent très-peu; et Mertens, médecin
de cette ville, nous apprend qu'elle se manifesta sept
fois, à époques différentes, dans l'hôpital des orphelins, qui renferme 1,400 personnes, et qu'elle fut
souvent étouffée dès sa naissance au moyen d'une
sévère réclusion. De même, nous savons que pendant
la durée de la maladie pestilentielle qui a été dernièrement si funeste à Malaga, les habitans de Medina-
Sidonia n'en furent nullement atteints, aussi long-
temps que le gouvernent fit tenir les portes de la ville
fermées; mais la maladie y pénétra aussitôt que
les communications furent permises : alors, par une
police judicieuse et vigilante, la maladie fut bornée à
un des quartiers de la ville, et n'étendit pas ses ravages en-delà. La peste s'est montrée plusieurs fois dans
nos armées, pendant nos dernières campagnes d'E-
gypte; mais par les soins qu'on prenoit de séparer les
malades, et d'empêcher les communications, telles
que celles que permettent les Turcs dans de semblables occasions, le mal fut relativement petit, et la

Si nous consultons l'expérience des siècles passés,
nous trouverons avec plaisir que la pratique de nos
ancêtres, en remontant jusqu'au règne de la reine
Elisabeth, nous offre plusieurs excellens réglemens
qu'on peut fort bien adopter aujourd'hui. Nous avons
pensé qu'ils étoient d'autant plus dignes de notre
attention, non-seulement parce qu'ils portent le sceau
de l'expérience, mais encore parce que leur exécution
n'a rien qui ne soit d'accord avec les lois et la constitution du royaume, l'autorité des magistrats étant le
seul pouvoir auquel on ait recours. Mais, quoique
nous approuvions l'esprit dans lequel les réglemens
étoient exécutés, nous n'en condamnons pas moins
quelques-uns d'entr'eux, qui nous paroissent singulièrement déraisonnables, sur-tout dans ce qui concerne l'ordre d'enfermer ensemble, dans les maisons
infectées, les malades et les bien portans. Ce procédé,
dans ses conséquences, étoit aussi funeste au public
en général, que cruel envers les individus ; car
la crainte d'être renfermé faisoit que toutes les personnes qui se trouvoient auprès des malades, ca-
choient la maladie aussi long-temps que possible ;
et, quand il n'y avoit plus moyen de le faire, et que
le magistrat avoit apposé sa marque sur la maison
infectée, l'horreur de leur situation portoit ceux qui
y étoient renfermés au désespoir ; par force ou par
adresse, ils parvenoient à échapper à leur réclusion,
et répandoient ainsi la maladie.

Dans les réglemens qui suivent, nous avons fait
également entrer en ligne de compte la pratique de la
Grande-Bretagne, et celle des   étrangers, dans
les temps de peste ; et nous a   été, autant que

la nature du sujet nous l'a permis , de combiner le Sur la peste
bien du public en général , avec l'avantage des indi- ou autres
vidus en particulier ; mais le principe de la réclusion , maladies contag.
étant reconnu le mode à adopter , doit singulièrement
varier d'après des circonstances locales.

Il faudra aussi admettre une pratique variée dans
les différens degrés de la maladie ; car telles mesures
qui seroient parfaitement bien calculées pour atteindre
la maladie dans son commencement , deviendront
impraticables lorsque la contagion sera répandue sur
une grande étendue de pays. Mettons donc , de bonne
heure , de la promptitude et de l'énergie dans nos
efforts , et ne laissons pas à la maladie le temps de
prendre des forces , de s'étendre au loin , et de devenir tellement puissante , qu'on ne puisse plus lui résister.

Aussitôt qu'on apprend que quelqu'un est atteint de
la maladie , le magistrat qui doit sur-le-champ en
être instruit , nommera un médecin pour examiner le
fait , et après avoir reçu de lui la confirmation de
l'existence de la maladie , il séparera sans délai les
habitans non malades de la maison , et les enverra
dans un lieu d'observation ; on pourra leur laisser le
choix de désigner et de prendre telle maison à leurs
frais , que le magistrat approuvera cependant , ou
d'aller dans un lieu indiqué et aux frais du gouvernement. On les considérora comme suspects , et un médecin les examinera deux fois par jour , afin que , si
quelqu'un d'eux tombe malade , il soit sur-le-champ
séparé des autres. Toute espèce de communication
sera défendue aux autres pendant l'espace de vingt
jours ; en même temps un médecin sera tout de suite

nommé par le conseil privé de sa majesté , et par le
conseil de santé, dans le but exclusif de soigner la maladie et d'examiner les suspects.

Après avoir fait sortir les suspects de telle ou telle
maison , les malades résideront dans celle où ils auront été atteints de la maladie, et n'auront la permission d'en sortir que vingt jours après leur parfaite guérison , ou après un intervalle plus grand encore , dans
le cas d'ulcères , ou d'autres circonstances qui ren-
droient leur liberté dangereuse. On exigera ensuite de
chaque malade guéri , d'aller deux fois prendre un
bain chaud , ou au moins d'avoir le corps soigneusement lavé avec de l'eau chaude ; ensuite il mettra des
habits entièrement neufs , ou purifiés soigneusement
d'après les procédés que nous indiquerons.

Chaque malade pourra choisir , dans sa famille ou
ailleurs , quelqu'un de bonne volonté pour le soigner ;
s'il ne trouve personne , le magistrat lui donnera une
garde. Dans aucun cas , la personne chargée du soin
du malade ne pourra sortir de la maison jusqu'à ce
que le malade soit ou guéri ou mort , et alors cet infirmier sera soumis à une quarantaine de vingt jours,
et aux réglemens prescrits pour la purification.

Les personnes qui sortent des maisons des malades,
donneront au magistrat une liste exacte de tous les
effets qu'ils emportent avec eux ; ces effets seront soumis aux procédés employés dans les lazareths pour les
articles semblables qui viennent de vaisseaux suspects.
On ne sortira des maisons des malades aucun effet
quelconque , sans une permission expresse du magistrat. Il sera convenable que le gouvernement fass · les

frais de hardes communes pour l'usage des pauvres qui n'ont pas le moyen d'en changer assez souvent.

Il sera aussi important de placer constamment une sentinelle à la porte de chaque maison infectée , ainsi qu'à celle de la maison d'observation , pour empêcher toute entrée ou sortie , soit accidentelle , soit inten-tionnelle.

Il y aura des messagers, dont l'office sera de fournir constamment toutes les choses nécessaires dans les maisons des malades et dans celle d'observation ; toutes ces choses seront portées dans ces maisons par une fenêtre, au moyen d'une planche ou d'un panier ; quant aux pauvres , toutes les choses nécessaires leur seront fournies par le magistrat , aux dépens du comté ou de la province, qui est le plus immédiatement inté-ressé à arrêter et détruire la maladie.

Si la personne malade est dans une situation telle qu'elle ait la faculté d'isoler la partie de la maison dans laquelle elle habite , il peut n'être pas nécessaire d'en faire sortir les autres membres de la famille , pourvu qu'ils se soumettent à être enfermés dans la même maison , entièrement séparés du malade , qu'ils n'aient aucune communication avec le reste de la ville, et que dans tout ils observent les ordres du magistrat. Dans ce cas , comme dans le précédent , tout individu de la famille doit faire une quarantaine de vingt jours , à dater depuis l'instant de la cessation de la maladie.

L'économie et la direction de la maison du ma-lade doivent être comme il suit: la personne atteinte de la peste ou de toute autre fièvre contagieuse doit être placée dans un lit sans rideaux , dans la chambre la plus grande et la plus aérée ; le lit doit être placé au

milieu de la chambre ; on entretiendra constamment
un courant d'air entre la fenêtre et la porte, ayant
soin néanmoins qu'il n'incommode pas le malade.
Si le temps est froid, il doit y avoir du feu dans la
chambre, lequel favorisera la circulation de l'air dans
l'appartement. On observera la plus scrupuleuse propreté, soit de la personne malade, soit de ses linges
et de ses hardes, qu'on doit changer fréquemment.
Ces précautions préviendront l'accumulation du poison dans les effets qui entourent le malade ; la ventilation empêchera sa concentration dans l'air de l'appartement. Ces deux circonstances contribueront efficacement à la sûreté du garde-malade et des personnes
appelées à l'approcher.

L'importance de ces précautions sera d'autant plus
évidente, si nous n'oublions pas un fait démontré,
que le poison dissous dans une grande quantité d'air
devient promptement innocent, et qu'il cesse d'être
nuisible à une très-petite distance du malade. En conséquence, on peut à peine mettre en doute que,
moins on permettra la concentration du poison dans
l'air de l'appartement et dans les linges et les couvertures, moins il y aura de danger que la maladie se
répande ; et plus grande sera la chance de sa prompte
extinction.

Le médecin, le chirurgien, l'apothicaire, le garde-
malade, qui sont appelés à soigner un pestiféré, ne
doivent rester vers le malade que le temps nécessaire
pour remplir exactement leur devoir ; éviter, autant
que possible, tout contact avec sa personne, ses couvertures, ses habits, etc. Dans ce but, on peut employer avec avantage des gants et des habits de taffetas

vernissé ; ces gants et ces habits seroient lavés avec une éponge , qui resteroit toujours dans l'eau pour cet usage. Le verre ou le vase duquel le malade auroit pris quelque chose , seroit , immédiatement après , plongé dans l'eau froide. Tout fragment de pain , ou tout autre aliment qu'il auroit touché, seroit traité de la même manière. Les évacuations excrémentitielles seroient toutes reçues dans de l'eau froide , et emportées aussi promptement que possible hors de l'appartement.

Les linges ou draps du malade , quand on les change , doivent être jetés dans l'eau froide , et y rester jusqu'à ce qu'on puisse placer sur le feu le vase qui les renferme et les faire bouillir ; on doit faire la même chose de toute autre harde qui peut inspirer le moindre soupçon. Le lavage de toutes ces choses s'exécutera avec des machines à laver.

Ces précautions peuvent paroître minutieuses ; mais nous demandons qu'on veuille bien se souvenir que , quoique nous sachions d'une manière sure que le poison de la contagion provient de la personne même malade , cependant nous ne savons point encore s'il n'existe pas dans quelques-unes de ses excrétions , plus que dans toute autre ; et en conséquence nous devons nous défier également de toutes. La transpiration, soit sensible , soit insensible , la respiration , la vapeur qui flotte autour des couvertures , etc., les matières excrémentitielles rejetées par la bouche , le nez , les intestins , la vessie , le pus des ulcères ont tous probablement la faculté de communiquer le poison ; on doit donc s'en défier avec le plus grand soin.

Si le malade meurt , le corps sera enveloppé de

taffetas vernissé, ou de toile enduite de poix, et en-
terré promptement.

On ne doit pas perdre de vue que tout ce qui tend à
garantir de la contagion les personnes chargées du soin
des malades, est de la plus grande importance, soit
pour arrêter les progrès de la maladie, soit pour donner du courage et de la confiance à ceux dont l'emploi
est de porter des secours et des consolations aux
affligés ; cette marche a'oucira singulièrement les
maux que la peste entraîne à sa suite. On se persua-
dera d'autant plus que ces précautions ne sont pas
inutiles, quand on considérera combien de médecins
ont survécu à différentes époques de peste ; ce qui ne
peut s'expliquer que parce qu'ils ont, en général, fait
plus ou moins d'usage des précautions que nous venons de conseiller. D'entre les médecins ou aides-mé-
decins qui ont soigné nos soldats atteints de la peste
en Égypte, un très petit nombre sont morts ; et de
treize médecins qui, par l'ordre de l'impératrice de
Russie, formèrent à Moscow une commission de santé
pour soigner les pestiférés, un des plus respectables,
Mertens, nous apprend qu'ils ne prirent d'autres précautions que de ne pas toucher ni les malades ni leurs
hardes, et que lui et ses collègues échappèrent tous à
la contagion.

Les efforts à faire pour anéantir la maladie sont
bien plus faciles dans son commencement, tandis
qu'il n'y a encore qu'un petit nombre de malades,
que lorsque la contagion s'est étendue à un grand
nombre d'individus ; il en résulte que tout ce que
l'activité et le zèle peuvent dicter d'utile, doit être
mis en usage dans le premier moment. Mais, ...

destinés au transport des cadavres aux lieux destinés à
leur inhumation ;

4°. Des surveillans chargés de veiller à ce que les
officiers sus-nommés remplissent exactement leur
devoir.

Les médecins , les chirurgiens , les apothicaires ,
de même que toute autre personne , seront tenus d'a-
vertir le magistrat de tous les cas d'infection nouvelle
venus à leur connoissance.

Quand la maladie est répandue au loin , le grand
nombre de malades rendant impossible de donner à-la-
fois à tous les secours nécessaires , de séparer sur-le-
champ les gens bien portans et de les transporter hors
des maisons infectées , il deviendra convenable de
faire transporter le plutôt possible les malades dans
des hôpitaux temporaires , à moins que leurs facultés
ne leur donnent les moyens de se procurer chez eux
les secours nécessaires , sans risque pour le public , et
d'une manière qui remplisse les vues du magistrat.

Aucune précaution ne sera négligée pour entretenir
la propreté la plus grande dans les hôpitaux , et en
général , tout ce qui peut les rendre utiles aux
malades ; de manière que , loin de considérer leur
entrée dans ce lieu comme un mal , ils en aient au
contraire le desir , et regardent cette retraite comme
un bien.

Il sera nécessaire de se procurer d'avance des domestiques pour l'hôpital , de même qu'un surintendant ,
dont la moralité et la bonne conduite seront de la plus
grande importance ; on aura aussi des voitures ou
charriots , destinés uniquement à mener les malades
dans l'hôpital. Pour former des hôpitaux , on peut
faire usage de maisons , hangars , tentes , ou

de toute espèce de bâtiment que les magistrats jugeront

convenables pour cet usage.

On établira trois divisions parmi les personnes infectées, les malades, les suspects et les convalescens ; ils
doivent être séparés les uns des autres. Dans la division des suspects même, les individus resteront, autant
que possible, séparés.

D'entre les personnes non infectées, celles qui ont
vécu dans la maison des malades et avec eux, doivent
être considérées comme très-suspectes ; elles seront
consignées, soit dans cette maison, soit dans un lieu
d'observation, pendant l'espace de vingt jours, avant
d'être déclarées saines ; pendant ce temps, elles seront
examinées matin et soir par quelque médecin, chirurgien, apothicaire ; et à la première apparence de
maladie, la personne suspecte sera transportée dans
l'hôpital, et ceux qui auront vécu avec elle seront
obligés de recommencer leur quarantaine.

Dans le dessein de prévenir d'une manière plus efficace le développement de la contagion parmi le peuple,
toute espèce de rassemblement cessera d'avoir lieu ;
tous les endroits d'amusemens publics seront fermés,
tels que théâtres, etc ; il en sera de même des écoles
et des églises ; les lieux désignés pour les marchés
seront tous hors de la ville.

Il entrera dans les devoirs du magistrat de déterminer les lieux destinés aux inhumations ; celles-ci se
feront secrètement de nuit et sans cloches, et les corps
seront enterrés à une profondeur qui ne sera pas au-
dessous de six pieds.

D'une autre part, on pourvoira des choses nécessaires à la vie les orphelins et les enfans sans secours,

Y 2

de même que les gens pauvres qui souffrent de l'interruption de leurs travaux ; mais ces derniers ne recevront les secours que lorsque leur situation sera dû-
ment constatée.

Les magistrats emploieront les mesures les plus
convenables et les plus sages , pour assurer les biens
et les effets de ceux qu'on aura transportés de leur maison dans celle d'observation. Les appartemens non
employés seront fermés et scellés ; toutes les marchandises et effets seront enfermés dans une ou plusieurs chambres et scellés. Ce qui restera pour l'usage
des malades , si l'on emploie des gardes à gage , sera
noté ; et l'inventaire sera gardé par le magistrat

Les communications entre voisins seront aussi rares
que possible, et toute personne qui appercevra quelque
symptôme de la maladie sur elle , s'isolera à l'instant,
ayant soin que le magistrat en soit informé de suite.
Cette interruption de communication devra durer
assez long-temps pour qu'il en résulte que chacun se
soumette à son tour à une quarantaine complette ;
mais cette mesure est sujette à de grandes difficultés ,
et nous avons tout lieu de croire que la maladie seroit
arrêtée , avant qu'une telle mesure devînt d'une nécessité absolue. Il est cependant digne de l'attention du
magistrat de favoriser les vœux des individus non
malades qui , d'après un desir d'interrompre pour eux-
mêmes toute communication , proposeroient de se
confiner dans leurs propres maisons ; ce vœu peut être
accompli , en désignant telles et telles personnes pour
faire les marchés , et pour fournir à ces familles les
choses qui leur sont nécessaires. En supposant que la
maladie ne soit pas arrêtée dès son invasion , mais

qu'elle continue à se répandre , il résultera pour le public de grands avantages de cette précaution.

Tout médecin , chirurgien ou apothicaire qui soignera les malades de la peste , ou autre maladie de ce genre , sera tenu de borner sa pratique à ces maladies uniquement. Il sera requis de porter une baguette particulière , ou une marque distinctive quelconque , et d'éviter , autant que possible , toute communication avec d'autres personnes. Il aura un habit uniquement destiné à ses visites de pestiférés ; chaque jour , à son retour chez lui , il ôtera cet habit , pour qu'il soit convenablement soumis aux fumigations. Sa famille , résidant avec lui dans la même maison , sera considérée comme suspecte ; et enfin lui et les siens feront une quarantaine de vingt jours , depuis le dernier moment où il aura été exposé à l'infection.

Nous croyons convenable d'établir qu'il n'existe pas d'antidote connu contre la contagion de la peste , ou d'autre maladie d'une espèce analogue ; car il est bien nécessaire que le peuple ne s'expose pas au danger , d'après la confiance qu'il auroit en la vertu de remèdes particuliers , recommandés par l'ignorance , et reçus par des gens qui ne sont pas sur leurs gardes. D'un autre côté , nous sommes loin de rejetter l'importance de la médecine dans le temps de la maladie ; car, quoiqu'elle ne nous fournisse pas un spécifique qui attaque avec énergie et sur-le-champ le mal dans ses plus profondes racines , néanmoins elle nous donne divers moyens de soulager les différens symptômes qui l'accompagnent , et d'entretenir la puissance et la vigueur de la constitution , de manière qu'elle puisse résister jusqu'à la fin aux effets meurtriers de ce poison.

C'est peut-être le moment de parler de l'emploi des fumigations. Celles qui sont préparées avec les acides minéraux, et de la manière ci-après détaillée, peuvent être, dans tous les temps, employées dans les chambres des malades. Mais nous croyons de notre devoir d'avertir qu'on se garde d'avoir en elles une confiance tellement forte, qu'elles fassent oublier le moyen bien plus sûr de la ventilation.

Les précautions indiquées doivent, dans notre opinion, donner la plus grande sécurité au public ; et si l'on a soin en même temps de faire toutes les provisions nécessaires pour soigner les malades, les précautions détruiront une funeste disposition à se cacher ; sans doute elles ne sont pas calculées de manière à exciter l'effroi dans aucun rang, dans aucune classe de la société. Que peut-il y avoir de plus désirable pour le pauvre, que de savoir qu'il ne sera pas abandonné pendant la plus cruelle de toutes les maladies ? Dans la séparation même des malades de ceux qui ne le sont pas, il n'y a rien qui doive causer quelque allarme : le plus pauvre, appercevant la raison qui ordonne cette séparation, se réjouira, quand il sera convaincu qu'elle est le moyen le plus efficace par lequel il pourra sauver du danger imminent de leur destruction sa femme, ses enfans, ceux qui lui sont les plus chers. Donc espérer du public une entière soumission aux précautions indiquées n'est pas trop en attendre, après ce que nous connoissons des sentimens de justice qui animent toutes les classes ; le plus pauvre prêtera une main secourable à ses concitoyens, avec le même

ment ; mais dans la peste , le mal de tête a un caracr
tère extrêmement violent , avec un sentiment de
pesanteur , de trouble , de tournoiement qui va et
vient ; on remarque une prostration de forces extraordinaire , avec grande oppression précordiale ; un
abattement , une tristesse singulière ; les malades
sont disposés au silence ; et quoique tout chez eux
annonce la plus grande anxiété , ils se plaignent fort
peu. Si , dans l'espace de 24 heures , les symptômes
ne mettent pas fin à leur existence , leur violence
augmente le 2°. et le 3°. jour , et dans ses progrès , la
maladie se montre par des tumeurs dans les glandes
lymphatiques , aux aisselles , aux aines , au cou , ou
par des charbons qui se développent dans différentes
parties du corps. Ces éruptions sont des symptômes
tellement spécifiques de la peste , que l'un ou l'autre a
toujours lieu , à moins qu'en conséquence de l'extrême malignité de la maladie , ou de la foiblesse
qu'elle cause , le malade ne succombe avant qu'ils
aient eu le temps de se développer.

Nous pensons que ces détails généraux sont suffi-
sants , pour donner une idée assez exacte de la maladie , et mettre en garde les médecins ou toutes autres
personnes ; comme aussi pour les décider (si cette maladie se montroit quelque part) à prendre sur-le-
champ les mesures que de telles circonstances exigent
impérieusement.

Quoique l'histoire de la fièvre pestilentielle , qui a
exercé ses ravages à Gibraltar et sur les côtes de
la Méditerranée , ne soit pas parfaite , cependant nous
croyons de notre devoir de donner une idée de sa na-

ture et de son caractère , d'après les meilleurs renseignemens que nous avons pu en recueillir.

La maladie commence par le froid et le frisson ;
des douleurs dans les membres ; souvent, mais pas
toujours, des nausées et une disposition à vomir ; plus
ou moins de douleur à la tête , avec infiltration et
rougeur aux yeux. Chez plusieurs malades , la douleur est désespérante ; chez quelques - uns elle se
borne au front ; chez d'autres elle s'étend beaucoup
plus bas , et se fait vivement sentir entre les yeux et
jusques dans les fosses nasales ; et quelquefois la face
est bouffie et luisante. Peu après l'invasion de la fièvre,
le pouls est plein et fréquent , mais sans difficulté de
respiration ; d'abord après la cessation de l'accès de
froid , la chaleur de la peau devient promptement considérable , et cette chaleur qui est accompagnée d'un
pouls plein et fréquent , continue d'augmenter ordinairement pendant les 36 premières heures ; ensuite
elle diminue graduellement pendant le même espace
de temps , de manière qu'au bout de 72 heures, toute
chaleur fébrile , plénitude de pouls , douleur de tête
et des membres , paroissent avoir entièrement cessé.
Pendant les progrès de la maladie , on voit souvent
survenir une hémorrhagie nasale , quelquefois aussi la
peau jaunit , sur-tout si les angoisses de l'estomac ont
été considérables , et les vomissemens violens ; souvent il arrive un léger délire ; mais , ainsi que l'état
jaune de la peau , ces deux symptômes ne sont point
constans. Il arrive par fois qu'au troisième jour de
l'apparition de la maladie , l'irritabilité de l'estomac
est prodigieusement augmentée , et que , dans quelques cas , cet organe ne peut plus rien garder ; alors
aussi les évacuations alvines deviennent trop fréquen-

tes , et si l'on a employé les purgatifs avec profusion , cette diarrhée est accompagnée d'une suppression totale d'urines ; les reins ne font plus aucune sécrétion, car les malades n'ont aucune envie d'uriner , la région de la vessie est tendue, et le cathétérisme n'en extrait aucun fluide. Ces symptômes, c'est-à-dire cette augmentation de l'irritabilité de l'estomac , cette diarrhée , cette suppression d'urine accompagnée de hoquets, sont regardés comme extrêmement fâcheux , et , des personnes qui en ont paru atteintes, peu échappent à la maladie; sur-tout si dans les déjections de l'estomac on observe des filamens d'une matière brunâtre, ressemblant un peu à la rinçure de la bouche , quand on s'est servi de vin rouge pour cet usage. L'affoiblissement du pouls , et l'extrême prostration des forces sont ordinairement les symptômes qui annoncent la terminaison fatale de la maladie.

Le second rapport au prochain cahier.

BIBLIOGRAPHIE MEDICALE.

Essai de littérature médicale , adressé aux étudians de la faculté de médecine de Strasbourg ; par D. VILLARS , doyen de la faculté, professeur de botanique , correspondant de l'Institut , membre de plusieurs Sociétés académiques nationales et étrangères , avec cette épigraphe :

Legisse libros omnium qui scripserint,
Laboriosum est longiusque sæculo :
Paucos bonosque deligendos censeo.
Jos. Simler, in epist. bibl. P. Gesn. (1)

(1) Voy. une première annonce biliograph. de cet ouvrage, plus haut page 239.

Ce livre n'apprend rien ; il indique seulement ce qu'il faut apprendre, comment il faut apprendre, et dans quelles sources on doit puiser pour bien apprendre. Et certes ce n'est pas un léger mérite pour les étudians laborieux, qui y trouveront une grande économie de tems, et même pour les étudians paresseux, qui y verront indiqué tout ce qui leur est absolument nécessaire de savoir. Les maitres de l'art ne seront pas fâchés non plus d'y trouver rassemblés et ce qu'ils ont déjà médité, et ce qu'ils pourroient méditer au besoin. En un mot, c'est un apperçu sur le choix des livres indispensables à un médecin.

L'auteur n'a pas rempli sa tâche comme un simple bibliographe; il a composé, en quelque sorte, un tableau historique et précis de l'art de guérir, qu'il a enrichi de réflexions fort judicieuses et souvent critiques.

Cours de médecine légale théorique et pratique, ouvrage utile non seulement aux médecins et aux chirurgiens, mais encore aux juges et aux jurisconsultes ; par J. J. BELLOC, *médecin opérant, professeur particulier de médecine et de chirurgie, avec cette épigraphe :*

> Ego fateor me ex eorum numero esse conari, qui proficiendo sciunt et scribendo proficiunt.
>
> Div. August. litt. 143.

Deuxième édition, corrigée et augmentée. Un vol. in-8°. Paris, 1811, chez Méquignon l'aîné, libraire, rue de l'Ecole de Médecine.

La première édition de cet ouvrage a paru avec

l'approbation de la Société de médecine de Paris, dont
le rapport est imprimé en tête. L'auteur, dans une note
ajoutée à ce rapport dans la seconde édition, s'empresse d'avouer que c'est en profitant des avis qui s'y
trouvent, qu'il a fait à son ouvrage plusieurs correc-
tions importantes et des augmentations considérables
qui le rendent complet, et propre à atteindre le but
qu'il s'étoit proposé.

Consultations médico-légales sur une accusation d'em-
poisonnement par le sublimé corrosif ou muriate
de mercure sur-oxidé; suivies d'une notice sur les
moyens de reconnoître et de constater l'existence
de ce poison. Brochure in-8°. de 168 pages, publiée
par le professeur CHAUSSIER. *Paris . 1811, chez*
Didot jeune, imprimeur, rue des Maçons-Sorbonne,
n°. 13. Prix : 2 fr. 50 c., et 3 fr. 25 c. par la poste.

Ces Consultations; l'Ouvrage de M. Belloc annoncé
plus haut; et des Mémoires sur la médecine légale insérés dans la Clinique chirurgicale de M. Pelleton
(voyez plus haut, page 236), seront le sujet d'une
analyse rapprochée, qui paroîtra dans un de nos
prochains cahiers.

Traité de l'apoplexie, contenant l'énumération des
causes de cette maladie, la description de ses dif-
férentes espèces, son traitement et les moyens de
la prévenir; par J. F. Frédérik MONTAIN *aîné,*
médecin de l'Hôtel-Dieu de Lyon, docteur en méd.
de la faculté de Montpellier, etc.; et G. Alph. Clau-
dius MONTAIN *jeune, docteur-chirurgien en chef*
de l'hospice général de la Charité de Lyon, doct. en

médecine de la faculté de Paris, etc. Paris, 1811,
chez Brunot-Labbé, libraire de l'Université, quai
des Augustins, n°. 33. Prix : 2 fr. 50 c., et 3 fr.
franc de port.

------

*Avis aux jeunes gens des deux sexes, où l'on trouve
réunies les observations les plus curieuses et les plus
intéressantes de M. Tissot dans son onanisme, et
de M. Bienville dans son traité de la Nymphoma-
nie ; celles de plusieurs savans tant nationaux qu'é-
trangers, rapportées par le premier de ces médecins
célèbres, avec quelques autres non moins utiles sur
des faits arrivés récemment ; par P. DUSOULIER le
jeune. Brochure in-12 de 78 pages. Paris, chez Ar-
thus-Bertrand, libraire, rue Hautefeuille, n°. 23 ;
et à Angers, chez Fourier-Mame. Prix : 1 fr. 50 c.
et 1 fr. 80 c. franc de port.*

------

*Conjectures sur l'existence de quelques animaux mi-
croscopiques, considérés comme cause de plusieurs
maladies des moutons ; mémoire lu le 18 mars 1811
à la première classe de l'institut ; par Ch. MOREL
DE VINDÉ. Paris, 1811, brochure in 8°. de 20 pag.
De l'imprimerie et dans la librairie de mad. Huzard,
rue de l'Eperon, n. 7. Prix : 40 c., et 50 c. fr. de port.*

Cette brochure ouvre un vaste champ de recherches,
qui peut conduire à des découvertes utiles en médecine humaine et vétérinaire : nous la ferons connoître
dans un prochain cahier.

------

*Des révolutions du globe ; conjecture formée d'après
les découvertes de Lavoisier sur la décomposition*

Bibliog. medicale.

et la recomposition de l'eau ; par M. MOREL DE VINDÉ. Troisième édition, augmentée de plusieurs notes nouvelles. Brochure in-8. de 40 pages. Paris, 1811, de l'imprimerie et dans la librairie de mad. Huzard. Prix : 1 fr., et 1 fr. 15 c. franc de port.

Une imagination trop vive peut souvent nous égarer et nous emmener au-delà du vrai. L'auteur menace le globe d'un bouleversement prochain ; heureusement que les preuves qu'il en apporte ne sont point irréfragables.

Ephémérides médicales, ou sommaire historique de la médecine générale, militaire et comparée, publié périodiquement sous les auspices d'une réunion d'anciens médecins ; par M. CHAVASSIEU-D'AUDEBERT, docteur de la faculté de Paris, médecin de l'administration de bienfaisance du premier arrondissem. de Paris, médecin des armées, etc.

> Porrò licet tam copiosa, et ingentia observationum volumina ab auctoribus congesta fuerint, historia tamen prima cujuscumque morbi parum exinde perfectionis, et incrementi accepit..... Observationes illæ sunt quædam veluti undæ instabiles, experientiæ vagæ, in tribus, quatuorve ægrotis repetitæ, nec ad centenos atque millenos constanti ordine productæ, ut fecit schola coa.
>
> BAGLIVI.

Voilà encore un nouveau journal de médecine. Le cadre que doit remplir son auteur, aidé des travaux et des conseils d'une nouvelle société académique, est immense. Il ne s'agit de rien moins que de rem-

plir le vœu de Baglivi , tendant à ramener à un ordre
constant toutes les expériences éparses et incohérentes
que nous possédons, et toutes celles qui se font ou se
répètent chaque jour.

« Un si grand travail , est-il dit dans le programme,
ne sauroit être l'ouvrage d'un seul homme, ni peut-
être d'un seul siècle; il exige le concours de beaucoup
de circonstances et l'union de plusieurs savans , qui
devroient y apporter un grand courage et une extrême
persévérance. Baglivi qui , parmi tous nos écrivains , a
le mieux senti la nécessité d'une semblable entreprise,
désiroit qu'elle devînt l'occupation essentielle et exclu-
sive d'une académie spéciale, qui se diviseroit en deux
branches ou colléges , l'un, purement littéraire ou
philosophique , s'appliqueroit à réunir et accorder sur
un plan systématique les observations et les écrits tant
des anciens que des modernes , sur toutes les espèces
de maladies; l'autre collége, occupé de la pratique
par une observation directe et suivie , soit sur les malades de la ville , soit dans les hôpiaux , mettroit
tous ses soins à vérifier et confronter chaque aphorisme , chaque règle , chaque genre de théorie, avec
le cours ordinaire des événemens ».

Notre auteur, quoique jeune encore, s'est occupé
en son particulier, pendant longues années, de ce travail alternatif; et il explique dans quelle intention
et dans quelles vues de détails les Ephémérides seront
constamment et invariablement rédigées. Il ajoute que
ces vues ont été concertées avec plusieurs des membres de la Société , et particulièrement avec son illustre
président, M. le professeur PORTAL , si connu par ses
talens et par son zèle infatigable pour la médecine,

Nous passerons sur ces détails, faute d'espace; nous dirons seulement que l'auteur, étayé de pareils moyens, espère pouvoir remplir son projet, tout vaste qu'il soit; et nous l'espérons avec lui. « Pour atteindre ce but, dit-il, nous nous sommes bornés à publier chaque mois quatre feuilles d'impression, lesquelles seront revues avec le plus grand soin, et ne contiendront aucun hors-d'œuvre, aucune discussion étrangère, ni aucun article de complaisance. Tous les morceaux que l'on nous enverra ne seront insérés qu'après avoir été examinés sévèrement, réduits aux plus convenables dimensions, et adaptés de toute manière au système général de notre composition ».

M. Chavassieu termine ainsi son programme : « Notre dessein est d'achever et enchaîner tellement les diverses parties, que le tout fasse un ouvrage régulier; et nous espérons que, sous peu d'années, nous aurons donné des traités complets 1°. sur la physique de l'air; 2°. sur les épidémies; 3°. sur la médecine militaire; 4°. sur la nosologie élémentaire, générale et comparée ».

Les Ephémérides paroîtront tous les mois régulièrement, à dater du 1er. juillet 1811, par cahiers de quatre feuilles environ, qui formeront deux volumes par année.

L'abonnement est de 12 fr. par an pour Paris, et de 14 fr. pour les départemens et l'étranger.

On s'abonne à Paris, chez le Rédacteur, boulevart de la Madeleine, n°. 12.

On s'abonne, également à Paris, chez Allut, libr., rue de l'Ecole de médecine, n°. 6.

AGENDA HIPPOCRATICA, seu pugillares ad usum Medicorum.

AGENDA HIPPOCRATIQUE, ou Tablettes à l'usage des Médecins, pour l'an 1812.

Cet Agenda se compose de douze cahiers, de chacun 36 pages, dont les 29, 30 ou 31 premières pages portent en tête le mois, le jour et le quantième. Sur chacune de ces pages se trouve un des Aphorismes d'Hippocrate en latin, avec la traduction française à côté; tout cela occupe le quart ou le cinquième de la page ; le reste servira à inscrire les visites, les rendez-vous, etc. Les 5 ou 6 pages restantes du cahier porteront en tête le nom du mois seulement, et ce mot, *Observations ;* les Médecins y consigneront ce qu'ils pourraient voir de remarquable dans le courant de leurs visites.

Aux douze cahiers renfermés dans un étui de carton, est jointe une couverture dans le genre des almanachs-notes, etc., fermée par un crayon, contenant un calendrier pour toute l'année, et garnie en outre d'un cordonnet disposé de manière à recevoir le cahier de chaque mois, que l'on retirera dès qu'il sera écoulé, pour y substituer le suivant.

Le choix des Aphorismes, leur traduction et la correction typographique, ont été confiés à l'homme qui a donné l'idée de cet Agenda. Il n'a rien négligé pour justifier l'heureuse prévention que doit faire naître la conception d'un projet semblable.

Il paraîtra dans les premiers jours de novembre prochain. Prix 6 fr. et 7 fr. franc de port. Les personnes qui desireront une couverture en maroquin ajouteront 1 fr. 25 cent.

COURS THÉORIQUE ET PRATIQUE D'ACCOUCHEMENS, dans lequel on expose les principes de cette branche de l'art, les soins que la femme exige pendant et après le travail, ainsi que les élémens de l'éducation physique et morale de l'enfant, par *J. Capuron*, docteur en médecine de la faculté de Paris, etc., in-8° de plus de 700 pages...................................... 7 fr. 50 c.

Franc de port................. 10 fr.

DICTIONNAIRE DE MÉDECINE, DE CHIRURGIE, et autres sciences accessoires à la médecine, par le même M. *Capuron* et M. *Nysten*, in-8°................. 7 fr.

Franc de port.................. 9 fr.

TABLEAU DE LA MALADIE VÉNÉRIENNE, dans lequel on expose ses causes et ses symptômes, avec les méthodes les plus faciles et les plus sûres de la traiter ; sans compromettre la santé des individus ; par le même, in-8°.

.... 4 fr. 5o c.

Franc de port............ 5 fr. 75 c.

RECUEIL DE PLUSIEURS MÉMOIRES ET OBSER-VATIONS sur divers points de doctrine de l'art et science des accouchemens, par *J. B. Gasc*, in-8°......... 3 fr.

Franc de port................... 4 fr.

Ce Recueil se compose de trois Mémoires ; le premier traite des pertes du sang, dépendantes du décollement du placenta, implanté à la circonférence de l'orifice interne de l'utérus ; le second, des accidens que peuvent produire les vices du cordon ombilical dans l'accouchement, relativement à la mère et à l'enfant ; et le troisième, des convulsions qui surviennent aux femmes pendant la durée de la grossesse, ou pendant le travail de l'enfantement.

DE LA MÉTHODE ÏATRALEPTIQUE, ou Observations-pratiques sur l'efficacité des remèdes administrés par la voie de l'absorption cutanée dans le traitement de plusieurs maladies internes et externes ; et sur un nouveau remède dans le traitement des maladies vénériennes et lymphatiques ; par M. *Chrestien*, in-8°.............. 6 fr.

Franc de port.......... 7 fr. 5o c.

TRANSACTIONS MÉDICO-CHIRURGICALES, publiées par la Société de médecine et de chirurgie de Londres, en 1809 ; ornées de dix planches, traduites de l'anglais, et augmentées de notes ; par *J. L. Deschamps*, fils, D. M. P. tome Ier, in-8°.................................. 6 fr.

Franc de port........... 7 fr. 5o c.

Parmi les vingt-un Mémoires et Observations qui composent ce volume, nous nous contenterons d'en citer quelques-uns.

Observations d'anévrisme de l'artère carotide. — D'une toux violente et opiniâtre, guérie par une préparation de fer.—Sur une maladie du cœur, dans laquelle on a remarqué une diminution du diamètre de l'ouverture de communication entre l'oreillette et le ventricule du même côté.— Autre observation sur une maladie du cœur. — Mémoire sur la partie gélatineuse du sang. — Sur une tumeur du cerveau. —Rapports de trois cas de morts subites.—Cas d'hydrophobie.—Observations sur les maladies des chiens.

Ces ouvrages se trouvent chez CROULLEBOIS, *Libraire, rue des Mathurins-Saint-Jacques, n° 17.*

9	+ 21,?	?	?
10	+ 22,? ..geux.	Quelques éclaircis.	Idem.
11	+ 24,? nuages. à l'h.	Ciel très-vaporeux	Très-nuageux.
12	+ 24,? ux, petite pl.	Très-nuag pl. 1 h.	Superbe.
13	+ 19,? res vapeurs.	Nuageux.	Idem.
14	+ 21,? uperbe.	Léger nua. à l'h,	Petits nuag. à l'h.
15	+ 28,? nuageux.	Nuageux.	Nuageux.
16	+ 25,? pluie. tonn.	Idem.	Pluie par interv.
17	+ 24,? ?ouvert.	Idem.	Quelques nuages.
18	+ 23. nuages à l'h.	Beau ciel.	Beau ciel.
19	+ 24,9 uperbe.	Petits nuages.	Quel. nuages à l'h.
20	+ 24,7 ers nuages.	Nuageux.	Nuageux.
21	+ 17,4 tite pluie.	Couvert.	Très-nuageux.
22	+ 15,1 Idem.	Idem.	Couvert.
23	+ 19,0 ouvert.	Idem.	Petite pluie. tonn.
24	+ 19,0 Pluie.	Très-nuageux.	Très-nuageux
25	+ 21,0 ers nuages.	Couvert.	Quelques nuages.
26	+ 24,3 Nuag. brou.	Idem.	Couvert
27	+ 26,4 ers nuages.	Nuageux.	Quelques nuages
28	+ 26 0 eux, brouil.	I l m.	Idem.
29	+ 2?,3 N?.. ge? x.	I em.	Pluie, tonn. à 5 h.
30	+ 22,0 Id?m.	Couvert tonnère	Forte averse, ton.

Moy. + 22,?

Plus gran?

Moin? s dont le vent a soufflé du   N.   . 4 fois.

                            N.-E. . 2

                            E. . 1

Plus ?   S-E. . 5

??   Therm. des caves.   S. . 4

Eau de ?   le 1.er 1?,092.   S-O. . 2

             le 16 12,092.   O. . 3

                           N-O. . 3

NOTA N?ude, et la hauteur du baromètre suivant l'échelle
métrique, ?idi sont ordinairement celles qu'on emploie généralement ?le correction. A la plus grande et à la plus petite
élévation ? et le *minimum* moyens, conclus de l'ensemble
des observa? que la hauteur moyenne du baromètre de l'Obser-
?vatoire de ?caves est également exprimée en degrés centési-
maux, afin

*Observation médicale, suivie d'une démons-
tration médico-pratique de sentences
d'ipHpocrate; par M. GUILLON,-chirur-
gien aide-major à l'armée d'Espagne,
chargé du service en chef de l'hôpital
militaire de Ségovie (1);*

Lue à la Société le 19 mars 1811.

M. Pierre Dirion, chirurgien s. aide-major à
l'hôpital militaire de Ségovie, après de grands
travaux dans les hôpitaux, fut atteint d'une
forte fièvre, accompagnée, le premier jour,
de légers frissons, de chaleurs, de petites
sueurs partielles et de violens maux de tête.

---

(1) Sans donner de nom à la maladie qui fait le
sujet de l'observation qu'on va lire, et sans la ranger
dans aucune classe, l'auteur la décrit jour par jour,
en observe les symptômes; et, attentif aux mouvemens critiques qui en ont préparé la guérison, il fait
voir qu'il ne les a pas contrariés par sa conduite médicale. Bien plein de la doctrine d'Hippocrate, il tire
parti de la marche simple et régulière de cette maladie et de son épicrise pour en faire l'application aux
grands principes du maître, et donne par là un vrai

Le deuxième jour, la fièvre fut très-aiguë; la douleur de tête augmenta; il y eut chaleur générale, insomnie; les hypocondres devinrent tendus et douloureux; les urines rougeâtres coulèrent avec beaucoup de peine; le pouls fut extrèmement élevé et dur; la la langue blanchâtre, mais humide; il y eut altération, constipation et prostration générale des forces. Le troisième jour, augmentation de tous les symptômes précédens; battement pénible des carotides; difficulté de respirer; la vue obscurcie, les yeux hagards: il y eut deux selles bilieuses. Le 4e. jour, tous les symptômes désignés furent accompagnés de délire. Le 5e. jour, la nuit fut orageuse ainsi que la matinée; tous les symptômes augmentèrent d'intensité; le délire ne discontinua plus; une grande agitation s'empara du malade. Vers le milieu du jour, une légère hémorragie nasale, suivie de quelques selles bilieuses, modérèrent un peu l'intensité des symptômes; la tension des hypocondres diminua; les urines coulèrent facilement; la respiration devint plus facile; le pouls s'amollit sensiblement. Le 6e. jour, les symptômes, qui s'étoient affoiblis, augmentèrent dans la nuit; la fièvre devint très-vive; le délire se manifesta de nouveau; l'œil fut hagard;

la tête douloureuse ; la figure colorée et les
hypocondres tendus. Vers le matin, l'hémorragie se renouvela et les accidens diminuèrent.
Dans la journée et jusqu'au soir, le saigne-
ment du nez alterna avec le délire et l'augmentation des autres accidens. Le 7ᵉ. jour,
dans la nuit, il y eut délire et insomnie; au
matin, hémorragie nasale considérable, et
nouvelle diminution de l'intensité des symptômes. Dans la journée, continuation de l'hémorragie ; évacuation considérable de sang.
Vers le soir, disparution de la fièvre, du
délire et de tous les autres symptômes fâcheux. Le 8ᵉ. jour, dans la nuit, sommeil
profond et tranquille; dans la matinée, foiblesse et abattement général, mais sans fièvre et sans délire. Les urines désormais coulèrent abondamment et sans difficulté : et enfin
l'état de convalescence se manifesta d'une
manière non équivoque.

Démonstration. Les premiers symptômes
indiquent une maladie grave et même dangereuse; le coaque 8 nous en prévient : « Les
frissonnemens souvent réitérés au dos, et qui
changent promptement de place, sont un
état pénible. En effet ils présagent une suppression douloureuse des urines. Des sueurs

Z 2

partielles, en pareil cas, sont ce qu'il y a de plus mauvais ».

Le coaque 13 dit aussi : « Ceux qui, avec des frissonnemens, ont des sueurs réitérées, sont dans un état difficultueux ».

La gravité de la maladie étoit donc annoncée par les deux coaques cités ; elle l'est aussi par les coaques 42, 46, 52 ; par les aphorismes 36 et 56 de la section IVe., et par la prorrhétique I, n°s. 74 et 75.

La douleur de tête, jointe à ces symptômes fâcheux, ajoute au mauvais état du malade, et porte à conjecturer que la maladie sera aiguë, et qu'il y aura beaucoup de spasme. Nous sommes portés à le croire d'après la leçon de prorrhétique 1, n° 115, qui est prouvée par celle des coaques 177 et 154.

« Ceux qui, dans les fièvres, ont de petites sueurs avec une douleur de tête, et dont les selles sont arrêtées, présagent un état spasmodique ».

La difficulté de respirer, la tension des hypocondres, les ardeurs d'urines, et la difficulté de les rendre, ont bien prouvé l'état spasmodique général pronostiqué par Hippocrate.

Au deuxième jour, l'augmentation des accidens est le produit de l'augmentation de la fièvre; mais déjà de nouveaux symptômes font prévoir que la maladie doit encore aug- menter, et même qu'elle deviendra dange- reuse. La figure est changée; il y a insomnie; tension des hypocondres; les urines coulent avec peine. Ces quatre circonstances nous donnent autant d'indices désavantageux, comme vont nous le faire voir les quatre sen- tences suivantes :

« Voici comment il faut observer dans les maladies aiguës : on considérera d'abord si le visage du malade est semblable à ceux des gens en santé, sur-tout s'il est le même qu'a- vant la maladie; car il est alors le meilleur qu'il puisse être; mais plus il s'éloignera de cet état, plus il y aura de danger ». Pronos- tic 1er.

« Trop d'insomnie, trop de sommeil sont l'un et l'autre de mauvais augure ». Apho- risme 3, s. 2.

« L'hypocondre est dans le meilleur état s'il n'y a pas de douleur, s'il est mollet, sans inégalité soit à droite soit à gauche; mais s'il est enflammé, ou douloureux, ou tendu, ou s'il présente à droite une surface qui ne soit pas aussi égale que celle du côté gauche, il faut suspecter ces différens états ». Pronos- tic 25.

« Les urines suspendues, sur-tout avec
une douleur de tête, indiquent quelques spasmes. La prostration des forces, qui survient
avec torpeur en pareil cas, est un état inquié-
tant, mais funeste. N'y a-t-il pas aussi du délire? » Coaque 588. Quel trait de lumière!
Hâtons-nous de répondre qu'il y en eut au
moins dans ce cas-ci.

Chacun des nouveaux symptômes sert à
nous éclairer, et à déterminer le jugement
certain que nous devons porter de la maladie.

Le 3e. jour, les symptômes anciens augmentèrent de force et d'intensité; mais il y
en eut de nouveaux qui durent faire soupçonner le délire pour le lendemain, pour le
jour même ou pour la nuit, comme effectivement il se manifesta. « Des tintemens d'o-
reille (ou battement pénible des carotides),
un sentiment de pesanteur du nez, avec obscurité de la vue, présagent du délire ». Coaque 194.

Les selles bilieuses qui parurent, n'indi-
quèrent rien de bon. « Dans les maladies aiguës, les selles spumeuses, très-bilieuses,
sont mauvaises, etc. » Coaque 602.

Le 4e. jour, les symptômes subsistèrent,
accompagnés de délire. « Si les mauvais symptômes qu'on observe le troisième jour, conti-

nest. 158. Les coaques 87, 128, 131 et 296, ainsi que le prorrhétique, l. 143, 144 147, etc., viennent à l'appui de cette sentence, qui est prouvée tous les jours par la pratique.

Il est donc bien certain, et on peut l'affirmer, que la crise se fera le sept; qu'elle sera avantageuse, et que l'hémorragie nasale sera le moyen que la nature employera pour l'opérer.

Le 5e. jour, les symptômes augmentèrent d'intensité jusqu'au moment de l'apparition de l'hémorragie; elle fut peu considérable; elle ne fut même pas critique; cependant elle fit diminuer la force des symptômes, et, d'après cela seul, elle ne pouvoit être prise qu'en bon augure, et convaincre davantage de l'opinion avantageuse qu'on avoit conçue de la maladie le jour auparavant. « Dans une fièvre ardente, le sang qui coule du nez le quatre, est de mauvais augure, s'il ne paroît pas quelqu'autre bon symptôme : il y a moins de danger si cela arrive le cinq ». Coaq. 133.

Non seulement le sang parut le cinq, et son écoulement fut suivi de bons symptômes : tout porte à augurer favorablement.

L'hémorragie fut suivie de selles bilieuses. Ce fait n'a point échappé à Hippocrate, et il le pronostique dans le coaque 133. « L'hémorragie abondante, dans les fièvres, de quelque partie qu'elle arrive, est suivie de cours de ventre, etc. ; ainsi que dans le coaque 335, l'aphor. 27, s. IV, et prorrhétique 1 , 133, etc.

Le 6e. jour, les accidens reparurént plus violemment. que jamais; s'ils eussent continué, et qu'ils n'eussent pas disparu en partie par le renouvellement de l'hémorragie, on auroit pu douter que la crise se fît le lendemain; car l'aphor. 129, s. IV, dit: « Si dans les fièvres il survient de la rigueur le sixième jour, la crise se fait difficilement ». Cette vérité est prouvée aussi par le coaque 15.

Enfin, le 7e. jour, il y eut encore redoublement des symptômes ; mais une hémorragie très-considérable fit disparoître tout pour la dernière fois.

Devoit-on compter sur la bonté de cette crise? Hippocrate le dit: « Ceux dont les fièvres cessent , ou sans qu'il y ait eu de signes qui en indiquassent la solution, ou dans des jours non critiques, peuvent s'attendre à une récidive ». Pronost. 146. Dans ce cas, il y eut des signes indicatoires; la crise fut prédite d'avance ; elle eut lieu le jour critique désigné : tout portoit à croire qu'elle seroit salutaire et décisive.

Honneur et cent fois honneur aux oracles hippocratiques ! Quelle admirable simplicité ! quelles exquises observations ! Combien cette exactitude n'est-elle pas préférable aux systèmes de ces théoriciens énivrés du fol orgueil de vouloir pénétrer dans le sein le plus caché de la nature vivante, de vouloir donner aux humeurs la disposition particulière qui s'accommode le plus avec leur présomptueuse imagination, et aux parties solides cette espèce d'action et de mouvement qui s'accommode le mieux à leur esprit philosophico-systématique.

La vraie médecine ne s'apprendra jamais que par le moyen des expériences visibles. Philosopher et raisonner sur des notions abstraites, et sur lesquelles les sens ne peuvent donner aucun témoignage, c'est courir après l'ombre pour fuir la réalité ; c'est s'enfoncer dans le plus tortueux labyrinthe sans le fil conducteur d'un raisonnement juste et rationel : de là naissent les écarts et les erreurs. Si les hommes les plus sages confessent de bonne foi que l'entendement humain est souvent trompé par les conséquences qui paroissent naître évidemment des choses qui se voyent et qui se sentent, pourra-t-on douter qu'il ne devra pas naître plus facilement un nombre infini d'erreurs de celles qui ne peu-

vent ni se voir, ni être soumises à l'observation de quelqu'un de nos sens ?

Comme Hippocrate nous a dirigé dans les
divers jugemens que nous devions porter de
la maladie qui nous occupe, servons-nous
de lui encore pour la traiter et la guérir; il
nous guidera par le chemin le plus court et
le plus sûr pour parvenir à ce but, le seul
qu'on doive se proposer.

Le premier jour de la maladie, une saignée fut faite, et, une demi-heure après,
le malade prit un émético-cathartique qui
occasionna quelques vomissemens et quelques
selles. « Purgez, dans les maladies très-aiguës,
le même jour qu'elles se déclarent, s'il y a
orgasme; car, en pareil cas, il est dangereux
de temporiser ». Aphor. 10, s. IV;

Le malade supporta très-bien ces évacuations; il en éprouva un soulagement manifeste, ce qui devoit en faire bien augurer;
car, « dans les troubles de l'estomac ou du
ventre, etc., si l'on évacue ce qu'il faut évacuer, cela est utile et on le supporte bien,
autrement il arrive le contraire. Il en est de
même de la déplétion de tout vaisseau; si elle
est faite telle qu'elle doit être, elle devient
utile et on la soutient bien; autrement mal,
etc. » Aphor. 2, s. I,

Le 2ᵉ. jour, le malade fut mis à un régime
sévère, comme cela est ordonné par l'aphor.
7, s. 1. « Lorsque la maladie est très - aiguë,
elle présente promptement les symptômes les
plus violens ; c'est pourquoi il faut user de la
diète la plus sévère, etc. »

Ce régime fut suivi pendant le cours de la
maladie, et principalement à l'approche et
pendant la durée des paroxysmes. « Quand la
maladie est dans toute sa force, il faut user
d'une diète très-peu substantielle ». Aphor.
8, s. 1.

« Soustrayez la nourriture pendant les paroxysmes ; car il est alors dangereux d'en
donner, etc. » Aphor. 11, s. 1.

Le 2ᵉ. et le 3ᵉ. jour, le malade fut mis à
l'usage d'une boisson délayante, nitrée et légèrement émétisée. Le 3ᵉ. jour au soir, la saignée fut renouvelée ; elle donna un peu de
tranquillité au malade.

Le 4ᵉ. jour, le malade fit usage de la tisane ci-dessus désignée, et d'une limonade
végétale, afin de varier les boissons et d'éviter le dégoût. On lui administra le soir un
lavement émollient, comme on l'avoit pratiqué également les jours précédens.

Le 5ᵉ. jour, à l'apparition de l'hémorragie,

le malade ne prit plus que de la tisane nitrée ; on supprima l'émétique et les lavemens.

« Pendant que la crise se fait, ou lorsqu'elle vient de s'effectuer, ne remuez rien, ne suscitez rien de nouveau, ni par des purgatifs, ni par d'autres irritans; mais laissez tout en repos ». Aphor. 20, s. 1.

Le 6 et le 7, le malade ne fit usage que de sa tisane nitrée, de quelques bouillons et de quelques cuillerées de vin. Vers le soir du 7e. jour, lorsque le malade perdoit beaucoup de sang, les assistans, et le malade même vouloient employer des moyens susceptibles de tempérer l'hémorragie ; je crus devoir m'y opposer et suivre cette leçon : « N'estimez pas les évacuations par la quantité, mais par la qualité qui indique qu'elles sont utiles, et par la facilité avec laquelle le malade les soutient. S'il le faut même, poussez-les jusqu'à la syncope, pourvu que le sujet puisse le soutenir ». Aph. 23, s. 1.

L'individu qui a été le sujet de cette observation, est âgé de 21 ans ; il est fort, et jouit habituellement d'une bonne santé. Toutes ces circonstances étoient avantageuses à la maladie, et devoient porter à en juger favorablement. « Dans les maladies, il y a moins de danger pour ceux dont la maladie est analo-

gue à leur constitution, à leur âge, à leur
habitude et à la saison, que pour ceux dont
la maladie n'est pas analogue à l'une et à
l'autre de ces circonstances ». Aphorisme
34, s. 11.

---

*Observation sur la maladie régnante dans
les environs de Clairvaux, département
du Jura, pendant l'hiver de 1808; par le
même (1);*

Lue à la Société le 19 mars 1811.

Maladie
régnante à
Clairvaux.

La maladie qui fait le sujet de cette observation, sans être contagieuse, a atteint des
individus de tout âge et des deux sexes. Les
diverses contrées où elle s'est manifestée,

---

(1) Cette observation présente un tableau exact et
fidèle d'une maladie qui avoit d'abord simulé une
phlegmasie du genre des pleurésies vraies; mais, en
praticien habile et en observateur attentif, l'auteur
reconnut bientôt, dans cette maladie, une fièvre adynamique - ataxique - rémittente, qu'il combat avec
succès par les moyens appropriés.

Cependant, comme ce n'est pas de la connuissance
d'un local trop   crit qu'on peut tirer des indications suffisant   gor de la   e qui y règne,
on pourroit re   M.G.   té son atten
tion sur les c   Clairv   lus que sur

différemment exposées aux vents par rapport aux différentes inclinaisons des hautes montagnes, sont des lieux où les observations météorologiques sont difficiles à faire, et où il n'est pas aisé d'en tirer de justes conséquences. Cependant il convient de dire que, dans les trois derniers mois de 1807, et dans les trois premiers de 1808, les vents ont presque toujours souflé des contrées froides du nord et du nord - nord - ouest; la neige a tombé en grande quantité, et a duré long-tems; le froid a été très-rigoureux. Les vents constans du septentrion et les grandes neiges en ont été les causes.

Dès l'invasion de la maladie, et ensuite, affection douloureuse de la poitrine; point de côté ambulant; difficulté de respirer; toux fréquente; crachement de sang pur ou de matière rosée; absence de douleur aux régions gastriques; peu de fièvre, mais rougeur et chaleur à la figure; quelquefois des sueurs,

---

la constitution qui y avoit régné avant l'hyver ; car on sait que les maladies régnantes dans une saison tiennent souvent à l'état de l'atmosphère de la saison précédente. Note extraite, par le Rédacteur, du rapport qui a été fait de cette observation à la Société de médecine, par MM. Roussille-Chamseru et Duval.

mais sans soulagement ; perte absolue des forces ; point de changement manifeste dans les fonctions du cerveau ; point d'accidens nerveux ; la langue humectée et rouge ; la bouche peu amère ; point d'appétit ; point d'altération ; constipation, et très-grande difficulté de faire passer des lavemens ; les urines limpides, et quelquefois limoneuses. Je n'ai pas remarqué que ce dernier état des urines eut été suivi d'amélioration. Chez quelques vieillards , il y a eu rétention d'urine plus ou moins complette ; le pouls peu agité, mais plus petit et moins développé que dans l'état de santé. Cet état du pouls ne change guères qu'à la fin de la maladie ou aux approches de la mort. Le sommeil fréquent et tranquille ; chez quelques malades cependant, il a été accompagné de rêves fatigans ; le coucher en supination. A l'exception du point de côté et de la toux plus ou moins incommode, le malade n'éprouve aucune douleur ; il ne pousse aucune plainte ; ne demande rien, et reste dans un état tranquille, mais trompeur.

Dans les premiers temps de la maladie , tous les symptômes se réunissent pour déterminer le praticien à la classer dans les phlegmasies du genre des pleurésies vraies : tout l'y dispose d'autant plus que ces affections

sont

sont extrêmement communes dans ces contrées, où le froid est rigoureux, où les variations de l'atmosphère sont extrêmement
promptes et sensibles, et où enfin on fait
usage de poëles pour échauffer les appartemens. Erreur funeste ! Les saignées sont mises
en usage et ne font qu'augmenter l'état de foiblesse ; l'ipécacuanha , employé si souvent
avantageusement comme émétique dans les
premiers jours des pleurésies , ne produit que
des vomissemens douloureux, peu abondans,
et aucune apparence d'amélioration; les boissons aqueuses miellées , les potions béchiques
et calmantes , le régime sévère et anti-phlogistique , sans augmenter les douleurs, hâ-
tent l'agonie ; le pouls devient plus foible ;
les forces diminuent de plus en plus ; le sommeil, paisible en apparence, augmente ; et le
malade , paroissant au vulgaire dans un état
de mieux-être , meurt sans jetter la moindre
plainte.

Dans ces cas douteux où la nature traîtresse
semble cacher sa marche en suivant des routes trompeuses , combien le praticien ne doit-il
pas chercher à deviner , pour ainsi dire, cette
nature ainsi déguisée ? Trop de précipitation
dans le jugement , trop de confiance en sa
propre expérience, trop d'obstination à refu-

ser de revenir sur ses pas pour prendre le vrai chemin duquel on s'étoit écarté , sont les causes les plus ordinaires qui produisent de funestes erreurs. Heureux l'homme sage qui sait éviter ces excès, et suivre toujours la bonne route !

L'expérience, le malheur, notre terrible maître, apprirent que cette affection étoit , même dès le commencement de l'invasion, une maladie adynamique-ataxique-rémittente. Alors, le vin généreux, le quinquina, les amers indigènes, les topiques rubéfians furent employés avec le plus grand succès. Leur usage fut précédé par celui d'un léger purgatif excitant, composé d'une dose suffisante de tartrite de potasse antimonié, filée dans une livre et demie de léger bouillon de poulet ou de petit-lait.

Par le moyen de ce traitement, les malades, le septième jour de leur maladie, sont entrés dans un état satisfaisant de convalescence.

Plusieurs circonstances s'opposoient à ce que la maladie fût connue dans son principe : d'abord la fréquence, dans ce pays, des phlegmasies et autres maladies aiguës de ce genre , ensuite la rareté des maladies adynamiques

dans ces contrées où l'on respire un air pur,
où l'on fait usage d'alimens simples , mais
sains, où l'on connoît peu les liqueurs fer-
mentées, où l'on ne fait d'excès en aucun
genre , et enfin où l'indigence générale , où
une terre ingrate et peu fertile nécessitent
un travail continuel, mais salutaire.

· La plupart des affections de ces pays mon-
tagneux sont donc inflammatoires ou catar-
rhales ; les habitans, doués de beaucoup de
force et de vigueur, sont rarement atteints
d'autres maladies; et lorsque cela a lieu,
comme dans le cas qui nous occupe, les maladies sont déguisées ; des symptômes inflammatoires paroissent toujours malgré qu'ils
soient opposés au caractère de la maladie
principale. C'est ainsi que la difficulté de respirer, le point de côté, la haute couleur de
la figure , les crachats colorés ou teints de
sang ont accompagné la fièvre adynamique,
et ont occasionné des erreurs que tout contribuoit à produire.

*Rapport sur un manuscrit intitulé : Mé-
moire et observations sur l'apoplexie ;
par M. Ch.* JACQUIN, *docteur en médecine
à Valence, fait à la Société de médecine
de Paris, le 6 mai 1811, par* M. BURDIN
jeune.

M. Jacquin, dans le mémoire dont vous
m'avez chargé de rendre compte, s'est proposé de répondre à la question de la Société
de médecine de Marseille, ainsi conçue :

« Déterminer le caractère de l'apoplexie ;
décrire ses espèces ; faire connoître les maladies qui la simulent, établir le traitement
qui convient à chaque espèce ; donner les
moyens prophilactiques qui en affoiblissent
les dispositions ».

L'auteur commence par donner la description de l'apoplexie, et n'en admet qu'une
espèce, parce qu'il regarde le sang comme
l'agent unique de cette affection. Cependant
il y reconnoît trois degrés principaux d'intensité. Dans le premier, la maladie est *imparfaite ;* elle se manifeste par une torpeur
habituelle des sens, par l'instabilité de la mémoire, par l'affoiblissement des facultés intellectuelles, et par une sorte d'engourdissement. Dans le deuxième degré, le sentiment

et le mouvement volontaire sont lésés, et
cet effet est accompagné d'un assoupissement
plus ou moins profond, soit que l'affection
se borne à un petit nombre de parties, soit
qu'elle s'étende sur tout un côté du corps.
Enfin, l'apoplexie qu'il nomme, avec plusieurs auteurs, *foudroyante* ou *coup de
sang*, et qui peut donner la mort subitement
lorsqu'elle est portée à son plus haut point
de violence, constitue le troisième degré.

M. Jacquin décrit ensuite succinctement
le cerveau ; il parle de la sécrétion du fluide
nerveux et de son action, des divers dérangemens qu'éprouve l'organe encéphalique
dans l'apoplexie, et du trouble qu'il porte
consécutivement dans les diverses fonctions,
notamment dans celles du cœur ; il cherche
à expliquer comment la compression produite
sur le cerveau par une distension extrême
des vaisseaux sanguins, ou par l'épanchement
d'un fluide, peut altérer ou détruire des diverses fonctions des sens les mouvemens de
la respiration et de la circulation, et enfin
tous les phénomènes de la vie.

L'auteur signale ensuite les maladies que
l'on peut confondre avec l'apoplexie, telles
que le coma, le carns, la léthargie, la syncope, l'épilepsie, l'asphyxie, la catalepsie,

A a 3

etc.; il indique l'âge, le sexe, le tempérament, la saison et les professions qui sont le plus propres à favoriser le développement de l'apoplexie; et il passe ensuite au traitement, qui consiste principalement dans l'usage répété de la saignée.

Enfin, ce mémoire est suivi de 27 observations, presque toutes recueillies par l'auteur dans le cours de sa pratique. En général, ces observations présentent de l'intérêt, comme on pourra en juger par l'extrait de celle que je vais rapporter, quoiqu'elle soit peut-être une des moins favorables au système de l'auteur.

Dans les derniers jours de décembre 1806, madame de Veyres, âgée de 62 ans, éprouva, au côté droit de la tête, de grandes douleurs qui allèrent toujours croissant; ces douleurs furent bientôt suivies d'une légère et graduelle attaque de paralysie, à laquelle succéda une hémiplégie du côté gauche. La bouche laissoit couler la salive, et la malade parloit difficilement; les yeux étoient saillans, et les pupilles très-dilatées. A cet état, se joignit bientôt un accès de fièvre soporeuse, qui se répéta constamment de huit en huit jours jusqu'à la mort, qui survint à la fin d'un accès semblable, le 3 mars suivant à quatre heures du matin , après environ deux mois et demi de maladie. Quelques jours auparavant, une paraplégie avoit remplacé l'hémiplégie.

Le caractère de cette maladie annonçoit évidemment que le cerveau en étoit le siège, M. Jacquin fit l'ouverture du cadavre en présence de trois médecins, et il trouva

1°. Les méninges plus épaisses que dans l'état naturel ; la dure-mère adhérente par plusieurs points à la surface interne du crâne, plus particulièrement du côté droit ;

2°. Les substances corticale et médullaire ramollies ;

3°. L'hémisphère droit du cerveau tellement désorganisé , qu'il étoit presqu'entièrement converti en une pulpe ou bouillie sans consistance ; et les membranes de ce côté presque totalement détruites ;

4°. Les deux ventricules latéraux absolument remplis d'une espèce de sérosité qui ne se coaguloit pas par la chaleur ;

5°. Sous la tente du cervelet , un épanchement considérable de cette même sérosité.

Le mémoire de M. Jacquin ne présente point de vues neuves sur les apoplexies ; on peut même lui reprocher d'attribuer trop légèrement les nombreuses variétés de cette maladie à une même cause. Le système qui

explique toutes les apoplexies par la seule
influence du sang, quoique soutenu depuis
long-temps par des médecins habiles, est
loin d'être satisfaisant. On reconnoît bien
aujourd'hui qu'on ne pourra avoir une bonne
méthode nosologique des apoplexies, qu'autant qu'on aura une notion exacte des nombreuses altérations que peuvent éprouver les
divers appareils d'organes qui entrent dans
la composition de l'encéphale, et qu'on aura
égard aux différences d'âge, de tempérament,
etc., qui accompagnent ces maladies.

Cependant le travail de M. Jacquin se fait
lire avec intérêt, sur-tout à cause des nombreuses observations qu'il renferme (1).

---

(1) On regrette que les bornes de ce Journal ne permettent pas de faire connoître ce mémoire avec plus
de détails. Tout est important dans un sujet sur lequel
il reste encore tant de choses à examiner, quoiqu'il ait
occupé les médecins de tous les âges, et tout récemment MM. Portal et Montain l'aîné, dont nous ferons
connoître incessamment les ouvrages avec quelque
étendue.   *Note du Rédacteur.*

*Observation d'une maladie analogue à celle
décrite par le docteur Laybach sous le
nom de* scabies venerea; *communiquée
par M......*

Vanderstoel, grenadier hollandais du 2ᵉ.
régiment de la garde impériale, âgé de 25
ans, et d'un tempérament éminemment lym-
phatique, entre à l'hôpital le 11 février 1811.
Ce militaire étoit affecté d'une éruption générale de petits boutons semblables à ceux
de la gale, et de couleur rouge-brun : il
avoit eu précédemment des symptômes de
la maladie syphilitique. Deux chancres qu'il
portoit à la verge s'étoient guéris spontanément, et sans aucun remède. Il étoit raisonnable de rapporter à cette cause l'éruption
dont il étoit couvert. M. Larrey mit le
malade à un régime très-doux ; il prescrivit
une liqueur anti-syphilitique à prendre par
petites doses, et les frictions mercurielles à
des intervalles de 4 ou 5 jours. Ces moyens
procurèrent bientôt l'exsiccation des boutons
et leur desquammation ; et, au bout de deux
mois de traitement, le malade se trouva complettement guéri.

M. Larrey pense que cette affection, qu'un
médecin très-éclairé d'Illyrie a décrite comme

Affection
décrite
sous le nom
de *scabies
venerea.*

une maladie particulière très-contagieuse, qu'il désigne sous le nom de *scabies venerea,* n'est qu'une modification de la syphilis qui, comme l'on sait, se reproduit souvent sous toutes les formes. L'auteur de cette observation qui a exercé, en sa qualité de chirurgien-major, dans les hôpitaux de l'armée d'Illyrie, et qui a eu occasion d'y traiter un grand nombre de vénériens, n'a jamais remarqué que le *scabies venerea* du docteur Laybach y fût plus commun que partout ailleurs. Cette affection a pu dépendre aussi de l'état peu transpirable de la peau, entretenu par la nature du climat, qui ne permet pas de s'y baigner souvent, et par la malpropreté que les soldats ne pouvoient guères éviter dans un pays où ils ont été forcés, pendant très-long-tems, de coucher sur de la paille hachée, et de se nourrir des alimens les plus grossiers.

Exposition du fait de Renaudot sur un épi d'orge extrait d'un dépôt formé au dehors de la poitrine; par M. DESGRANGES.

Dans mon dernier mémoire (inséré tome XXXIX du Journ. génér. de méd.) qui traite de divers épis avalés et passés dans les pou-

mons, dont la nature ensuite, après un séjour
plus ou moins long, s'est heureusement dé-
barrassée par des abcès à l'extérieur du thó-
rax, j'ai parlé d'un fait semblable (1) recueilli
il y a plus d'un siècle et demi par Eusèbe Renaudot, de la faculté de médecine de Paris,
qui l'a publié en latin sous le titre de *spicilegium, seu historia medica mirabilis Spi-
ceæ graminecæ extractæ è latere ægri pleu-
ritici, qui eam ante menses duos incautè
voraverat.* Paris, 1647. Je n'ai pu alors en
dire davantage ; mais depuis M. Nacquart,
mon savant collègue de Paris, auquel je m'é-
tois adressé pour me procurer ce petit ouvrage, ayant eu la complaisance de le chercher à la bibliothèque impériale, et de m'en-
voyer copie de l'observation, je m'empresse
aujourd'hui d'en offrir la traduction.

Armand de Bautru, fils du comte de Nogent,
fut saisi d'une fièvre très-forte, accompagnée
d'une grande difficulté de respirer et d'une
toux d'abord sèche, puis avec crachement
de sang, privation de sommeil, chaleur et
soif persévérantes, douleur très-vive au côté
droit du thorax, lancinante et pongitive,

Epi d'orge avalé, extr. d'un dépôt.

___

(1) Journ. gén. de méd., t. 39, p. 256.

Epi d'orge
avalé, extr.
d'un dépôt.

instar terebræ dolore dispungente; pouls
dur et fréquent, et tous les autres symptômes
qui attestent l'existence d'une inflammation
considérable de la plèvre costale. Ces symptômes cédèrent le cinquième jour au traitement, dont Renaudot ne donne pas les détails, à l'exception du point de côté ou de la
douleur pleurétique répondant à la quatrième
fausse côte, qui s'accrut encore, et sur la région de laquelle on vit se former une petite
tumeur de la grandeur d'un ongle, *unguis
latitudine*, avec chaleur, rougeur, tension
et rénitence, *duritieque non levi.*

Les fomentations, cataplasmes et emplâtres
ne produisant aucun effet sur cette saillie extérieure, on pensoit à cautériser la partie, lorsque, le quatorzième jour de l'invasion de la
maladie, époque où la douleur locale se faisoit sentir encore plus fortement, on apperçut, sur le sommet de la tumeur, comme
l'extrémité d'une aiguille qui s'avançoit au-
dehors, et dépassoit si peu la peau qu'on n'auroit pu la saisir du bout des ongles. Un habile
chirurgien y réussit heureusement, et parvint
à extraire un épi barbu d'orge presque tout
entier, encore vert et sans aucune altération.
C'étoit à l'endroit précisément où se pratique
ordinairement l'opération de l'empyème,

c'est-à-dire entre la troisième et la quatrième des fausses côtes, en comptant de bas en haut.

Le malade, interrogé sur l'époque à laquelle il avoit avalé cet épi, raconta que deux mois auparavant, étant au collège royal de Navarre où il faisoit ses humanités, il avoit arraché, à la promenade, un épi d'orge, et l'avoit porté sans réflexion à sa bouche. Bientôt, par les mouvemens involontaires de sa langue, ce corps avoit malgré lui pénétré si avant dans l'arrière-bouche qu'il n'avoit pu, avec l'extrémité de ses doigts, le ravoir tout entier, *nusquam potuerit integram eximere*; les barbes se trouvèrent tellement fixées au palais, qu'il ne réussit à en arracher qu'un petit morceau avec ses ongles, du côté de la tige, *ut minutulum solum ejus caudicem imis sectum unguibus deduxerit foràs ;* et le reste de l'épi, presque tout entier, mâchonné et enveloppé de mucosités qui favorisoient son glissement et sa précipitation dans les bronches, fut avalé *eo invito*, non sans beaucoup d'angoisses, sans une toux très-forte, et la crainte, pendant une demi-heure, de suffoquer à chaque instant. Le jeune homme n'avoit plus souffert ensuite, et avoit passé cinq à six semaines jouissant d'une bonne santé en apparence, depuis cette fatale déglutition, jusqu'au 6 du mois passé, qu'il fut pris de l'affection aiguë pleurétique ci-dessus relatée.

A cette occasion, Renaudot rapporte plusieurs exemples d'auteurs qui ont vu sortir, par diverses parties du corps, des substances étrangères, tels qu'Aristote, Benivenius, Langius, Benedictus, Fabricius, Donatus, Arceus, etc. (1)

L'auteur regarde comme incroyable le long espace de tems que l'épi a résidé dans les poumons; on pourra, dit-il, à peine se persuader qu'il se soit maintenu vert pendant près de deux mois de séjour dans l'intérieur du corps, et qu'il en soit sorti sans être privé de sa fraîcheur et de son humidité naturelle, *minimè destitutam (spicam) suo illo primigenio et radicali humore.* Aussi, croit-il qu'on pourra être tenté de regarder ce corps étranger comme ayant été engendré dans le corps: opinion qui tient au tems où ce médecin écrivoit, et qu'on seroit bien éloigné d'avoir aujourd'hui.

(1) On trouvera les observations de ces auteurs dans Schenckius, *obs. med.*, *lib.* 1; dans Stalpart-Vanderwiel, *obs. rar. med. anat.* chir. et dans le dictionnaire des merveilles de la natu... nal de la Fond.

Quelle route a suivi cet épi? Notre collègue croit qu'il a passé par la trachée-artère, pour parvenir de là, non pas dans le bas-ventre, mais bien dans la poitrine, *non in ventrem imum, sed in medium decurisso.* Quant à son séjour dans l'organe de la respiration, il n'est pas moins remarquable, ajoute Renaudot, que sa présence n'ait occasionné aucun accident pendant toute la durée du tems qu'il a mis à parcourir la substance entière d'un poumon, ou les voies aëriennes qui le traversent, et que le jeune homme n'en ait éprouvé aucune incommodité, puisqu'il avoit toujours paru jouir d'une excellente santé.

Le fait de Renaudot est une quinzième observation à ajouter à celles que j'ai rassemblées et déjà publiées; il offre le quatrième exemple d'épi d'orge ainsi passé dans l'organe pulmonaire, et le second qui en soit sorti sain, vert et dans sa fraîcheur naturelle (observ. 9ᵉ. de Courtial). Il n'est point fait mention des grains; sans doute que cet épi a été cueilli avant leur formation, et pendant qu'il étoit encore en lait, c'est-à-dire, d'abord après la chûte de la fleur, époque où les barbes sont flexibles et de peu d'étendue. Cette circonstance n'a pas peu contribué peut-être à le conserver frais quoiqu'au sein d'un or-

gane éminemment sanguin , chaud et sans
cesse en mouvement. Son séjour dans le poumon de cet étudiant , qui pouvoit avoir 16 à
17 ans , a été de plus de deux mois ; c'est un
des plus longs, car il n'est pas bien prouvé
que l'épi de froment garni de grains avalé
par la fille de Silésie , âgée de dix ans (obs.
5e.), et sorti trois mois après par un abcès au
dos , ait réellement traversé le parenchyme
du poumon (1).

On voit ici l'itinéraire de ce genre de corps
étranger ; sa marche présente trois tems distincts aisés à reconnoître., et signalés dans le
plus grand nombre des cas qui nous ont été
transmis , avec les détails que comportent des
faits de cette nature. Dans le premier , l'épi
se présentant à la glotte pour la traverser,
ainsi que le larynx , il y a agitation convulsive, toux vive et continuelle, grande gêne à
respirer , impossibilité de parler , menace de

---

(1) Lysons , médecin de l'hôpital de Glocester , rapporte qu'Eléonore Kaylock y étoit entrée le 29 mai
1766, pour s'y faire traiter d'une douleur au côté droit
occasionnée par trois épingles qu'elle avoit avalées
neuf mois auparavant. Une tumeur se forma , trois
mois après, vers l'épaule gauche ; elle s'aboeda , on
l'ouvrit, et les trois épingles sortirent par l'ouverture.

suffocation, etc.; des secousses du tronc , des percussions entre les deux épaules et sur le devant du thorax ; les efforts convulsifs du malade même , pour surmonter l'obstacle , réussissent enfin à précipiter la cause obstruante dans le conduit trachéal. Alors commence le second temps qui, comme on l'a vu, peut être plus ou moins long, et s'étendre jusqu'à trois mois : quelquefois aussi il a été nul, et les accidens se sont manifestés de suite (observ. 10, 12, 13, 14). Chez le curé de Monpeyroux, une toux incommode et un picottement à la gorge ont eu lieu pendant les trois premiers jours qui ont précédé l'affection pleurétique (obs. 11), et pendant 18 jours chez l'enfant du Pont-Saint-Esprit (obs. 14), avec une très-grande difficulté de respirer. Cette deuxième période se passe quelquefois sans aucune lésion apparente de la santé; et le malade, plus d'une fois, a pu oublier l'accident pendant quelque tems. L'épi, pressé par la colonne d'air inspiré, se porte alors successivement de la trachée-artère dans les divisions et subdivisions bronchiques, jusqu'à la surface de l'organe et tout près de sa membrane externe.

On doit à l'étendue de l'épi et à la longueur de ses barbes, s'il ne se dévie nulle part, et si sa marche est toujours continue et régulière. Il ne sauroit, en effet, par cette double raison, interrompre sa progression et se placer en travers des bronches comme le petit brin de paille de chanvre mentionné par Vacher (l. cit., p. 257). La femme qui l'avoit inspiré éprouvoit sans cesse, dans le gosier, un picottement incommode et douloureux, accident sympathique bon à noter; mais étoit-ce seulement du côté gauche correspondant au poumon qui le receloit? C'est ce qu'on ne dit pas.

Arrivée à l'extrémité de l'arbre respiratoire, la pointe de l'épi picotte, enflamme, lacère et le peu de parenchyme qui reste à traverser, et la séreuse qui le recouvre audehors; alors surviennent tous les symptômes d'une pleurésie vraie, ou d'une inflammation vive de la plèvre pulmonaire : c'est le troisième tems, et celui de la terminaison; il est toujours accompagné d'orage. L'adhésion du viscère avec les parties contenantes (1), et leur érosion réciproque pour ouvrir à l'épi une voie d'échappement au-dehors, le cons-

_____

(1) L'adhérence du poumon avec la plèvre costale est très-commune; elle est, suivant Diemerbroëk, familière à la troisième partie des hommes.

Epi d'orge
avalé, extr.
d'un dépôt. Sans doute, comme dans la pleurésie de
cause interne ou spontanée, la douleur de
côté est plus poignante, plus acérée dans les
tems d'inspiration, et d'autant mieux que
l'air nouvellement admis dans les poumons
pousse sans cesse l'épi et tend à l'enfoncer de
plus en plus.

Chez l'écolier du collége de Navarre, les
symptômes pleurétiques généraux ont entièrement cessé le 5e. jour, comme il est d'usage,
par le moyen d'une curation appropriée : la
douleur locale seule a persisté ; ce n'étoit plus
qu'une *plévrodynie-parapleurétique* sans
pyrexie, avec adhérence des poumons à la
plèvre, affectant aussi les muscles intercos-
taux, pendant laquelle l'extrémité aiguë de
l'épi se frayoit insensiblement, et par un mécanisme connu (œuvr. posth. de Petit, t. 2),
un passage à travers les parties qui lui offroient
de l'obstacle. Enfin, vers le 14e. jour, on la
vit pointer dans l'espace intercostal, et, après
avoir usé la peau, se produire en dehors. L'épi
une fois extrait, la guérison ne s'est pas fait
attendre. Il ne paroît pas qu'il y ait eu dépôt
à l'intérieur. La nature, comme l'a observé
Hippocrate, a des moyens cachés par lesquels
elle opère des choses merveilleuses et incroya-
de leg. *πρήσσει.*)

On a vu, dans plusieurs des cas rapportés (obs. 1, 2, 3, 5, 8, 9, 10, 11, 12, 14), la fluxion locale s'accroître (1), parcourir tous les tems d'une tumeur qui abcède, et terminer par un dépôt suppuré, saillant au dehors avec fluctuation. Lorsqu'il s'ouvre de lui-même, un écoulement de pus précède, accompagne et suit la sortie du corps étranger, lequel souvent se trouve imbibé, gonflé et même recouvert d'un enduit muqueux et purulent. Le morceau d'épi de seigle de l'enfant suisse (obs. 1) avoit de plus quelques taches légères de sang. La pénétration de l'ulcère extérieur, et sa continuité avec l'entamure du poumon même sont rendues évidentes par la puanteur de la suppuration et par le sifflement de l'air avec bruit (dans la respiration), à travers l'ouverture ulcéreuse (obs. 10, 14). Elles étoient annoncées à M. Vignal, avant même l'ouverture de l'abcès, par un grouillement et une crépitation emphysémateuse, appercevables aux doigts et à l'oreille, et correspondant aux mouvemens de la respiration.

Epi d'orge
avalé, extr.
d'un dépôt.

_____

(1) Voyez ce que j'ai dit sur un sujet analogue, dans l'ancien Journal de médecine, t. 94, p. 129 et suiv.

Quelquefois, lors sur-tout que le dépôt ab-
cédé au dehors est volumineux, on sent, à
travers sa paroi antérieure amincie, le pédi-
cule de l'épi (obs. 14); aussi s'est-on bien
trouvé de l'ouvrir à sa maturité (obs. 5, 9,
10): de cette manière on épargne des douleurs au patient, et on abrège la durée de la
maladie. D'autres fois la nature semble partager ses efforts, et montrer une double tendance dans ses mouvemens excrétoires, ou
affecter à-la-fois deux voies pour opérer sa
délivrance. On a vu une partie de la congestion purulente interne être rejetée par en haut
plutôt en vomissant qu'en crachant; et l'autre
partie, quelques jours après, se prononcer à
l'extérieur pour préparer une issue au corps
étranger (obs. 1, 10).

On doit signaler ici le cas du nourrisson de
huit mois (obs. 14) qui, aussitôt après la
fausse déglutition de l'épi, renonça à téter,
et accepta des nourritures liquides qu'il avoit
toujours refusées, jusqu'à l'époque de son extraction, où le contraire eut lieu; la mamelle
fut alors saisie de nouveau avec avidité, et la
soupe dédaignée. Ainsi, la présence d'un corps
étranger quelconque dans le poumon, en gênant l'expansion de l'organe, rend douloureuse la succion, et l'interdit complettement.

C'est un nouvel obstacle à l'allaitement, qui doit être mentionné dans les livres de l'art. Le chirurgien de Coutras, dans le Périgord, et non Courtray (obs. 13), s'est tu sur cette circonstance particulière au sujet de l'enfant de six mois qui avoit avalé un épi de bled; ou Hévin, qui a fait usage de ce fait, puisé dans les registres de l'académie de chirurgie, l'a omise.

Epi d'orge avalé, extr. d'un dépôt.

Il y a tout lieu de croire qu'on ne révoquera plus en doute, à l'avenir, le passage de l'espèce de corps étrangers dont j'ai traité, à travers les poumons après avoir pénétré dans leur intérieur par la glotte, et sa sortie à la partie déclive, en quelque sorte, de l'organe, au moyen d'un abcès ou d'une érosion des parties contenantes qui leur fournit une issue (1). L'ensemble des observations que j'ai présentées sur ce sujet, vrai *spicilegium*, comme a dit Renaudot, atteste évidemment

---

(1) Depuis le moment de l'intromission de l'épi jusqu'à celui de sa sortie, on observe une succession de symptômes morbides et une gradation d'accidens tous relatifs à la lésion de l'organe principal de la respiration, et tous se rapportant à la cause matérielle connue, qui réside dans l'intérieur de l'un des poumons.

cette traversée. Des faits non moins notoires,

dont j'ai usé également (l. cit., p. 258 et suiv.), prouvent que, par une marche inverse ou contraire, d'autres corps étrangers, durs ou mous n'importe, de forme très-différente, perdus dans la capacité de la poitrine, et habituellement en contact avec un poumon, peuvent entamer son parenchyme, arriver aux divisions bronchiques, y être reçus, et, par suite des efforts expiratoires, être rejetés par le larynx avec les matières expectorées. Cette double progression de haut en bas ou de dedans en dehors, et de bas en haut ou de dehors en dedans du poumon, toute merveilleuse qu'elle soit, ne sauroit être contestée et doit être admise. Il faut y reconnoître la toute-puissance de la nature, et ses efforts admirables autant qu'heureux pour se débarrasser des corps qui apportent obstacle à ses fonctions. La nature, a dit Fromman, fournit quelquefois des routes extraordinaires aux choses que la pesanteur entraîne (j'ajouterai et que leur conformation particulière empêche de rétrograder), ou elle expulse par des voies étrangères ce qui l'incommode, si elle ne peut le faire par les voies ordinaires. Mais, en qualité de conservatrice d'elle-même, elle a soin d'envelopper le corps à qui il n'a pas

sage., pour ne point laisser répandre de li- Epi d'orgé avalé, extr. d'un dépôt.
queur essentielle; elle le remue lentement
et insensiblement de peur qu'en déchirant les
parties il n'arrive une inflammation considérable ; 'et elle travaille ensuite à rétablir peu-
à-peu la partie qui a été blessée (*de fascinat.
lib.* 3, *part.* 6).

P. S. Je dois prévenir le lecteur que , dans
le cahier de novembre 1810, page 259, déjà
citée, il se trouve une construction de phrase
vicieuse qu'il est essentiel de corriger. Ainsi, à
la 2e. ligne , après le mot *jour*, lisez : comme
je viens d'en fournir des preuves irréfragables, soit par le fait du jeune Henri Fasan ,
dont j'ai été témoin en quelque sorte , soit
par ceux empruntés des auteurs, que j'ai rapportés à sa suite. De même aussi, perdus dans
la capacité de la poitrine, et en contact avec
un point de la surface du viscère qui y est
renfermé, ils peuvent (ces corps étrangers)
en altérer la substance......

Mémoire et observations sur les fistules dentaires (1); par M. GUILLON.

Lus à la Société, le 19 mars 1811.

Sur les fis-
tules den-
taires.
Je nomme fistule dentaire, un écoulement purulent, périodique ou permanent, qui se forme à une partie de la gencive ou de la peau même de la figure qui correspond à une dent cariée, et qui ne peut jamais, ou presque jamais, se guérir, qu'on n'ait extrait la dent malade qui y donne lieu. Cette sorte de maladie, peu dangereuse en apparence, devient souvent, lorsqu'on la néglige, le principe de maladies plus ou moins graves, comme je vais tâcher de le prouver par les trois observations suivantes, qui font le sujet de ce mémoire.

1re. *Observation*. Une fille de 15 ans, nommée Berrot, habitante des montagnes du Jura, me fut présentée en février 1806; elle portoit, depuis un an et demi, un ulcère à la partie inférieure de la joue correspondant au bord

---

(1) Classe Vᵉ., maladie de l'organe digestif; ordre 1ᵉʳ., lésion des organes de la mastication; genre IIIᵉ., lésion des dents; espèce, *parulis*, qui veut dire petits ulcères aux gencives.

inférieur, tout près l'angle de l'os maxillaire inférieur. Cette solution de continuité avoit la grandeur et la figure d'un centime; il en sortoit continuellement, quoiqu'en petite quantité, une matière purulente mal élaborée.

Plusieurs fois, depuis que cette jeune et intéressante malade étoit tourmentée de cette infirmité, moins par les souffrances que par l'idée affreuse de voir éclipser la beauté à laquelle elle avoit droit de prétendre; plusieurs fois, dis-je, elle avoit été soumise à différens traitemens , qui tous furent infructueux.

A l'aspect d'une maladie si rebelle, je soupçonnai un vice ou scrofuleux, ou scorbutique, ou carcinomateux. Les renseignemens que je pris, firent disparoître mes soupçons. Je sus, par mes questions récidivées, que la malade avoit eu, avant l'apparition de l'ulcère, une forte odontalgie à la troisième dent molaire, qui se trouvoit cariée, et qui correspondoit au lieu malade; et que, depuis l'écoulement formé, l'odontalgie avoit totalement disparu. Ces renseignemens me firent penser que l'ulcère étoit produit par la carie de la dent, dont la partie inférieure de la racine correspondoit à l'endroit de l'ulcère cutané désigné ci-dessus.

Là indubitablement il y avoit carie à la lèvre
externe du bord inférieur et près l'angle de
l'os maxillaire ; mais quelle en étoit la cause ?
N'étoit-ce pas la dent cariée, dont l'affection
s'étoit communiquée de sa racine à l'os maxillaire, et de cet os à la peau ? Telle fut du moins
mon idée ; et je crus que le pus mal formé
qui sortoit par la plaie des tégumens provenoit de la dent, n'étoit formé que par elle,
et que sa source ne pouvoit être tarie qu'en
détruisant ou en enlevant le corps malade
qui l'occasionnoit. Je ne balançai donc point
de conseiller l'extraction de la dent. Je l'exé-
cutai sur-le-champ : et, avec de simples pansemens, l'ulcère fut détergé et cicatrisé quelques jours après.

Deuxième observation. Une mère de famille, habitant un hameau près la petite ville
de Saint-Claude, fut atteinte, dans son jeune
âge, et long-temps avant son mariage, de
douleurs vives aux dents. La carie se déclara et détruisit l'émail des deux petites molaires de la mâchoire supérieure du côté droit.
L'odontalgie se dissipa un peu ; elle n'étoit
plus permanente ; mais les accès étoient plus
ou moins rapprochés, selon que les causes susceptibles de les déterminer étoient plus ou
moins fréquentes. Quelque tems après, la ma-

lade ressentit une douleur sourde et interne
dans l'endroit qui correspond à la fosse maxillaire (canine). Cette douleur ne ressembloit
plus à celle qu'elle avoit éprouvée aux dents.
Le temps s'écoula dans ces souffrances sup-
portables; mais, au bout de plusieurs mois,
il se forma une petite tumeur sous l'œil droit,
près le nez, qui parut sans inflammation,
sans ces élancemens particuliers qui annoncent la formation d'un foyer de pus. La peau
cependant s'usa; il se fit une ouverture par où
découla une petite quantité de pus. Cet écoulement s'établit et duroit depuis deux ans,
sans avoir occasionné d'autres accidens qu'une
petite phlogose qui n'augmentoit plus depuis
long-temps, lorsque la malade me fut pré-
sentéc le 1er. mai 1807.

Après avoir pris les informations
viens de détailler, je visitai la bouch.
les dents cariées au niveau de la gen
présumai alors qu'un foyer de pus
formé dans le sinus maxillair   ond du
elles répondoient; que ce pu
ou après s'être formé, avoit p
leurs que la malade avoit ressen
fin l'ouverture qui s'étoit form
désigné n'étoit occasionnée que par
du pus, qui cherchoit à se faire une 1s

Pour remédier à cette dangereuse difformité, la méthode de Jourdain me parut dé-
fectueuse par la raison que rapporte Bichat
dans l'exposé de la doctrine et de la pratique
de Desault. Je préférai le lieu de nécessité
désigné par Lamoirier, et qui est indiqué par
l'affection ou l'absence d'une ou de plusieurs
molaires.

D'ailleurs, d'après l'examen des symptômes qui avoient précédé l'ouverture de l'ulcère fistuleux, je ne devois reconnoître, pour
cause de la fistule, que les dents cariées, et
présumer qu'en les arrachant, en faisant et
entretenant une ouverture par où le pus pourroit s'écouler, je parviendrois facilement,
comme dans le cas de la première observation, à déterger et à cicatriser l'ulcère dif-
forme, qui avoit résisté à plusieurs sortes de
traitemens.

Mon attente ne fut point vaine, et, dès le
jour même de l'opération, le pus qui s'écouloit par l'ulcère prit une route nouvelle; il
diminua peu-à-peu, et en peu de tems la malade fut guérie.

Troisième observation. Je pourrois citer
une infinité de maladies occasionnées et entretenues par les dents cariées; mais je vais me

borner à celle - ci, qui fut compliquée d'une
circonstance bien particulière.

Une femme des montagnes du Jura, âgée
de 43 ans, célibataire, fut victime long-tems
d'une douleur odontalgique : c'étoit la première molaire gauche de la mâchoire supérieure qui l'occasionoit. Cette dent se caria
peu-à-peu, et les douleurs, qui continuoient
toujours, diminuèrent beaucoup par l'apparition d'un petit abcès à la gencive, précisément au-dessus de la dent malade (1). Ce
simple bouton purulent étoit sans inflammation, sans engorgement et sans douleur. Il
n'étoit pas permanent ; mais au moindre accident qui diminuoit un peu la transpiration,
cette évacuation si importante à l'harmonie
physique, à l'entretien de la vie et de la santé,
il reparoissoit, se remplissoit de pus, se vi-
doit, et 24 heures suffisoient pour le faire
disparoître de nouveau.

Ce petit ulcère fistuleux est très-commun
chez les personnes qui ont des dents gâtées ;

---

(1) Le sphacèle de la dent se résout par un abcès à
la gencive. Hipp., coaque 236, traduction de Lefevre
de Villebrune.

il expose à la carie du bord alvéolaire, et donne une odeur fétide à la bouche. Il ne peut se guérir sans que la dent soit arrachée.

La malade qui fait le sujet de celte observation étoit, comme je l'ai dit, depuis long-tems affligée de cette légère infirmité, qui ne présentoit alors que peu d'intérêt; mais, vers les derniers tems, chaque fois que le bouton se remplissoit, la malade, impatiente de voir sortir le pus qu'il contenoit, et qui ne laissoit pas que de l'incommoder, en perçoit les parois avec une épingle, irritoit ces parties délicates, et occasionoit une inflammation plus ou moins grande. Ce moyen d'irritation, souvent récidivé, fit tuméfier la gencive, et il s'éleva, dans l'endroit du petit abcès, un véritable carcinome qui augmentoit d'une manière effrayante, lorsque la malade me fut présentée pour la première fois. Je conseillai de suite de faire tomber cette tumeur hideuse par le moyen d'une ligature faite avec un fil de soie; et je la pratiquai le lendemain d'autant plus facilement que le carcinome avoit la forme et la grosseur d'une figue, et tenoit à la gencive par son sommet. Deux jours après, la tumeur tomba sans qu'il en résulta la plus petite hémorragie.

Persuadé

LITTÉRATURE MÉDICALE FRANÇAISE.

*Rapport sur l'épidémie d'Ercole, suivi d'un essai topo-
graphique sur la ville de Caserte et le palais de
S. M.; adressés à S. E. le comte de Mélito, ministre de l'intérieur du royaume des Deux-Siciles;
par M.* CHAVASSIEU - D'AUDEBERT, *docteur de
Paris, et médecin de l'armée de Naples.*

Deuxième et dernier morceau (1).

Topographie de Caserte. Il est impossible de se
faire des idées justes sur la salubrité d'un pays sans
l'étude préliminaire du sol et du climat; autrement
une foule de remarques que l'on est à portée de faire,
et qui devroient se rattacher à des principes fixes et
constans, ne produisent que le doute ou bien un stérile étonnement. L'Italie, et spécialement le royaume
de Naples sont, à cet égard, très-imparfaitement
connus. L'aspect de cette terre de délices, que l'art et
la nature se sont disputé l'honneur d'embellir, a dis-
trait sans doute trop l'esprit des savans, en captivant
leur imagination. Les arts, les monumens, en un mot
les ouvrages de l'homme sont ici connus, sont décrits:
la nature seule reste à étudier. Quand on en cherche
les tableaux, on ne les trouve point, ou l'on ne rencontre que des ébauches imparfaites. Naples attend
ses Saussures, ses Deluc, ses Pallas, ses Linneus et
ses Dubamel.

Les topographies de Naples et de Caserte n'existent
point encore. Avant de donner quelque chose sur la

(Side note: Épidémie d'Ercole et topograph. de Caserte.)

---

(1) Voyez plus haut, page 290.

capitale, je vais présenter à S. Ex. un apperçu descrip-
tif du beau pays de Caserte, que je n'ai pu tracer que
très-imparfaitement.

La ville de Caserte et le palais de S. M., qui en est
très-voisin, se trouvent situés à 13 milles au nord de
Naples, dans une grande plaine dominant les collines
de Naples, lesquelles s'inclinent vers la mer au midi.
La plaine est entièrement découverte de ce côté. Sur
les trois autres points, elle est ceinte de montagnes,
dont elle n'est éloignée que de deux milles à-peu-près ;
ce sont les monts Tifata ou Tifani, composés de la
montagne St.-Nicolas, de celle du Belvédère et d'une
chaîne qui s'étend jusqu'à Maddaloni.

Le plus haut de ces monts est celui de St.-Nicolas ;
celui de Belvédère paroît lui être de très-peu inférieur.
Ces montagnes n'ont pas encore été mesurées, et nous
n'en pouvons donner ici les hauteurs que par approxi-
mation. Le seul point dont la hauteur soit bien déterminée, est le réservoir placé au bas de la cascade, et à 400 pieds au-dessus du niveau du château.
De ce réservoir, qui se trouve sur le devant et au centre du mont Belvédère, on croit voir une égale distance
jusqu'à la partie supérieure de l'aqueduc ; et comm[e]
celui-ci paroît diviser la montagne de Belvédère.
deux parties égales, on peut conjecturer que cette mo[n-]
tagne a 1600 pieds, c'est-à-dire plus de 200 toises a[u-]
dessus du sol de Caserte. Quant à la hauteur absol[ue]
par rapport au niveau de la mer, je ne puis [la]
déterminer précisément ; mais il m'a sembl[é que Ca-]
serte, qui n'est guères plus éloigné de sa ca[pitale que]
Versailles de Paris, n'a pas non plus une [élévation]
très-différente. Or, l'élévation de Versailles [...]

de Paris est de 49 toises (et celle de Paris au-dessus de la mer, de 28 toises).

En voyant de quelle manière l'horizon de Caserte est circonscrit, on pourroit croire qu'il se trouve entièrement défendu des vents du nord, et privé des influences septentrionales, qui sont les plus favorables à la santé et à la vigueur du corps ; mais on a vu déjà que l'élévation du sol lui-même imprime à l'air de cette contrée plus de vivacité et de fraîcheur. En second lieu, l'intervalle qui se trouve entre les deux montagnes de Saint-Nicolas sur la gauche, et du Belvédère que l'on voit en face, forme une large ouverture qui donne accès aux vents du nord-ouest ; d'ailleurs le sol de Caserte présente une configuration qui peut accroître souvent l'action des vents de N. O. et de N. E. Arrêtés contre les parois de ce bassin demi-circulaire, ils doivent produire une espèce d'engorgement ; leur choc et la résistance augmentent enfin leur impétuosité, et je pense qu'il doit arriver ici ce qui arrive fréquemment dans les plaines ou les gorges situées au milieu des montagnes, et particulièrement dans celles du mont Cenis, où il se forme des tempêtes et des tourbillons terribles. Il se passe en effet quelque chose de pareil à Caserte dans les ouragans qui s'y font sentir ; ces vents impétueux sont même si familiers à cette contrée qu'on leur a donné le nom de *venti Casertani*.

Par conséquent, ce pays n'est pas entièrement privé des vents du nord. Lorsqu'ils soufflent foiblement, on a peine à s'en appercevoir ; mais quand ils arrivent avec un certain degré de force, ils doivent produire des tempêtes.

Comme l'horizon est plus borné à l'ouest, et sur-tout

au nord-ouest que vers l'orient , et que de ce côté les
montagnes sont plus distantes et descendent moins
vers le sud , il arrive que le sud-est est à-peu-près dégagé , et que les vents d'orient ont un accès plus libre
que les vents occidentaux ; circonstances très-favo-
rables au climat de Caserte , et·qui augmentent les
causes de salubrité.

La chaleur propre à cette contrée doit se trouver
modifiée par la forme et l'exposition du terrain. En
hiver , la proximité des montagnes doit causer une
certaine augmentation de froid.Quoiqu'il tombe par fois
de la neige à Caserte , ce n'est pas un phénomène qui s'y
passe tous les ans; mais , à chaque hiver , le sommet des
montagnes environnantes est blanchi par les neiges pendant plusieurs semaines , et quelquefois même pendant plusieurs mois. Les vents qui ont traversé ces
sommités , ont acquis un refroidissement qu'ils trans-
mettent de la première main à l'atmosphère du château et de la ville. Dans l'été , au contraire , la conca-
vité demi-circulaire des montagnes réfléchit fortement
les rayons du soleil et les vents du sud et du sud-est ,
ce qui doit accroître les chaleurs de cette saison. Elles
augmentent en effet dans tous les lieux qui produisent
une réverbération.

Si dans la suite on vient à comparer exactement et
par des expériences suivies la température de Naples
et celle de Caserte , on devra trouver par toutes ces

l'appui de cette présomption. On remarque en effet à Caserte que les végétaux sont environ huit ou dix jours plus hâtifs. Peut-être faudroit-il faire encore ici une distinction analogue à la précédente, d'où il résulteroit que la végétation, qui présente deux époques distinctes, celle de la germination ou de la frondaison, et celle de la maturité, se trouveroit plus hâtive pour la seconde période, et moins avancée pour la première.

Quoi qu'il en soit, tous les végétaux, les grains et les fruits qui réussissent à Naples et dans cette terre heureuse qu'on appelle *Terra di Lavoro*, prospèrent particulièrement sur le territoire de Caserte, et surtout vers ce superbe rideau formé par la montagne de Belvédère, dont les divers étages offrent à l'œil ravi tous les genres de culture. C'est dans ce lieu enchanteur, au milieu de ce riche amphithéâtre qu'est placée la belle maison de campagne du Belvédère. Ce séjour royal se trouve dans un air extrêmement pur; une foule de beautés champêtres le relèvent encore, et en sont un superbe accompagnement.

Apperçu médical de Caserte. Le climat physique de Caserte est donc un climat mixte, où il faut distinguer, comme nous avons tâché de le faire, ce qui appartient à l'élévation du sol, à sa nature et à sa configuration, à ses aspects, à ses eaux, et finalement aux lieux limitrophes.

Il existe généralement une opinion défavorable sur la salubrité de Caserte, et particulièrement sur celle du château. Il paroît même que cette prévention contribuoit à éloigner de ce palais l'ancienne cour, pendant la durée et au déclin des fortes chaleurs. Les craintes qu'on a conçues sont fondées à quelques égards.

Il n'est guères probable que la même cause qui a produit l'épidémie générale d'Ercole, n'ait pas eu quelquefois des effets pernicieux pour les habitans de Caserte, et sur-tout pour les personnes du château, dans
leurs fréquentes promenades au milieu des jardins et
des bosquets. Il ne faut que parcourir les bords de la
pièce d'eau et du canal qui vient ensuite, et qui entoure le petit château du parc; il suffit de voir la couleur de cette eau et d'en sentir les émanations, pour
juger que son voisinage ou la fréquentation de ses
bords ne peuvent qu'être dangereux dans les momens
les plus humides de la journée. Il a dû arriver sans
doute plusieurs fois, sur-tout dans les dernières années,
que plusieurs personnes auront payé le plaisir de la
promenade du prix de leur santé. Ces sortes d'événemens n'ont rien qui surprenne; il n'est pas très-rare
de voir plusieurs individus qui vont ensemble à l'en-
contre d'un courant d'air vicié par le voisinage des
eaux stagnantes, en ressentir simultanément et avec
promptitude les influences fâcheuses; il n'est pas
même impossible que les vapeurs du canal et de la
pièce d'eau se soient portées, dans certaines circonstances, jusqu'aux appartemens du château qui regardent le jardin, et jusque sur Caserte; mais ces mouvemens peuvent être prévenus; ils n'ont besoin que
d'exciter la surveillance des intendans de S. M., et
Caserte redeviendra ce qu'il est par sa nature, un endroit
très-sain. Nous ne pensons pas, comme font quelques
personnes du pays, que Caserte ait perdu sa salubrité
depuis qu'on y a amené les eaux. Si cette circonstance
a pu causer quelques dommages, ils sont accidentels,
et peuvent très-facilement s'appercevoir et se réparer.

Tous ces effets ont lieu non seulement auprès des marécages formés par la nature, mais encore au voisinage
des lacs et des bassins artificiels dont on néglige
l'entretien. Les bords du canal qui se trouve dans
le parc de Parme, sont désertés par cette seule
raison. La pièce d'eau de Chantilly, en France, a
donné lieu à plusieurs épidémies fâcheuses et consé-
cutives. La proximité du canal de Versailles cause en
certains endroits divers accidens aux gens qui l'habi-
tent de trop près. J'ai traité sur les bords de ce canal,
à l'endroit qu'on nomme la Petite-Venise, des fièvres
intermittentes, dont je ne retrouvois aucun exemple
dans toute la ville de Versailles. Mais les causes qui
ont besoin d'être prévues dans notre climat, deviennent infiniment plus essentielles et plus graves dans
les climats chauds, et particulièrement dans l'Italie,
où il est arrivé si souvent qu'elles aient fait naître des
maladies dévastatrices sur l'homme et chez les animaux.

Nous avons vu que certaines conditions, désavanta-
geuses dans le territoire et le climat de Caserte, se
trouvent compensées par d'autres plus avantageuses, et
qu'en résultat ce pays est aussi favorable à la santé
qu'aux plaisirs de la vie.

Cependant si l'on réduit, comme il est possible de
faire, les climats physiques à quatre principaux, déduits des quatre expositions cardinales, et ayant
chacun leurs phénomènes bien distincts, Caserte n'oc-
cupera que le second rang. On retrouvera dans ce pays
peu de maladies essentielles; mais pourtant on y verra
les tempéramens et les affections propres aux expositions et aux influences méridionales.

Le tempérament des habitans de cette contrée indique une prédominance du genre nerveux , plutôt modifié par le concours du systême biliaire que par celui du
systême sanguin. Les affections nerveuses , soit vives,
soit lentes et constitutionnelles , sont une suite de
cette première disposition , et un effet assez ordinaire
du climat et des vents de ce pays. Les convulsions,
l'hystérisme et l'hypocondrie s'y remarquent généralement. Il y a un certain nombre d'épileptiques , et
fort peu de maniaques. Les paralysies sont en assez
grand nombre : il en est survenu deux nouvelles il y a
une quinzaine de jours.

L'asthme est une maladie fort commune à Caserte ;
mais il paroît tenir plutôt à la disposition nerveuse (ce
qui forme effectivement son caractère propre) qu'à des
lésions essentielles du poumon Ces lésions sont rares
dans ce pays , de même que les phthisies pulmonaires ;
aussi les pleurésies et les affections aiguës de la poitrine y sont-elles peu communes. Les maladies sont
très-rarement des inflammations pures ; celles qui en
ont les apparences se compliquent ordinairement de
symptômes particuliers qui changent leur nature. Les
hémorrhagies nasales ne sont pas fort communes, non
plus que celles de poitrine. On a très-peu d'exemples
des véritables maladies organiques du cœur. Les hémorrhoïdes sont familières à cette contrée ; cependant
l'ictère n'y est pas très-commun. Les pertes utérines
surviennent rarement ; les règles, au contraire , paroissent être dans une quantité assez foible, mais sont
remplacées souvent par un autre genre de perte très-
commun parmi les femmes de ce pays ; cependant les
affections ulcéreuses de l'utérus y sont presque incon-
pues.

La goutte, les rhumatismes, les hernies sont des maux familiers à cette contrée. Il ne seroit point impossible que les marécages de Carbonara et de Saint-Arcangelo, à trois ou quatre milles dè Caserte, et quelques autres plus ou moins éloignés, contribuassent à produire un certain nombre de fièvres intermittentes, qu'on remarque dans la ville en automne; mais il faut aussi dire que la plupart de ces maladies s'observent sur des ouvriers qui sortent de Caserte pour aller travailler aux environs dans des endroits marécageux, et particulièrement à Cardito et à Marcenise. Dans ce dernier endroit sur-tout, il règne beaucoup de fièvres intermittentes et d'obstructions.

Le docteur de Blasio, à qui nous sommes redevables d'une grande partie de ces détails, m'a dit avoir traité il y a trois ans (1803) à Caserte une épidémie du genre de la fièvre des prisons, et qui effectivement sortoit des prisons de cette ville. Cette maladie attaqua 187 personnes, mais ne fut point meurtrière. Ce fait nous rappelle une autre observation que fit Sarcone dans la fameuse fièvre pestilentielle et contagieuse qui régna à Naples en 1764. Les mendians et les malheureux que la faim faisoit refluer des provinces dans la capitale y engendrèrent cette maladie, et la transportèrent en plusieurs autres lieux. Dans le petit nombre de pays qui furent exemptés, l'on compte le pays de Caserte, ce qui est une nouvelle preuve de la bonté de ce climat.

Il fait naître pourtant des fièvres malignes assez communes dans l'été ; il produit sur-tout beaucoup de fièvres éruptives et pourprées. C'est un fait bien confirmé que l'influence des vents méridionaux dans la produc-

tion des exanthêmes ; les mêmes vents doivent encore
contribuer , ainsi que le reflet des montagnes , aux fréquentes ophtalmies qui se remarquent dans ce pays.

Les maladies glandulaires et osseuses , et les défor-
mations qui s'ensuivent , sont rares à Caserte. On y
rencontre pourtant un certain nombre de calculeux ,
mais qui paroissent venir d'autres contrées. On a quelques raisons de rapporter en général à la qualité des
eaux la formation des calculs et les affections des
glandes. Quant à Caserte , les eaux y sont bonnes et
pures. Celles qui viennent de l'aqueduc sont mises
en réserve dans des citernes particulières, où on les
laisse un an ou deux. Pendant ce temps-là , elles déposent ce qu'elles peuvent avoir d'hétérogène , et deviennent très-limpides. Il y a outre cela à Caserte des puits,
des sources profondes , dont on fait usage, et dont
l'eau ne paroît avoir rien de nuisible.

On trouve au contraire, à peu de distance d'ici ,
des pays où les eaux sont saumâtres et marécageuses ;
où les sources sont à une très-petite distance de la
superficie. Ces eaux ne peuvent manquer de nuire à la
santé des habitans. Telles sont celles de Marcenise ,
qui contribuent sans doute à ce nombre d'obstructions
et de calculs qu'on remarque dans cette contrée. En
passant à Casoria , à quelques milles au - dessus de
Naples , sur la route de Caserte , on est surpris de
cette quantité énorme de goîtres que portent les habitans de ce village. Il conviendroit d'examiner la qualité des eaux de ce pays , pour s'assurer des causes qui
donnent lieu à ce phénomène.

Mesures de précaution et d'assainissement. Il suf-
firoit d'avoir reconnu et déterminé les causes qui ont

pu produire l'épidémie régnante et les autres effets
dont nous avons parlé, pour concevoir et pour inspirer une entière confiance. La réparation de tous ces
maux accidentels sera l'ouvrage d'un Monarque bien-
faisant et d'un ministre prévoyant et éclairé, qui jugera
les mesures que je vais avoir l'honneur de lui soumettre, et qui les proportionnera aux intérêts de la population d'Ercole et de Caserte, et à ceux même du château royal, dont il importe d'éloigner toutes les causes préjudiciables à la santé.

M. l'intendant de Caserte, comme nous l'avons dit
plus haut, a pourvu aux choses les plus pressantes, et
a été le premier à reconnoître la cause du mal. La mesure qu'il a prise de faire arracher les joncs et les
herbes marécageuses qui ont pris pied dans le limon
qui s'est formé au fond du grand réservoir du parc, ne
peut manquer de produire beaucoup de bien, et d'empêcher au moins la cause d'augmenter par de nouveaux
détritus et une nouvelle fermentation. Mais la source
du mal subsistera encore, et l'on pourra toujours ap-
préhender qu'une saison pluvieuse et chaude, ou des
vents méridionaux de longue durée ne viennent plutôt ou plus tard augmenter les influences que portent
les eaux de la Peschiera et celles du canal qui lui est
contiou. Certainement M. l'intendant a fait toutes ces
remarques; son intention est de parer aux principes
du mal par tous les moyens que permettront les circonstances.

Malgré l'étendue que comprend la pièce d'eau, le
curage peut être achevé en quelques semaines si l'on
presse le travail; et peut-être seroit-il possible de diminuer les frais en intéressant la ville

concourir aux moyens qu'il faudroit prendre, ou bien
en tirant parti de cette vase, qui pourroit servir d'en-
grais pour la culture des terres.

Les bassins des Tuileries, à Paris, sont curés tous
les ans, et cette opération se fait avec beaucoup de
rapidité ; mais comme le bassin de Caserte est beaucoup plus considérable, il ne semble pas possible de
prendre aussi régulièrement cette mesure. Au surplus,
la masse considérable de l'eau et sa profondeur l'em-
pêchent d'acquérir promptement les qualités nuisibles
des eaux stagnantes ; mais nous pensons qu'on doit se
faire une loi de procéder à ce curage au moins tous les
dix ans, soit pour la salubrité du lieu, soit pour empêcher que l'eau qui sort du bassin et se porte ailleurs,
ne se corrompe.

Le canal qui vient de la Peschiera, et qui entoure
bientôt après le petit château, étant beaucoup plus
étroit et moins libre dans l'évaporation, a besoin d'une
réparation plus fréquente : elle devroit avoir lieu au-
moins tous les cinq ans. La facilité et la force avec
lesquelles une eau se corrompt sont, toutes choses
égales d'ailleurs, en raison inverse du volume du liquide.

Si, par la suite, comme il semble qu'on en a eu le
projet, on pouvoit augmenter le diamètre du tuyan
qui conduit l'eau à cette Peschiera, ainsi que du tuyau
qui en sort, ce seroit un changement très-avantageux ;
la masse du liquide se renouvelleroit davantage, et se
trouveroit plus agitée, plus circulante. Il conviendroit
encore de placer les orifices des deux tuyaux d'entrée
et de sortie, non à la surface mais au fond même du

En remontant et en se dirigeant vers la cascade, on trouve à certaine distance un autre réservoir qui reçoit tout ce que verse l'aqueduc, et qui fournit entr'autres la quantité d'eau qui va à la Peschiera. Ce réservoir, qu'on nomme *Canalone*, et encore *Peschiera nova*, aura besoin un jour d'être aussi nétoyé, ainsi que deux ou trois bassins supérieurs et formés latéralement par les mêmes eaux de la cascade; mais toutes ces eaux ayant une pente rapide, et se renouvelant avec facilité, le besoin du nétoyage est ici moins urgent.

Nous venons de faire sentir la néccssité du curage de la pièce d'eau du parc. S'il étoit absolument impossible qu'on se livrât de suite à cette mesure, nous proposons du moins le curage du canal qui environne le petit château.

Nous recommandons sur-tout d'empêcher que le niveau de l'eau s'abaisse Il arriva, dans le mois de juin de l'année dernière, que la rupture de certains canaux obligea de suspendre pendant quelques jours le cours de l'eau qui se rend à la Peschiera, et, par cette raison, le niveau de l'eau s'abaissa de deux ou trois palmes. Il n'est pas douteux que cela n'ait augmenté la fermentation dans ce réservoir, et n'ait activé les vapeurs qui s'en exhalent habituellement.

Enfin, nous regardons comme une chose utile d'effectuer de tems à autre, dans la masse de l'eau, un certain mouvement en la faisant agiter par plusieurs personnes placées dans des barques, qui feroient mouvoir des rames ou de longues perches.

Ces procédés ne sont, comme nous l'avons dit, que très-subordonnés, et ne peuvent remplacer la mesure générale qu'il sera indispensable de prendre.

Nous avons parlé plus haut du danger que nous pré-
voyons à faire sa promeuade sur les bords du canal et
de la pièce d'eau; cela s'entend au moins pour l'état
actuel des choses; car, après le nétoyage, on n'aura
plus ces mêmes craintes à concevoir.

Il est encore une observation à faire relativement
aux plantations qui existent du côté de la Peschiera et
du canal; il nous semble qu'elles sont trop pressées et
trop confuses. Les arbres ont, par rapport aux lieux
humides, deux effets qu'il ne faudroit pas confondre.
Interposés à une certaine distance, il est vrai qu'ils
garantissent de cette humidité et en arrêtent les effets;
mais, placés trop près, ils les favorisent dans le lieu
même en gênant la circulation de l'air et l'évaporation;
ils entretiennent donc et quelquefois font naître les
effets de l'humidité et de la stagnation. Il faut élaguer
un peu les arbres du côté que nous venons d'indiquer,
et enlever particulièrement les broussailles et les ar-
bustes parasites qui encombrent cette portion des bosquets. Nous croyons qu'on peut, dans toutes les autres parties du jardin, laisser plus de liberté à la végétation, et y conserver plus d'ombrage.

Dans tous les cas, nous ne conseillons la promenade
du côté du canal que dans le milieu du jour. Les promenades du soir et du matin devront, par prudence,
se diriger dans les autres parties du jardin ou hors du
parc, et sur le penchant de ces belles montagnes ou
dans les sinuosités du jardin anglais.

Il nous semble qu'il seroit fort utile de faire dans
le parc de Caserte, et sur-tout dans le voisinage des
eaux, ce qui se pratique chaque automne dans les al-
lées des Tuileries et des Champs-Elysées à Paris;

c'est-à-dire de faire enlever les feuilles qui sont tom-
bées des arbres sur le terrain. Cette attention serviroit
à l'entretien et à la beauté des promenades, et ne devroit pas devenir onéreuse ; car la permission pourroit
être cédée ou vendue comme un avantage, puisque les
feuilles qu'on retire dans ces cas peuvent être employées
à divers usages, ou deviennent un combustible.

Pour pratiquer sans danger, soit le curage de la
grande pièce, soit celui du canal, on gardera certaines
précautions qui nous paroissent indispensables. Il ne
faudra employer les ouvriers chaque jour que pendant
le tems où le soleil est sur l'horizon. On ne les mettra donc à l'ouvrage qu'après le lever du soleil, et
ils le quitteront bientôt après son coucher. Il n'y a
qu'un tems propice pour le tarissement de ces bassins
et les travaux qui s'ensuivent : c'est l'hiver ou la première partie du printemps. Les chaleurs activeroient
et volatiliseroient d'une manière nuisible les vapeurs
du lieu.

Malgré toutes ces attentions, nous croyons devoir
encore, pour toute la durée de l'opération, indiquer
un procédé particulier propre à garantir tout à-la-fois
les ouvriers et les habitans du voisinage de l'action ou
de l'abord des exhalaisons.

Ce procédé consiste à former un certain nombre de
grottes, élevées sur le terrain de trois ou quatre pieds,
et vides dans le centre, pour recevoir du bois ou des
broussailles qu'on y feroit brûler. La fumée épaisse qui
s'exhale de cette manière sert à neutraliser les vapeurs
malfaisantes ou à les élever, et à les dissoudre plus
parfaitement dans le torrent atmosphérique, au moyen
des courans d'air que le feu et la fumée entretiennent.
Ce.te

Cette pratique enfin peut être appliquée au brûle-
ment des mauvaises herbes marécageuses qu'on retire
du bassin en ce moment ; il conviendroit de les con-
sumer dans une vaste grotte en les mêlant avec un peu
de bois, ce qui rendroit leur combustion plus facile,
et la feroit tourner à une espèce d'utilité.

*Méthode de traitement pour les maladies qui sub-
sistent à Ercole.* Les malades qui sont à Ercole, et
forment plus de la moitié de la population , méritent
encore une attention particulière. Nous allons rappeler
ici les mesures et le plan de traitement que nous avons
déjà proposés en visitant le pays et les individus.

Cependant il ne nous semble pas nécessaire de rétablir l'hôpital qui avoit été formé , les maladies étant
moins nombreuses , moins graves et moins aiguës
maintenant ; mais il seroit très-utile d'ouvrir aux malades l'hôpital de Caserte, et d'y recevoir ceux qui ont
besoin d'un traitement régulier et d'un régime suivi.
Quant à ceux à qui il ne reste que des infirmités , un
état de marasme , une convalescence difficile, ou seulement quelques engorgemens peu considérables des
viscères sans fièvre, on les rétablira par des secours et
des médicamens à domicile , et sur-tout en leur distri-
buant un peu de bon vin et de la nourriture restau-
rante.

Je ne crois pas qu'on doive s'arrêter à l'idée de la
contagion ; la crainte qu'on se feroit de ce côté seroit
absolument vaine. Je doute même un peu que la maladie ait été contagieuse dans aucun tems de sa durée.

Mais un obstacle qui se présente, c'est l'insuffisance
des ressources de l'hôpital de Caserte ; et vraisembla-

Epidémie
d'Ercole et
topograph.
de Caserte.

blement S. E. jugera à propos de faire accorder une in-
demnité à cet hospice, ainsi qu'au médecin qui seroit
chargé de ce surcroît d'occupations. M. de Blasio, syn-
dic de Caserte, qui se trouve en même tems médecin
de l'hôpital de la ville, nous a paru infiniment propre
à remplir ces vues.

On fera une distinction des deux sortes de fièvres
réglées qui subsistent encore, savoir : 1°. les fièvres
quotidiennes ou double-tierces, et 2°. les fièvres tierces véritables (les fièvres quartes sont en trop petit
nombre et trop peu constantes pour que nous en fas-
sions mention).

On emploiera pour les fièvres, dont les accès sont
journaliers, les infusions de sauge ou de sureau ani-
mées avec quelques eaux spiritueuses, par exemple,
une once ou une once et demie d'esprit de menthe, de mélisse ou de romarin. Outre cela, on fera
prendre chaque jour, deux ou trois heures avant l'accès, un julep que j'emploie très-fréquemment, et que
j'appelle julep salin spiritueux. Il se compose de quatre
onces d'eau de chicorée, 30 à 36 grains de sel d'ab-
synthe, 36 ou 40 gouttes d'esprit de soufre, et d'une
once d'eau thériacale spiritueuse, ou bien d'une once
à une once et demie des mêmes eaux spiritueuses dont
nous avons parlé. Ce julep s'administre par cuillerées
d'heure en heure jusqu'au moment de l'accès. On en
soutiendra l'action en donnant dans le même tems
quelques tasses d'infusion simple de sauge, de tilleul
ou de mélisse chaude. Ce mode de traitement nous paroît infiniment préférable à l'emploi du quinquina dans
ces sortes de fièvres.

Mais, dans les fièvres tierces, on fera usage du quinquina en mixture dans quelque syrop ; et, pour augmenter son action, il sera bon d'ajouter un peu de
teinture de gentiane, du camphre ou une légère décoction de noix de galle. On variera les doses et les formules selon les forces du malade et l'intensité de la
maladie Si ces moyens ne suffisent pas, on fera donner dans le même tems quelques lavemens de quinquina, en y joignant 20 à 3o gouttes d'éther sulfurique.

Quant aux malades qui ont des obstructions et la
fièvre, lors même que celle-ci aura cédé, on devra leur
continuer pendant quelque tems les moyens anti-fébri-
les à moindre dose, et y joindre les apéritifs ou dé-
sobstruans. Nous pensons que les sels neutres ne peuvent être que dangereux ; mais on peut tirer un grand
parti du sel ammoniac dans du petit-lait, ou bien faire
prendre de petites quantités de vin ferrugineux chaque
matin dans une infusion apéritive.

Enfin, le même vin sera utile à ceux qui conservent
des obstructions sans fièvre. Ces malades pourront être
traités à domicile en leur fournissant une certaine
quantité de ce médicament, ou quelques bouteilles
d'une eau minérale ferrugineuse, sur-tout si les obstructions persistent dans le printems. Ceux dont les engorgemens seront au foie, et dont la couleur de la peau
annonceroit un défaut de circulation dans le système
biliaire, devront être traités avec les eaux acidules et
martiales de Castellamare ou bien avec quelques infusions amères.

Si je puis en juger par les résultats de ma pratique
dans l'hôpital de Naples, où j'ai beaucoup de ces sor-

tes de maladies à traiter depuis deux mois , il me semble qu'on pourra guérir un grand nombre de fébricitans
par les moyens que je viens de recommander. Au surplus, la belle saison qui s'approche terminera vraisemblablement ce que nous n'aurons pas pu faire.

Table de mortalité de l'épidéme d'Ercole (1).

	Hommes.	Femmes.	Enfans.	Totaux.
Juin	2	»	3	5
Juillet . . .	5	4	5	14
Août . . .	4	4	8	16
Septembre .	5	1	3	9
Octobre . .	4	5	9	18
Novembre.	9	5	11	25
Décembre .	6	5	7	18
Janvier . .	1	1	2	4
Février. . .	2	2	2	6
	38	27	50	115

(1) Voyez plus haut page 294.

Traité d'hygiène appliquée à la thérapeutique ; par
J. B. G. BARBIER, *docteur en médecine, profes-*
seur de botanique au jardin des plantes d'Amiens,
etc. (1)

Plus on lit, plus on médite les ouvrages d'Hippocrate, et plus on est pénétré d'admiration pour ce grand
homme. Celui qui créa, pour ainsi dire, la science
médicale, eut en même tems la gloire de la porter à
un haut degré de splendeur. Son vaste génie en saisit
toutes les branches, et sur toutes il répandit une vive
lumière. Outre les idées grandes, sublimes qui distinguent ses écrits immortels, on y trouve le germe de
plusieurs importantes découvertes qui ont illustré les
siècles suivans Ce n'est point ici le lieu d'en fournir
des preuves multipliées ; je dois me borner à dire que
ses aphorismes, son beau traité *de aere, locis et aquis,*
et celui *de diætâ* contiennent les idées mères de l'ouvrage que nous annonçons.

Le docteur Barbier ne l'a point ignoré ; le nom d'Hippocrate est celui qu'il semble invoquer et citer de préférence à l'appui de sa doctrine. Pouvoit-il, en effet,
suivre un meilleur guide ? Le célèbre médecin de Cos,
fidèle observateur de la nature, étoit persuadé que le
régime seul peut guérir un grand nombre de maladies,
tandis que les moyens de la pharmacie sont presque
toujours insuffisans, s'ils ne sont pas secondés par ceux
de l'hygiène.

L'air atmosphérique est le premier agent dont M.

Barbier examine la nature, les qualités diverses et la
puissante influence sur le corps humain, tant en santé
qu'en maladie. Ce fluide n'est, pour ainsi dire, que le
véhicule des matières qui portent sur nous leur action
salutaire ou nuisible; et, sous ce rapport, on peut le
comparer à l'eau qui, dans une infusion, devient l'ex-
cipient des substances médicamenteuses. Les miasmes
dangereux qui corrompent l'atmosphère de certains
espaces déterminés qui portent la mortalité dans les
prisons, dans les hôpitaux, dans les villes assiégées ou
désolées par la peste, sont produits par des circonstances particulières et accidentelles qui ont comme
élaboré une portion d'air, et lui ont communiqué des
propriétés délétères. Ces altérations locales. n'appartenant point à la masse entière de l'atmosphère, sont
regardées par l'auteur comme étrangères à son plan. Il
en exclut aussi le magnétisme et l'électricité, dont l'influence lui paroît trop occulte.

Les deux principaux agens qui, dans tous les lieux
et dans tous les tems, modifient l'atmosphère, sont le
calorique et l'eau. C'est à leur présence, à leurs proportions variées que l'air doit ses qualités universellement reconnues, et appréciées par les plus anciens ob-
servateurs. Nous allons donc le considérer, avec M.
Barbier, sous quatre états bien distincts : froid et sec,
chaud et sec, chaud et humide, froid et humide.

Peu de personnes se plaignent de la température
froide et sèche, sur-tout si elle ne descend pas au-
dessous de zéro du thermomètre centigrade. C'est, en
effet, celle qui paroît convenir au plus grand nombre
d'individus ; elle porte et concentre, pour ainsi dire,
la vigueur dans tous nos organes; l'élaboration des

matières alimentaires devient plus facile, plus parfaite ; on mange davantage à-la-fois, ou digère bien,
et l'appétit renaît plutôt. L'appareil circulatoire se for-
tifie également ; la tonicité des vaisseaux capillaires
est très-développée : ce qui explique la fréquence des
engorgemens inflammatoires et des hémorragies actives. La respiration devient aussi plus énergique. Une
plus grande quantité d'air, contenue sous le même volume, pénètre les poumons, qui par conséquent doivent en séparer une plus grande proportion d'oxigène.
Le docteur Barbier n'a pas suffisamment apprécié ce
phénomène général, tandis qu'il a soigneusement examiné les cas particuliers où les poumons, affoiblis par
un froid rigoureux, altérés par la maladie, ne peuvent
extraire de la masse atmosphérique qu'une légère portion d'air vital.

Sous l'influence d'une température sèche et froide,
la somme totale des excrétions diminue beaucoup ; les
molécules nutritives séjournent plus long-tems dans le
fluide sanguin ; la fonction assimilatrice s'exécute
mieux, et l'on éprouve une agréable sensation d'ai-
sance et d'énergie. L'individu le plus apathique et le
plus indolent, un lourd et stupide Hollandais, par
exemple, prend une apparence de légèreté, de conception et presque d'amabilité.

L'air froid et sec ne rend pas les fonctions plus vives et plus rapides, mais seulement plus vigoureuses
et plus régulières ; encore n'opère-t-il pas cette heureuse influence sur des organes trop débilités par le défaut ou la mauvaise qualité des alimens, des vêtemens,
ou par d'autres causes analogues. Ainsi, nous obser-
vons en hyver, sur les indigens, tous les signes de la

Dd 4

langueur, et une disposition manifeste aux affections

muqueuses et cachectiques.

La doctrine du professeur Barbier sur l'emploi médical de l'air froid et sec me paroît doublement erronée. D'abord il le croit indiqué dans toutes les affections morbeuses qui tiennent au relâchement de nos
parties et à la foiblesse de leurs mouvemens, tandis
qu'il vient d'en signaler les funestes effets sur les corps
malades ou débiles ; ensuite il pervertit d'une manière
étrange la signification des mots, en regardant les
bains comme une application de l'air sec.

Ce qu'il dit de l'atmosphère chaude et sèche me semble plus judicieux. Le calorique libre produit sur nous
un effet stimulant ; son impression augmente toujours
l'activité des organes et précipite leurs mouvemens. Si
l'on approche du feu une partie vivante, ses propriétés
vitales se développent ; le sang aborde avec force dans
ses vaisseaux capillaires ; elle devient aussitôt plus
rouge et plus sensible. L'avidité de l'air sec et chaud
pour l'eau lui donne encore une autre espèce d'action ;
il tend à dépouiller les surfaces vivantes de leur humidité ; il cause sur elles une sorte d'irritation qui se
propage par sympathie à tous les appareils organiques
du corps. C'est ainsi que l'action desséchante de l'air
sec sur la conjonctive produit les ophtalmies, qui sont
très-multipliées lorsque cette constitution atmosphérique devient dominante. Hippocrate en avoit déjà fait
l'observation.

L'influence de l'air sec et chaud se manifeste principalement sur le système de la circulation et sur celui
de la respiration. La force propulsive du cœur et des
artères est augmentée ; le cours du sang est accéléré ;

on trouve le pouls grand, vif et fréquent; la transmutation du sang veineux en artériel est plus prompte et
plus parfaite; enfin, le sang artériel possède une qualité plus vivifiante pour tous les tissus organisés qu'il
pénètre.

Il ne faut pourtant pas que la chaleur soit extrême;
car, si elle devient trop intense ou dure trop longtems, elle stimule trop vivement les organes, et
amène bientôt un accablement au moral comme au
physique.

L'air sec, dont la température est très-élevée, constitue un moyen puissant dont la thérapeutique doit s'emparer. Il possède une influence excitante qui peut être
fort utile dans le traitement des maladies soit aiguës,
soit chroniques, caractérisées par l'inertie des mouvemens organiques, par la langueur des fonctions de la vie.

« Un séjour continuel dans un air sec, dont la température est très-élevée, sera .... moyen
utile et efficace dans les affections scrophuleuses, dans
beaucoup de maladies scorbutiques, dans les engorgemens lymphatiques, dans les leucophlegmaties,
dans toutes les maladies chroniques avec pâleur, bouffissure générale, relâchement des téguments, ...
des chairs, langueur des fonctions, ... dans les
convalescences des maladies aiguës ....
manente de l'air sec et cha....
auxiliaire des alim....
secours que l'on ....
influence, la dig....
les sécrétions d.....
enlèvera les ....
lieu des organes; une

forte , ressuscitera leur vigueur ordinaire , et réformera la complexion du sang.

» Si l'atmosphère ne présente pas une constitution sèche et chaude, le médecin doit élaborer, en quelque sorte , la portion du fluide atmosphérique qui remplit l'appartement du malade. Ainsi , l'air est-il sec et froid? à l'aide d'un bon feu, d'un poêle, on accumulera le calorique dans ce fluide ; on élèvera sa température. L'air froid est-il chargé d'humidité? la matière de la chaleur développera la faculté dissolvante du fluide atmosphérique pour l'eau, et lui fera d'abord acquérir une qualité sèche, puis elle lui donnera une température chaude. Enfin, si l'air est chaud et humide, on se servira encore du feu pour changer sa condition physique et lui communiquer la propriété excitante. Le calorique libre , en se répandant dans l'air humide, forcera ce fluide à absorber les molécules aqueuses suspendues entre ses parties, à se combiner avec elles, et , dans cette sorte d'opération chimique, une énorme quantité du calorique libre passera à l'état latent , et perdra sa puissance sur le thermomètre comme sur nos organes ; de sorte que l'air deviendra plus sec sans que sa température augmente trop ».

Après avoir énuméré les nombreux avantages de l'air chaud et sec', le doct. Barbier offre le tableau des maladies auxquelles cette constitution atmosphérique est nuisible. Tout le monde connoît sa funeste influence sur les affections inflammatoires et bilieuses , qu'elle développe et exaspère. Il faut alors placer le malade dans un lieu frais , à l'abri des rayons brûlans du soleil, ou arroser l'appartement avec de l'eau froide qui,

se réduisant en vapeurs, acquiert une qualité humide
et une propriété relâchante infiniment utile.

Je pense, avec l'auteur, qu'un air sec et d'une température modérée convient, en général, dans les fièvres adynamiques et ataxiques ; mais il me semble
que, dans la fièvre muqueuse, il est souvent nécessaire de porter la chaleur atmosphérique à plus de 15
ou 16 degrés du thermomètre centigrade.

Le docteur Barbier trouve que l'on ne fait point assez d'attention au lit dans lequel repose le malade.
Loin d'avoir une opinion différente, je lui reproche-
rai d'avoir trop peu insisté lui-même sur ce point essentiel. Il falloit considérer les effets pernicieux de
ces énormes lits de plume dans lesquels s'ensevelis-
sent, pour ainsi dire, les Allemands ; il falloit mentionner et proscrire ces rideaux qu'on n'a point encore
abandonnés partout, et qui concentrent un air corrompu
dont la ventilation seroit d'une utilité majeure.

L'auteur passe ensuite à la considération de l'air
chaud et humide. On a de tout tems apprécié l'influence de cette constitution atmosphérique sur notre
économie. En examinant l'action de l'air humide et
chaud sur le thermomètre et sur l'hygromètre, nous
voyons le calorique et l'eau s'isoler en quelque sorte,
agir séparém nt sur l'un ou l'autre de ces instrumens ;
mais cette espèce de divorce n'a pas lieu pour nos organes ; ces deux matières ont alors une activité simul-
tanée. Dans les changemens que produit l'air chaud
et humide, on ne retrouve plus l'impression stimulante du calorique. Ce principe, en s'unissant avec
l'humidité répandue dans l'air, a perdu son influence
particulière ; il a concouru à produire une force active

nouvelle, qui possède un caractère très - relâchant on débilitant, et dont l'exercice sur l'économie animale donne lieu à des effets aussi prompts que remarquables. Il affoiblit manifestement la vitalité de l'appareil gastrique ; il rallentit l'élaboration des matières alimentaires ; il rend plus pénible cette grande opération de la vie ; l'appétit est tardif et comme émoussé. Les atteintes énervantes de l'air chaud et humide s'observent aussi sur les systêmes circulatoire et respiratoire ; les contractions du cœur deviennent foibles, languissantes et tardives ; le pouls est mou, moins-vif, moins fréquent ; les phénomènes mécaniques de la respiration semblent laborieux, parce que les muscles qui les produisent n'ont plus la même énergie contractile ; les molécules du chyle s'assimilent plus lentement au sang ; la composition de cette chair coulante semble moins parfaite ; elle est d'une nature moins concrescible ; elle se répare aussi avec plus de peine. Les praticiens observent que les saignées doivent être alors moins copieuses et moins répétées. Cet état de foiblesse générale dispose les individus aux fièvres muqueuses, adynamiques, ataxiques, continues et intermittentes ; à la dyssenterie ; aux affections scorbutiques, cachectiques, à l'hydropisie. Tout le monde sait avec quelle rapidité la plupart des maladies contagieuses, et la peste elle-même se développent et s'aggravent sous l'influence d'un air humide et chaud. Cette constitution atmosphérique a pourtant aussi ses avantages ; elle fournit au médecin habile un excellent moyen thérapeutique dans toutes les affections morbenses caractérisées par une trop grande ; rapidités vitales, par une trop grande énergie mouvemens

o,ganiques , une violente agitation du sang. Telles
sont les fièvres inflammatoires, la pleurésie, la péripneumonie , l'angine , la phrénésie, l'hémoptysie. En
remplissant de vapeurs l'air qui entoure le malade, il
opère un relâchement utile dans toutes les parties vivantes ; il affoiblit leur vitalité trop développée.

L'hygiène appliquée à la thérap.

Le docteur Barbier regarde l'air froid et humide
comme celui de tous qui fait éprouver à nos organes
l'impression la plus pénible et la plus funeste. Il ne
lui reconnoît aucune vertu médicale, et le proscrit absolument du vaste domaine de la thérapeutique. Ce
jugement, tout sévère qu'il est, trouvera peu de con-
tradicteurs ; il est sanctionné par une observation jour-
nalière, et personne n'ignore combien est affreux le
séjour des pays où le ciel est presque constamment
obscurci par des nuages glacés.

L'examen de l'air atmosphérique conduit naturellement l'auteur à parler des saisons. C'est au renouvellement de ces époques de l'année que divers phénomènes
se manifestent dans toute la nature. C'est alors que les
êtres animés éprouvent des modifications, des changemens remarquables. Le doct. Barbier considère le
calorique , et sur-tout la lumière , comme les principaux agens de ces phénomènes. Le fluide lumineux ,
ce principe si actif sur les corps organisés , appartient
comme en propre aux saisons ; c'est de l'astre qui règle leur cours qu'émane la lumière. Voyez les per-

dire, d'abrutissement ? La nature semble leur dispenser à regret le flambeau de la vie.

Pendant l'automne et l'hiver, le soleil ne reste que
peu de tems sur notre horison ; nous ne recevons que
des rayons affoiblis. Dans le printemps et l'été, au
contraire, cet astre nous éclaire environ les deux tiers
de chaque journée ; il verse des torrens de lumière dans
les couches inférieures de l atmosphère : la surface de
la terre en est inondée.

Les saisons ont un droit fondé sur l'expérience de
tous les tems, pour entrer au nombre des moyens de la
thérapeutique. Leurs propriétés curatives ont été célé-
brées par le père de la médecine, quand il a dit que
l'été guérissoit les maladies qui s'étoient développées
en hiver, et l'hiver celles que l'été avoit fait naître ;
que l'automne chassoit les maladies du printems, et
le printems celles de l'automne précédent. Des observations nouvelles viennent sans cesse confirmer la sentence d'Hippocrate. S'il n'est pas au pouvoir du médecin de produire les saisons et de les diriger à son gré,
il peut du moins modifier la portion d'air atmosphérique qui remplit l'appartement du malade, en lui donnant une température et une qualité hygrométrique
convenables. Il peut aussi, par divers moyens, accroître ou diminuer l'afflux des rayons lumineux, de manière à créer, en quelque sorte, une saison artificielle.

Le doct. Barbier cherche trop à établir une différence réelle, et même par fois une contrariété manifeste entre la puissance des saisons et celle de l'air
atmosphérique, qui pourtant se rapprochent par un si
grand nombre de points, qui, dans une foule de cas,
agissent simultanément, se confondent et s'identifient.

Cela est si vrai, que l'auteur, en appréciant l'influence
des saisons, répète souvent mot à mot ce qu'il a dit
en examinant l'action de l'air. Ainsi l'hiver, tantôt
froid et sec, tantôt froid et humide ; le printems, dont
la chaleur, ordinairement modérée, est sujette à tant
de variations ; l'été, quelquefois humide, plus souvent
sec, et presque toujours brûlant ; l'automne, en général modéré, comme le printems, et peut-être plus variable, agissent absolument comme l'atmosphère douée
d'une température et d'une qualité hygrométrique pa-
reilles.

La position des pays et les climats, dont le professeur Barbier forme deux sections bien distinctes, malgré leur intime analogie, viennent encore se ranger
sous l'empire de l'air. L'auteur paroit en convenir lui-
même lorsqu'il dit : « L'influence qui dérive des localités, et qui agit avec tant de force sur l'économie
animale, a sa cause principale dans l'atmosphère. L'air
qui est en contact immédiat avec le sol, éprouve bientôt, dans son état hygrométrique, une modification
remarquable. Le terrain sec, ordinairement sablonneux
ou calcaire, des pays élevés, agit sur l'humidité atmosphérique à la manière des substances hygrosco-
piques ; il donne à la couche inférieure de l'atmosphère plus de sécheresse. Au contraire, le terrain gras
et toujours humide des vallées fournit continuellement
à l'air des vapeurs aqueuses ; sans cesse il tend à en
remplir les couches inférieures de ce fluide ». Faut-il
donc s'étonner de la différence énorme qui se remarque, au moral comme au physique, entre le lourd, le
stupide Milanais, et l'aimable Toscan, plein d'agi-
lité, d'esprit, de feu, de génie ? Le premier offre l'i-

mage repoussante du grossier Béotien ; le second représente à merveille le charmant Athénien.

Dans plusieurs circonstances, la mutation de climat
peut devenir infiniment utile. Un homme atteint d'une
diathèse scorbutique, tourmenté par un rhumatisme
opiniâtre, épuisé par une fièvre intermittente rebelle,
quitte le pays bas, humide, marécageux, qui entretenoit, exaspéroit ces maladies ; et quelques mois de séjour sur un sol sec, élevé, modérément chaud, suffisent
fréquemment pour lui rendre une santé parfaite. Le médecin doit cependant peser toutes les circonstances, et particulièrement examiner avec soin l'idiosyncrasie du malade, avant de lui conseiller un pareil changement. J'en
ai plus d'une fois acquis l'expérience. Il me suffira de citer un fait irrécusable, et bien propre à justifier la précaution que je recommande. La Zélande est renommée
pour son insalubrité, et ma santé n'a jamais été meilleure et plus robuste qu'à Middelbourg, capitale de
cette île, où, pendant plus d'une année, je passois une
portion du jour à visiter les malades dans les hôpitaux. Appelé quelque tems après à Delft, regardé généralement comme plus salubre, j'y contractai une
fièvre quotidienne dont les terribles accès résistèrent
plusieurs mois à des doses énormes d'excellent quinquina. Réduit à l'état le plus déplorable, je me fis
transporter dans une autre ville peu éloignée, et la
fièvre diminua. Encouragé par cet heureux début, je
crus trouver un rétablissement parfait à Nimègue,
agréablement située sur une colline et arrosée par un
bras du Rhin ; mais la fièvre y reparut avec les symptômes les plus alarmans, et ce phénomène eut constamment lieu toutes les fois que je revins dans cette ville.

Enfin

Enfin après six années d'apyrexie presque complette, je fus saisi d'un paroxysme épouvantable dès le lendemain de mon arrivée à Lausanne, l'une des villes les plus montueuses de la Suisse.

Le principal objet du doct. Barbier a été de considérer l'atmosphère sous le rapport thérapeutique. Tel est aussi le but qu'il se propose en traitant des alimens. Je ne sais si l'on ne regardera pas comme superflu le mot *trophologie* qu'il veut introduire en médecine, tandis que nous avons déjà celui de *bromatologie*, qui me paroît signifier la même chose.

Un estomac sain et vigoureux s'accomode de toute espèce de nourriture : *sanis omnia sana ;* mais pour l'homme malade rien n'est indifférent, et le médecin doit mettre une extrême réserve dans la prescription du régime. M. Barbier est porté à croire que les plus puissans moyens de la médecine pratique résident dans les alimens. Non seulement ils peuvent servir pour changer les mouvemens actuels de nos organes, les ralentir ou les accélérer, les rendre plus forts ou plus foibles ; on va même jusqu'à modifier, par leur secours, la complexion matérielle de toutes les parties v.vantes.

Les végétaux nous fournissent une grande quantité d'alimens, que l'auteur divise en mucilagineux, sucrés, huileux, farineux et acidules. Ce n'est point ici le lieu d'énumérer les plantes comprises dans chacune de ces sections. Je dirai seulement que les mêmes végétaux sont quelquefois rangés dans plusieurs classes, souvent fort éloignées, selon leur degré de maturation. C'est ainsi que les haricots, les pois et plusieurs fruits occupent une double place. Il suffit d'indiquer ces

légers défauts, peut-être inévitables dans toute espèce
de classification. Le point le plus important est de faire
connoître et d'apprécier la doctrine générale de l'auteur. Il me semble qu'il n'a pas suffisamment distingué les substances médicamenteuses et alimentaires.
Est-ce bien, en effet, pour nourrir un malade atteint
d'une pleurésie, d'une dyssenterie, d'une scarlatine,
d'une variole, qu'on lui prescrit une décoction de scor-
sonère, une solution très-délayée de gomme arabique ?
L'unique intention du médecin n'est-elle pas, en admi-
nistrant cette boisson émolliente, de calmer l'inflammation, de produire une détente, un relâchement des
parties irritées ? Le docteur Barbier n'a pas entièrement méconnu cette vérité ; mais alors il ne devoit
point mentionner de tels secours dans sa trophologie.

Les alimens sucrés sont de tous les plus substantiels,
les plus nourrissans, les plus faciles à digérer ; aussi
leur emploi est-il sur-tout indiqué dans les convalescences des maladies graves, et dans celles qui sont
accompagnées ou suivies de foiblesse extrême, de maigreur, d'épuisement. La diète sucrée sera également
utile dans les maladies de la peau, la phthisie imminente, les scrofules, le scorbut. Si ces maladies sont
comme identifiées avec une détérioration profonde de
toutes les parties vivantes, les alimens sucrés deviendront un moyen propre à corriger cet état morbifique
de tout le système.

Une qualité très-relâchante, une digestibilité pénible caractérisent les alimens huileux. Si pourtant
ces substances sont mêlées avec d'autres matières propres à favoriser leur digestion, comme, par exemple,
le sucre uni au cacao dans le chocolat, alors même un

nourriture que l'on peut employer avantageusement à la fin des dyssenteries , des diarrhées par irritation , à la suite des empoisonnemens par des substances cor-, rosives. Dans beaucoup d'affections chroniques, dans le marasme , dans la phthisie commençante , dans l'hypocondrie , lorsque le corps a une complexion sè-che très-irritable , que le pouls est vif, trop fréquent , l'usage raisonné de la diète huileuse peut procurer de grands succès.

Les alimens farineux sont , comme les sucrés , émi-nemment nutritifs ; mais ils ne se digèrent point avec la même facilité. Le médecin ne doit donc les admi-nistrer qu'après avoir soigneusement constaté la dispo-sition de l'appareil gastrique.

Les substances acidules sont très-peu nutritives , se digèrent facilement , et possèdent une vertu tempé-rante infiniment remarquable. Aussi combien ne sont-elles pas utiles dans les fièvres inflammatoires , bi-lieuses , adynamiques, ataxiques pour appaiser l'ar-deur générale qui tourmente les malades, et sur-tout pour étancher une soif pénible ? Les fruits acidules s'administrent aussi dans quelques phlegmasies essen-

animaux , forme en effet le passage des uns aux autres.
Plus nourrissant que les premiers , il l'est moins que
les seconds. Sa propriété relâchante et calmante est
universellement connue. Il est en général d'une digestion assez facile ; cependant il y a bien des occasions
où les forces gastriques ne peuvent élaborer cette liqueur alimentaire. Pour régler avec sagesse l'emploi
de ce grand moyen médicinal , c'est moins aux accidens particuliers de la maladie qu'il faut avoir égard ,
qu'à la complexion intime, à la disposition morbifique de l'économie animale , qu'il faut changer ou corriger. Ainsi , la diète lactée sera très-profitable dans
les affections chroniques qui seront associées à une
habitude du corps caractérisée par la maigreur , une
mobilité, une irritabilité extrêmes , un pouls vif et fréquent. Combien n'a-t-on pas vanté l'usage du lait pour
la guérison des dartres et autres vices cutanés , de la
consomption , des fièvres lentes , des hémoptysies périodiques, des affections des voies urinaires , des douleurs vénériennes invétérées ? Sydenham n'a-t-il pas
constamment prévenu , par son usage exclusif, le retour des paroxysmes de la goutte ?

Les substances purement animales sont celles qui,
sous le même volume , contiennent la plus grande
quantité de principes nutritifs. Plus analogues à notre
nature , elles donnent en général moins de travail aux
organes digestifs pour leur transmutation en chyle.
Parfaitement d'   sur ce point avec l'auteur , je
n'admets pas   son opinion lorsqu'il soutient
que les gelée   digestion difficile ,
tandis qu'il   ses ou musculaires
         des   six comme faciles

à digérer. Il ajoute que la chair des poissons ne contient pas de matière excitante , n'a point une propriété stimulante. Cette assertion me paroît , sinon complettement erronée, du moins prodigieusement hasardée, et démentie par de nombreux écrivains.

Le doct. Barbier consacre la dernière partie de son ouvrage à la gymnastique médicinale , l'une des branches les plus importantes et les plus négligées de la thérapeutique. Les anciens la cultivoient avec un zèle que nous n'avons point imité ; elle formoit une partie essentielle de leur éducation ; ils en faisoient à la médecine des applications fréquentes qui , presque toujours, étoient couronnées du succès le plus heureux.

L'auteur divise en trois sections tout ce qui concerne la gymnastique. Dans la première , il traite des exercices actifs ou spontanés du corps, tels que la marche , la course, la danse, la chasse, les jeux de balle, de paume, de volant, l'escrime, la déclamation, la natation. La seconde section comprend les exercices passifs , mouvemens communiqués ou gestations. Ici viennent se placer l'équitation , le mouvement de la voiture , celui du lit et la navigation. Enfin , le repos est l'objet de la troisième section. Chacun de ces moyens médicinaux est examiné tour-à-tour et sagement apprécié. Je me contenterai d'offrir les principaux résultats. Ne voiton pas tous les jours la danse , la course, le jeu de paume guérir comme subitement des catarrhes récens, dissiper des douleurs rhumatismales , arrêter le cours d'une fièvre intermittente ? Lorsqu'au moment où l'invasion de l'accès fébrile doit avoir lieu , on se livre à un exercice violent, on provoque , dans l'économie

animale, une vive excitation ; les propriétés vitales
sont exaltées, les mouvemens organiques sont très-
rapides, le cours du sang est singulièrement accéléré.
Ce rouble, cette agitation extraordinaire s'oppose au
développement de la fièvre. Ici la puissance fébrifuge
du mouvement musculaire ressemble à celle du café,
du vin pris à grandes doses qui, dans les mêmes circonstances, produisent souvent le même effet. C'est
dans les maladies chroniques sur-tout que les avantages de la promenade, de la danse, de la chasse, des
jeux de volant, de paume, sont bien marqués. Ainsi,
dans le traitement des affections scorbutiques, scro-
fuleuses, dartreuses, des obstructions abdominales,
des infiltrations cellulaires, des écoulemens muqueux
anciens, le mouvement spontané du corps est un
moyen tellement utile, que le plus souvent tous les
agens pharmaceutiques restent sans succès quand cette
ressource hygiénique ne leur prête pas son appui.

La secousse générale, mais modérée, que produit
la gestation, en fait un secours très-recommandable
dans toutes les maladies avec relâchement au tissu des
organes, avec inertie dans l'exercice des fonctions de
la vie. Le manque de force n'est pas une raison qui
puisse empêcher d'y recourir, puisque très-souvent on
a vu des personnes attaquées de fièvres adynamiques
ou ataxiques éprouver une amélioration singulière
parce qu'on les transportoit en voiture d'un lieu dans
un autre. J'observerai cependant que ces transports
doivent s'exécuter avec beaucoup de précautions, pour
éviter les accidens qui se renouvellent si fréquemment
aux armées. Il faudroit avoir un cœur de marbre pour

n'être point ému à l'aspect d'une évacuation d'hôpital.
Combien de malheureux militaires n'ai-je point eu la
douleur de voir expirer en route victimes de la négligence et de la cupidité !

Les propriétés curatives de la gestation sont très-
célèbres dans les fièvres intermittentes. L'équitation
surtout paroît rivaliser d'activité avec les remèdes les
plus vantés ; elle est recommandée par tous les vrais
médecins de tous les tems et de tous les lieux, dans
la convalescence des maladies aiguës, dans les affections des membranes muqueuses, les toux humides,
les diarrhées anciennes, le scorbut, les écrouelles,
l'anasarque commençante, les engorgemens atoniques
des viscè es abdominaux, la paralysie; en un mot,
dans toutes les maladies de long cours qui sont associées avec une complexion molle et inerte du corps.
Sydenham la conseilloit dans l'hystérie, et Stahl la
regardoit comme le spécifique de la phthisie.

Il est certaines affections morbeuses dans lesquelles
toute espèce de mouvement seroit nuisible ; dans les
fièvres inflammatoires et bilieuses, par exemple, dans
les phlegmasies des membranes séreuses et des viscères,
dans le rhumatisme aigu, dans l'hémoptysie, le repos
est un secours positif qui affoiblit les propriétés vitales,
réprime les mouvemens organiques trop violens, et
modère l'impulsion artérielle. Dans les phlegmasies,
les hémorragies actives, le repos détermine seulement
un relâchement favorable dans les solides vivans; mais
il ne diminue pas la surabondance du sang; au contraire, il favorise la nutrition de ce fluide, il tend à

augmenter sa quantité. Le repos et la saignée doivent alors combiner leur action.

Ici se termine la tâche que le docteur Barbier s'étoit imposée, et qu'il a honorablement remplie. Son livre cependant n'est pas à l'abri de la critique. Outre les imperfections, à la vérité peu nombreuses, que j'ai cru devoir indiquer, il me semble qu'on pourroit encore lui reprocher un défaut d'érudition qui, du reste, lui est commun avec la plupart des écrivains français. Pourquoi ne fait-il aucune mention des auteurs distingués qui se sont occupés du même sujet que lui ? Pourquoi, dans sa trophologie, ne parle-t-il ni de l'Essai sur les alimens, par Arbuthnot, ni de la *Materia alimentaria*, de Zueckert, ni de la Bromatologie de Plenk ? Pourquoi, dans sa Gymnastique médicinale, ne dit-il pas un mot de la savante dissertation de Gerike, du Traité de Fuller, et sur-tout de l'ouvrage du chirurgien militaire Tissot, le seul que nous possédions en France sur cette intéressante matière ?

F. P. CHAUMETON.

Mais l'expérience elle-même , qui devrait être notre
guide le plus sûr , a été invoquée pour soutenir des
opinions entièrement opposées Profondément frappé
de toutes ces difficultés , et cherchant à écarter le plus
que possible tous les obstacles qui pourroient nous
empêcher d'arriver à notre but , nous avons tâché ,
dans les observations suivantes , de choisir entre les
pratiques adoptées dans les différentes villes qui ont
été affligées de fléaux pestilentiels , celles qui ont été
usitées avec la plus grande apparence de succès, et de
mettre à la place de certaines formules absurdes ou
nuisibles de l'antiquité les découvertes ou les perfec-
tionnemens modernes

Quelques individus , et même quelquefois des magistrats emportés par leur zèle , et pour anéantir plus
complètement toutes les sources d'infection , ont proposé de brûler les vêtemens , les meubles et même les
maisons dans lesquelles la peste a passé ; mais toutes
les fois que l'on a tenté de mettre cette mesure à exécution , l'espèce de barbarie qui l'accompagne y a
bien vîte fait renoncer ; car ce moyen violent excitant
les malades à se cacher ou à soustraire aux yeux
telle ou telle chose qu'ils desiroient conserver , il est
extrêmement probable qu'il est résulté de son exécution plus de mal que si l'on n'eût pris aucune précaution. C'est pourquoi nous pensons , sur ce sujet ,
comme sur ce qui regarde la séparation des malades ,
que des mesures modérées sont non-seulement d'une
exécution plus facile , mais même assurent davantage le salut du public.

L'exposition à la ventilation et à l'air libre dissipe certainement et rend inerte le poison de la peste;

mais le tems nécessaire pour que cet effet ait lieu est bien long , même dans la supposition que les quarante jours exigés soient suffisans. Muratori , il est vrai , et d'autres médecins dont l'autorité est respectable , disent que vingt jours sont suffisans. (*Lib.* I , *cap. IX p.* 71).

On s'est entièrement fié aux effets de la ventilation pour purifier les marchandises dans les lazarets , la plupart des marchandises ne peuvent être lavées, et jusqu'à présent on n'a admis dans les procédés de désinfection rien de satisfaisant en fumigations.

Cependant toutes les fois qu'on pourra admettre les autres moyens connus de purification , non-seulement on abrégera singulièrement le tems nécessaire , mais même dans beaucoup de cas on obtiendra des résultats bien plus rassurans , bien plus parfaits qu'on ne pourroit les espérer par une exposition à l'air beaucoup plus prolongée encore que celle qui est en usage.

C'est pourquoi nous conseillons que tous effets appartenant aux appareils, aux linges de lit, les couvertures , les rideaux , les garnitures de maison qui ont été exposées à l'infection , et qui pourront supporter d'être lavés ou lessivés soient trempés dans l'eau avant d'être transportés hors de la chambre infectée , de garder ces effets dans l'eau , jusqu'au moment où on pourra les laver ou les lessiver , ce qui doit avoir lieu le plus promptement possible ; par ce moyeu ou détruiroit dans un très-court espace de tems toute espèce de soupçon d infection.

A bord des vaisseaux , ces effets peuvent être attachés à une corde et jettés dans la mer pour y rester

une heure , ou plus long-tems , avant de les laver où
de les lessiver.

Certains effets qui ne supporteroient pas d'être
lavés pourroient être foulés. — Les machines à laver
et les moulins à foulon sont des objets dont on doit
recommander l'usage , comme moyens de garantir de
ces effets les personnes employées à détruire l'infection.

Tout ce qui a entouré la personne d'un malade ,
comme du linge , des habillemens , des couvertures , etc. , et en général toute espèce d'effet suspect
doit être déplacé ou transporté avec une paire de pincettes , et jamais avec les mains.

Toutes les fois qu'on pourra mettre ces mesures à
exécution , nous les recommandons de préférence à
tout autre mode de purification ; mais il y a tels articles , comme des matelas , des lits de plume , des
coussins , etc. qui ne peuvent sans de grands inconvéniens être jettés dans l'eau et qu'on est presque forcé
de manier (1) ; ce qui ne pourroit se faire sans courir

---

(1) Plusieurs voyageurs assurent que les marchands d'huile,
dans les villes sujettes à la peste, ne sont jamais atteints de
cette maladie. Le doct. Sédillot a inséré , au commencement
du premier volume de ses Annales de littérature médicale
étrangère , une instruction contre la peste d'Egypte , extraite
des annales de Duncan , qui a pour base les frictions avec
l'huile d'olive. Tout le monde connoit le mémoire de Pouteau sur les vertus anti-vénéneuses de l'huile d'olive. Dans
la Provence et le Dauphiné , c'est le seul remède mis en
usage , et toujours avec succès , contre la morsure de la vipère. L'huile d'olive appliquée sur la piqûre des insectes
détruit très-promptement l'effet de leur poison. Moi-même
ayant été piqué au pouce droit par un bourdon , et souf-
frant cruellement de cette piqûre , je trempai mon pouce

grand risque d'infection. Il faut donc, au moins pour le premier moment , employer un autre moyen de purification pour ces objets ; c'est aux fumigations qu'il faut avoir recours dans ce cas.

Si après avoir considéré attentivement la pratique générale des fumigations , on accordoit une confiance implicite à tout ce qui a été dit sur ce sujet, il sembleroit que les fumigations de toute espèce seroient efficaces pour détruire la contagion de la peste. Pour les fumigations , on a recommandé successivement des bois et des gommes odoriférantes , des fleurs , des herbes aromatiques , le soufre , la poix, l'ambre , l'*assa fœtida* , l'arsenic , l'orpiment , l'antimoine et plusieurs autres substances ; on peut facilement deviner les motifs de ces recommandations ; mais ce qui est certain, c'est qu'il n'existe aucune expérience satisfaisante pour établir leur mérite respectif. On considère le soufre comme tenant le premier rang , et probablement c'est avec raison. Le soufre pulvérisé et mêlé avec de la sciure de bois ou de la poussière de charbon , dans la proportion d'une partie de soufre , sur deux ou trois parties de sciure ou de charbon , doit être placé dans des petits vases de terre , et ceux-ci

---

dans une tasse d'huile, et la rougeur et la douleur survenues d'abord après, disparurent avec une promptitude étonnante. Je pourrois rapporter un grand nombre de faits qui prouvent les propriétés anti-vénéneuses de l'huile. Ce que j'ai dit me paroit devoir suffire pour que , dans le cas où des gens chargés de purifier des eff ts infectés , seroient obligés de les manier , on puisse avec raison conseiller d'avoir les mains couvertes de gants de peau épaisse, qu'on tremperoit de temps en temps dans de l'huile d'olive.

Note du Traducteur.

dans des pots de fer ou des bassines en nombre relatif
à la grandeur de l'appartement. Le soufre et le nitre
mêlé dans la proportion d'une partie de celui-ci pour
sept de celui-là, font aussi une bonne fumigation ; il
faut que le nitre soit bien sec. Les effets à purifier
doivent, avant tout, être exposés à un courant d'air
dans la chambre infectée pendant 24 heures, dans
l'intention de diminuer le danger pour les gens employés à faire les fumigations.

Ensuite il faut suspendre ces effets sur des cordes
tendus ou autrement, mais de la manière qui paroîtra
la plus favorable pour qu'ils reçoivent facilement et
librement de tout côté la vapeur de la fumigation.
Alors on fermera avec soin les fenêtres et toutes les
ouvertures, puis les matières de la fumigation étant
allumées, l'opérateur doit se retirer sur-le-champ et
fermer la porte. La chambre ayant été close pendant
24 heures, on en retirera au bout de ce tems les effets
fumigés, et on les exposera pendant 24 autres heures
à un libre courant d'air. Après ce tems, tels effets qui
n'avaient été que légèrement exposés à l'infection
doivent être regardés comme purifiés ; mais les choses
soupçonnées d'une très-forte infection, au lieu d'être
libérées, seront soumises à une répétition du même
procédé de désinfection , et ne sauront considérées
comme désinfectées que 24 heures après l'expiration
de cette seconde purification.

Les cordes sur lesquels les effets auront été sus-
pendus seront brûlés pour plus grande sûreté (1).

_____

(1) Il semble que des cordes qui sont constamment exposées aux vapeurs de l'acide sulfureux, doivent être, pour

Si la chose est possible, la fumigation sera toujours
exécutée dans la maison infectée, circonstance sans
laquelle on manqueroit un des principaux objets en
vue. Mais si, à défaut d'espaces commodes, dans
certains lieux resserrés et obscurs de la ville, la
chose étoit impossible, il deviendra nécessaire de
désigner un endroit public pour ces opérations ; en
conséquence nous recommandons la marche suivante :

1°. On aura une grande pièce très-airée, et
propre à recevoir les effets infectés. Ils doivent y rester six heures exposés à l'air : pendant ce tems on
en fera un inventaire, dont on donnera un duplicata
aux propriétaires.

2°. Une autre pièce pour les fumigations, avec des
cordages tendus et les instrumens nécessaires.

3°. Une maison à ventilation, avec des feux placés
dans différentes parties des chambres, en nombre et
en grandeur proportionnés à ladite maison. Elle sera
aussi fournie de cordes, et admettra un libre courant d'air.

Le tout sera entouré d'une double barrière.

Cet établissement exigeroit un sur-intendant, un
commis, des domestiques ; il leur seroit défendu
d'avoir aucune **communication** étrangère pendant
20 jours qui suivroient leur dernière opération

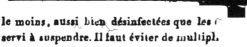

le moins, aussi bien désinfectées que les e
servi à suspendre. Il faut éviter de multipl.
dépenses, dans un moment où l'on est appe
que jamais.

Ce n'est pas une chose de légère importance que de déterminer ce qu'il faut faire des lits et des matelas sur
lesquels un malade infecté aura couché, et qu'on doit
supposer par conséquent imprégnés de la manière la
plus forte de tout ce qui constitue la matière spécifique de la contagion. Après avoir attentivement considéré le danger qu'on a à craindre, et les difficultés à
surmonter, nous avons conclu que le plus sur moyen
sera de fumiger ces effets dans la chambre infectée ;
ensuite les ayant réunis, de les emporter sur des chars
destinés à cet usage dans la maison de purification ;
de les chauffer dans un four, construit à cet effet,
pendant 12 heures ; de les exposer enfin à l'air pendant 14 jours.

Dans tous les cas extraordinaires, ou toutes les fois
que les objets seront de petite valeur, il vaudra mieux
les détruire ; et le magistrat les remplacera par d'autres
semblables.

Les meubles en bois doivent d'abord être soumis à
une fumigation, et lavés ensuite.

Les chambres seront exposées à une fumigation de
24 heures, et airées pendant 24 autres, puis regrattées,
blanchies ou vernissées, sur-tout dans les parties qui
ont été le plus exposées à l'infection.

La fumigation de soufre telle que nous l'avons décrite, est en même tems la plus efficace et la moins
chère ; c'est pourquoi nous la recommandons de préférence à toute autre. Mais comme il faut de grandes
précautions dans l'emploi des fumigations sulfuriques,
elles ne doivent être maniées que par des gens qui en
connoissent bien le procédé et les dangers
action est telle qu'elle tue toute créature

qu'on expose à son influence ; c'est pour cela qu'on a ▬▬▬
fait usage d'un autre genre, de fumigation dans l'appartement des malades. Au lieu des formules compliquées des anciens médecins, les chimistes modernes nous ont appris que, si la vapeur de soufre est
incompatible avec nos poumons, la vapeur des acides
nitreux et muriatique peut être employée avec sûreté
et avantage.

Le D. Carmichaël Smith a trouvé que les vapeurs
de l'acide nitrique peuvent être répandues avec succès
dans les salles des hôpitaux pleines de malades ; et
M. Guyton-de-Morveau a fait usage des vapeurs de
l'acide muriatique dans le même but, et avec le même
avantage. Mais il ne faut pas oublier qu'en admettant
que ces vapeurs acides possèdent parfaitement toutes
les vertus anti-contagieuses qu'on leur a attribuées
dans le cas particulier pour lequel elles ont été employées, il seroit peu philosophique d'en conclure
qu'elles doivent avoir la même vertu dans d'autres maladies. (1) La nature des poisons engendrés dans le

---

(1) D'après la propriété remarquable de l'acide muriatique
oxigéné de détruire instantanément l'odeur infecte des cadavres, propriété précieuse pour les dissections ; et aussi,
d'après les belles expériences de Guyton-de-Morveau, je se-
rois porté à croire au gaz acide muriatique oxigéné, plus
d'action et plus d'efficacité qu'au gaz acide nitrique ; mais,
dans la pratique clinique, je préfère l'emploi de ce dernier,
par la raison que je n'ai jamais fait usage du gaz acide muriatique oxigéné, sans que mes poumons s'en soient ressenti
péniblement. D'un autre côté, j'ai un assez grand nombre
d'expériences pour avoir acquis la certitude que le gaz acide
a des propriétés précieuses pour détruire un grand

corps humain est d'une telle subtilité, que nous
sommes dans une ignorance complette sur l'origine de
leurs propriétés et de leur action ; par conséquent
nous ne pouvons pas raisonnablement appliquer à
l'un ce que nous savons de l'autre. Ce qui nous engage
à faire ces observations , c'est que la manière ordinaire de s'exprimer sur ce sujet peut conduire à de
graves erreurs. Contagion et infection sont des termes
qui expriment le mode dans lequel les poisons sont
supposés appliqués aux personnes saines ; mais par
une figure ordinaire dans le langage, ces expressions

---

nombre de miasmes délétéres On a vu, dans la Bibliothèque
britannique, l'histoire d'un ulcère gangréneux qui détruisoit
lentement la jambe d'une malade fort âgée, et qui avoit résisté à tous les remèdes connus, guéri très-rapidement par
l'usage des fumigations nitriques. Dès-lors je l'ai employé
avec succès dans plusieurs cas analogues à celui-là , et dans
plusieurs autres très-différens. Il existe peu de prisons, plus
mal construites que les nôtres ; c'est un bâtiment très-vieux
et très-irrégulier. Depuis long-tems nous y perdions annuel-
lement un assez grand nombre de malades de la fièvre des
prisons. Depuis environ quatre ans que les fumigations de
gaz acide nitrique y sont en usage, cette fièvre y est inconnue. Il est bien vrai cependant que nous y avons maintenant des moyens de propreté qui n'y existoient pas autrefois,
Quant à ces motifs résultant de l'efficacité du gaz acide nitrique, on ajoute l'impossibilité où sont la plupart des malades de respirer impunément le gaz acide muriatique oxigéné ; on conçoit comment on peut donner la préférence au
premier, dans tous les cas où il est indispensable
l'un ou l'autre de ces gaz. J'emploierai donc le
muriatique oxigéné pour les choses, et le
personnes.

sont souvent employées pour indiquer la figure elle-
même, et ces poisons sont reçus sous la dénomination
de contagieux ; et ce qui sert à détruire la contagion
dans un cas, a été supposé devoir la détruire dans un
autre : mais il n'y a pas de raison pour en tirer une
conclusion aussi générale. Par exemple, nous sup-
posons qu'il est prouvé que l'acide du nitre ou du sel
marin détruit le poison de la fièvre des prisons ; mais
de cette connoissance, nous ne pouvons nullement
conclure qu'il détruise aussi le poison de la rougeole,
de la petite vérole ou de la peste. Après de telles réflexions, nous n'hésitons pas à recommander l'essai
des vapeurs nitriques ou muriatiques dans les appartemens des malades, pourvu qu'on ne néglige aucune
des précautions ci-dessus recommandées, telles que
la ventilation, les changemens d'appareils, etc.

La vapeur d'acide nitrique se dégage du nitre en
lui ajoutant l'acide vitriolique ; de même le gaz acide
muriatique se dégage du sel marin par son mélange
avec l'acide sulfurique.

Le nitre en poudre mêlé dans de petits vases en
quantité égale avec l'acide vitriolique, et dispersé
dans différens lieux des salles des hôpitaux, laisse
dégager une grande quantité de gaz acide nitrique ; ce

Dans l'hôpital militaire de Woolwich , on a fait usage des fumigations de gaz acide muriatique oxigéné, en suivant le procédé ci-dessous, d'après la formule donnée par M. Cruicksanks. Prenez maganèse en poudre 2 parties. — Sel marin 4 parties. — Acide vitriolique (gravité spécif. de notre pharmacopée 1. 86) 3 parties. — Eau 1 partie. A une petite quantité de maganèse et de sel marin (3 onces p. ex.) on ajoutera l'eau nécessaire, demi - once. Ce mélange placé dans un petit vase , assez grand cependant pour ne rien risquer de l'ébullition , l'on ajoutera l'acide vitriolique dans la proportion, mais à intervalles , de manière à obtenir un dégagement de gaz acide muriatique oxigéné pendant toute la journée ; son odeur n'est point désagréable , et ne cause aucune incommodité ni aux malades ni aux infirmiers.

On peut faire usage de celle de ces fumigations qu'on croira la meilleure ; chacun doit se servir de son propre jugement pour décider à laquelle il doit donner la préférence.

Dans la purification des maisons, il peut être de quelque utilité de donner comme une ressource extrême la marche que nous recommanderions pour la purification d'un hôpital qui auroit servi à recevoir des pestiférés. Avant que les purificateurs commençassent leurs opérations, il faudroit que préalablement les fenêtres et les portes eussent été ouvertes pendant quelque tems , de manière qu'ils courroient le moindre risque possible. Les articles de linge , de draps de lit seroient mis sur - le - champ dans l'eau, pour être ensuite lessiv's.

Les bois de lits et autres articles de ce genre qui

ne peuvent être lessivés , doivent être placés favorablement pour les fumigations. Les vases renfermant
les matières sulfuriques pour la fumigation doivent
être disposés convenablement , et les fenêtres et les
portes, excepté une, étant bien fermées, on allumera
les matières renfermées dans les vases. La porte qu'on
aura laissée ouverte pour la-retraite de l'allumeur ,
devra être fermée à l'instant que cet individu sera
sorti ; et les vapeurs resteront dans l'appartement pendant 24 heures. Il faut soumettre tous les appartemens au même procédé. La maison doit être ensuite
blanchie avec la chaux vive, et les parquets lavés avec
une grande abondance d'eau. Une pompe à feu seroit
extrêmement utile dans un cas pareil.

On est encore dans le doute sur l'extension qu'on
doit donner à la purification d'une ville infectée. Non-
seulement il seroit impraticable de purifier ainsi
toutes les maisons et tous les effets qu'elle contient ;
mais même il n'y a pas de raison de croire que cela
soit nécessaire. Les seules maisons qu'il faudroit nécessairement purifier de la manière prescrite , sont
celles qui auroient renfermé des personnes atteintes
d'une affection pestilentielle, ou qui auroient eu en
dépôt des effets sortis d'un lieu infecté, et capables
de porter la contagion avec eux. Les marchandi
elles-mêmes ne seroient sujettes aux purifica:ions q
lorsqu'elles auroient été exposées à l'attouchement
pestiférés ou de choses infectées. C'est pourq
effets renfermés dans des malles , des g
des magasins , seront exemptés de la quar
même que des malades seroient morts da
maison , pourvu que ces effets ayant été ,

vasion de la maladie dans la maison , enfermés et scellés par le magistrat.

Dans les grandes villes de commerce , ce seroit une mesure très-avantageuse , que dans un tems de peste les marchands fermassent leurs magasins , et déposassent leurs clefs dans les mains du magistrat ; cette précaution bien simple et bien faite rendroît la purification des marchandises, ainsi qu'on la pratique avec beaucoup de peine à Marseille , tout-à-fait inutile , et contribueroit à un plus prompt retour du commerce , parce que de telles marchandises , accompagnées de certificats authentiques , seroient exemptes des soupçons qu'on auroit sur celles qui seroient restées dans des magasins ouverts pendant le tems de l'existence d'une maladie pestilentielle.

Tous les règlemens indiqués doivent être mis sous l'inspection et la direction du magistrat ; et par-tout où les particuliers n'auront pas le moyen de faire les frais de la purification, elle aura lieu aux dépens du public.

On fera un inventaire , et une garde sera placée devant la maison infectée , jusqu'à la fin de la purification; s'il se perd quelques effets, le public en répondra , et ils se paieront par des amendes prises sur le voisinage.

Toute personne employée à l'exécution des règlemens ci-dessus, ou à tout autre service qui l'expose le moins du monde à l'infection, sera ensuite tenue de prendre un bain chaud, puis de faire une quarantaine de 20 jours, avant d'être reçu de nouveau dans la société.

Ce qu'on vient de lire doit être regardé plutôt comme une esquisse, que comme un plan régulier de purification. Cependant si l'on ne perd pas de vue les principes généraux sur la destruction des poisons par la ventilation, le lavage et les fumigations, il ne sera pas difficile de les adapter à tous les cas qui pourront se présenter.

Ce qui dans les règlemens regarde le médecin, n'est-il pas trop sévère ? Ne vaudroit-il pas mieux s'en remettre à sa prudence sur les précautions à prendre pour éviter l'infection pour lui-même ? Quel est l'homme qui voudroit ne voir que des pestiférés, et l'obligation de se séquestrer de la société quoique bien portant, ainsi que le comporte l'instruction ? ne dégoûteroit-elle pas la plupart des médecins ? et sous ce rapport, en voulant trop faire, ne nuiroit-on pas essentiellement au bien public ?

Il seroit bien important de pouvoir déterminer à quelle distance cesse l'influence du miasme pestilentiel. M. Haygarth croit avoir trouvé que celui de la petite vérole cesse d'agir à un pied et demi. Il paroît, d'après quelques faits, que les miasmes contagieux s'attachent aux étoffes de laine, et s'y conservent long-tems. M. Hildebran de Vienne avoit soigné des fièvres scarlatines, et pendant leur durée avoit gardé le même habit noir. Il le quitta pour le reprendre un an après ; il fut avec en Podalie, où il n'existoit pas de scarlatine ; quelque tems après son arrivée cette fièvre éclata dans la province.

BIBLIOGRAPHIE MÉDICALE.

SOUSCRIPTION PROPOSÉE.

Nouvelle doctrine chirurgicale, ou *Traité complet de pathologie, de thérapeutique et d'opérations chirurgicales, d'après la connoissance de l'état présent des parties malades, les guérisons spontanées· et l'uniformité des méthodes curatives ; par* J. B. F. LÉVEILLÉ, *D. M. P. Quatre vol. in-8°. de 6 à 700 pages chacun.*

Bibliogr.
médicale.

L'auteur a terminé cet ouvrage, qui lui a coûté 16 années de recherches et de travaux pénibles. Connu par quelques productions chirurgicales qui ont fixé l'attention des gens de l'art les plus instruits, il espère être encouragé dans cette entreprise importante. Il n'a rien négligé pour que ce traité offrit le tableau de la chirurgie des anciens comparée, dans ce qu'elle a d'utile, avec l'état actuel de cette science ; pour qu'il fixât les progrès qu'elle a faits jusqu'à ce moment en France, en Italie, en Allemagne et en Angleterre.

L'ordre et la méthode suivis dans ce traité sont absolument neufs et facilitent singulièrement l'étude. Les avantages en sont certains et constatés par l'expérience des quatre années qui viennent de s'écouler, pendant lesquelles l'auteur n'a cessé de professer sur ce nouveau plan. L'ouvrage paroît volumineux et ne l'est pas réellement ; il ne contient que l'exposé succinct des maladies et de leur traitement, généralement adopté et approuvé ; on n'y lit d'observations que celles relatives aux points de doctrine les moins avancés, et susceptibles encore d'être discutés ; on n'en

trouve aucune, quelqu'intéressante qu'elle puisse être,
sur les parties de l'art qui ne donnent point matière à
contestation. Il seroit fort court, s'il ne présentoit rien
de plus; mais il a paru utile de donner l histoire de
l'art sur chaque partie, d'exposer les terminaisons
spontanées des maladies sans l'assistance du chirurgien; de traiter de l'anatomie pathologique selon chaque division ou classe dans laquelle les maladies sont
rangées; de proposer une nouvelle théorie de l'inflammation aiguë, chronique et passive; une doctrine particulière sur les affections cancéreuses et le traitement
des ulcères les plus fâcheux, sur les gangrènes et les
pourritures d'hôpital; enfin, de tracer les rapports de
la médecine et de la chirurgie dans la direction curative d'une infinité d'affections qui ont ou n'ont pas
exigé l'application des instrumens.

Le plan, tout-à-fait neuf, de cet ouvrage, a été ac-
cueilli par les pathologistes les plus distingués. Quant
à son exécution, l'auteur croit pouvoir répondre à l'attente du public, et mériter sa confiance en offrant pour
titres un séjour de huit années à l'Hôtel-Dieu de Paris,
où il étoit chirurgien interne sous le professeur Pelletan, et auparavant sous la direction de Desault, dont
il fut un des élèves particuliers et pensionnaires; un
exercice comme chirurgien de première classe dans les
armées et dans les hôpitaux militaires; une résidence
auprès de l'université de Pavie, où, dans l'intimité du
professeur Scarpa, il a pu ajouter beaucoup à la masse
des connoissances qu'il avoit déjà acquises; enfin une
longue suite d'années employées à la réunion des matériaux du traité dont il s'agit, à leur coordination et
à leur rédaction définitive. On peut être assuré que le

travail est tel que, si des éditions ultérieures étoient
exigées par un succès qu'on n'ose se promettre, ou
n'aura pas à craindre d'en voir refondre et changer l'ordre des matières. Il est impossible d'abandonner celui
adopté ; et, si des additions devenoient nécessaires ,
on publieroit un supplément qui rendroit la première
édition égale à une seconde.

MM. les souscripteurs peuvent compter que l'ouvrage sera complettement imprimé dans le cours des
trois derniers mois de cette année, et, des trois premiers de 1812; et qu'ils recevront, franc de port, chaque volume à mesure qu'il sera publié.

Le prix de la souscription, qui doit être envoyé
d'avance, est de vingt francs pour Paris, et de vingt-cinq
francs pour les départemens. Il sera adressé, franc de
port, ainsi que les demandes et lettres d'avis, à M.
Léveillé, docteur en médecine de la faculté de Paris,
rue Neuve-des-Petits-Champs, n°. 52, à Paris.

La souscription est ouverte jusqu'au premier novembre 1811 ; passé ce terme de rigueur, le prix de
l'ouvrage sera de vingt-cinq et de trente francs pour
Paris et les départemens.

---

*Mémoire de la Société médicale d'émulation, séant
à l'École de médecine de Paris, tome VII, 1 vol.
in-8°. avec des planches ; Paris, chez Capelle et
Renand, libraires-commissionnaires,
Rousseau. 1811.*

Ce volume , ainsi que les précédens , renferme
nombre de bons mémoires; nous aurons soin de les
faire connoître.

Bibliogr.
médicale.

Lettre de M. Portal, *médecin, à MM. les membres
du Jury, dans l'affaire criminelle de la veuve
Bridon; pour servir de supplément aux Consultations médico-légales sur une accusation d'empoi-
sonnement par le sublimé corrosif ou muriate de
mercure sur-oxidé, ouvrage publié par M.* Chaussier, *et annoncé plus haut p.* 348.

---

*Recherches sur les concrétions biliaires du corps
humain; par S. Th.* Sœmmering, *traduites du
latin par F. M.* Raimond, *D. M. P., médecin du
dépôt de mendicité établi à Semur, etc. in-8°. 92 p.
1811. Paris, chez Crochart, libraire, rue de l'Ecole
de Médecine.*

L'ouvrage de Sœmmering intitulé : *de concrementis
biliariis corporis humani*, est un résumé très-bien fait
et très-succinct de ce qui a été écrit par un très-grand
nombre d'auteurs sur les causes, la formation et la
nature des calculs biliaires des corps humains, sur les
maladies qu'ils occasionnent, et sur les remèdes propres à leur curation. Comme il est devenu rare, M.
Raimond a fait une chose utile en le traduisant, et
aussi en y ajoutant quelques notes qui en augmentent
encore l'intérêt; nous le ferons connoître d'une manière
plus étendue.

Ricerche sulla pupille artificiali, c'est-à-dire, *Recherches sur la pupille artificielle, avec 5 planches
et colorées; par M.* Paul
de l'ordre de la couronne de

*et en chirurgie , premier chirurgien de S. M. l'Empereur comme roi d'Italie , etc. grand in-8°. 60 p.
Milan , 1811. De l'imprimerie royale.*

M. Assalini indique dans cette brochure les divers
changemens qu'ont subis entre ses mains les instrumens relatifs aux maladies des yeux ; il en fait connoître un de son invention , qui réunit les avantages
du couteau de Cheselden , des aiguilles courbes et des
aiguës , à l'aide duquel il peut rétablir la pupille
naturelle, ou en pratiquer une artificielle. Cet instrument est composé du bistouri de Cheselden , et d'une
branche très-déliée qui sert de pince.

Sessione publica della societa di medecina di Venezia ,
c'est à-dire , *Séance publique de la Société de médecine de Venise , tenue le 30 décembre 1810.
Venise 1811 , in-4°. , 120 pages.*

Cet ouvrage contient 1°. un discours académique du
président Pezzi , ayant pour sujet l'influence des
lettres sur le perfectionnement de la médecine ; 2°.
un rapport des travaux de la Société de médecine
pendant les années 1808 , 1809 et 1810 , par le Secrétaire perpétuel M. François Aglietti , membre du
collège électoral des savans du royaume ; 3°. un tableau des membres qui composent cette société.

Nous remettons à un autre tems l'analyse de cet ouvrage.

PRIX PROPOSÉS.

Prix proposé par la Société de la faculté de médecine de Paris, sur le virus vaccin.

Un ami de l'humanité, qui désire rester inconnu, a fait remettre à la Société de l'école de médecine une somme de 400 fr. pour les fonds d'un prix qui auroit pour objet des recherches sur les virus.

La Société, après de mures délibérations, a cru devoir poser la question dans les termes suivans :

« 1°. Assigner d'une manière précise les différences qui existent dans la matière vaccine, considérée 1°. avant le développement de l'auréole; 2°. après la disparition de l'auréole, c'est-à-dire, dans l'état puriforme; 3°. lorsqu'elle est en croûte;

» 2°. Essayer, par des expériences physiques et chimiques, si on peut déterminer la raison du développement ou de l'inertie du virus vaccin, considéré dans chacun des trois états indiqués ».

La Société impose, comme condition de rigueur, que les réponses aux questions ci-dessus soient appuyées d'expériences exactes, soigneusement détaillées, bien constatées, et qu'elle puisse faire répéter par ses commissaires.

MM. Chaussier, Deyeux, Vauquelin et Thenard sont adjoints aux membres de la dernière commis-

Les mémoires, écrits en français ou en latin, seront
adressés, avant le premier janvier 1813, à M. le secrétaire de la Société, sous le couvert de S. Ex. le Ministre de l'intérieur.

La Société fera connoître son jugement dans la première séance du mois d'avril suivant.

Le prix consiste en une médaille d'or de la valeur
de 400 fr., représentant d'un côté la tête d'Esculape,
et de l'autre le serpent Céraste.

*Prix proposé par la Société des sciences, arts et
belles-lettres de Mâcon, sur la question suivante :*

« Les anciens avoient-ils des établissemens publics
en faveur des indigens, des enfans orphelins ou abandonnés, des malades et militaires blessés ; et, s'ils
n'en avoient point, qu'est-ce qui en tenoit lieu ? »

Le concours sera fermé le 31 juillet 1812. Le prix
sera une médaille d'or de 300 fr., ou la valeur en nu-
méraire.

Les mémoires et discours seront adressés, franc de
port, en suivant les formes ordinaires, à M. Cortam-
bert, D. M., secrétaire-perpétuel de la Société.

La même Société remet au concours le prix qu'elle
avoit proposé en 1810 au meilleur mémoire sur la construction des grands pressoirs à vin. Le concours pour
cette question sera fermé le 31 décembre 1811.

L'Académie des sciences, belles-lettres et arts de
Toulon, a adopté, pour le sujet d'un prix à décerner
dans sa séance publique de 1813, la question suivante :

« Donner l'histoire du scorbut ; présenter sa descrip-

tion, ses variétés, ses combinaisons, ses complications ; préciser et évaluer ses causes ; indiquer son pronostic ; déterminer ses traitemens prophilactiques et
curatifs ».

Les mémoires, écrits lisiblement en français ou en
latin, devront être adressés, franc de port, à M. Tex-
toris, secrétaire de l'académie pour les sciences, avant
le premier mars 1813. MM. les concurrens y join-
dront un billet cacheté contenant leur nom, leur
adresse et l'épigraphe du mémoire.

Le prix sera une médaille d'or de la valeur de 300
francs.

_____

Prix proposé par la Société de médecine de Bruxelles,
pour le concours de l'année 1812.

La Société de médecine de Bruxelles, ouï le rapport
de son comité de rédaction, arrête qu'elle adjugera
une médaille d'or de la valeur de 200 fr. à l'auteur du
meilleur mémoire qui lui sera parvenu sur la question
suivante :

« 1°. Quelle est la nature et la cause de la maladie
connue sous le nom de fièvre jaune ?

» 2°. Quels sont les symptômes qui caractérisent
essentiellement cette fièvre ?

» 3°. La jaunisse et le vomissement noir doivent-ils
être regardés comme des symptômes essentiels ou caractéristiques de cette maladie, ou seulement comme
des symptômes accidentels ?

» 4°. Cette fièvre est-elle contagieuse ?

» 5°. Quels sont les moyens de s'en garantir ?

» 6°. Quels sont les moyens curatifs les plus efficaces ? »

Les mémoires , écrits lisiblement en français ou en
latin , devront être adressés , franc de port, à M. J. J.
Caroly, médecin , secrétaire de la Société, avant le
premier mai 1812 : ce terme est de rigueur.

Les membres résidans sont seuls exceptés du concours.

Chaque mémoire portera une épigraphe, et sera accompagné d'un billet cacheté contenant la même épigraphe et le nom de l'auteur.

NÉCROLOGIE.

Discours prononcé sur la tombe de M. Sabatier , le 22
juillet 1811 ; par M. SÉDILLOT, Secrétaire-général
de la Société de médecine de Paris, médecin consul-
tant de l'institut des maisons impériales Napoléon.

Nécrologie · Le plus illustre des chirurgiens français vient d'ac-
complir sa destinée : Sabatier n'est plus. La chirurgie
en deuil est livrée à de longs et douloureux regrets ;
elle a perdu son chef.

Tous les corps auxquels il appartenoit, tous les savans dont il fut le maître ou le modèle, se pressent
aujourd'hui sur sa tombe ; chacun vient y répandre
des larmes ; chacun veut payer à ses talens , à ses vertus le triste et pourtant consolant tribut de sa recon-
noissance et de son admiration.

La Société de médecine de Paris , qui sent vivement
le vide affreux que sa perte lui fait éprouver , s'empresse aussi d'offrir son tribut à ces restes inanimés :
elle nous charge de remplir ici pour elle ce douloureux
devoir. Nous n'oublierons jamais que M. Sabatier, dès

les

les premiers tems de nos réunions, a pris une part active à nos travaux ; qu'il en a tracé la marche par son
exemple ; qu'il a présidé nos assemblées avec ordre et
dignité ; qu'il a soumis nos discussions à l'ascendant
de ses lumières ; qu'il a excité ou entretenu chez nous
le goût du travail et de l'emploi du tems ; qu'enfin ,
une fois arrivé à cet âge qu'on peut appeler *le repos
de la vie* , il est resté assis parmi nous à titre d'*honoraire* , nous montrant sur ses traces le chemin de la
gloire et des succès ; que , dernièrement encore , il est
venu nous visiter avec affection pour nous offrir la seconde édition de son excellent Traité de la médecine
opératoire, auquel il venoit de mettre la dernière main.

La place que doit occuper, dans la postérité, la
mémoire de cet homme supérieur, ne sera pas seulement marquée par le nombre et l'importance de ses
ouvrages sur les diverses parties de l'anatomie et de la
chirurgie ; il y vivra encore comme académicien judicieux et érudit, comme penseur profond, comme
professeur éloquent, comme praticien distingué, et
particulièrement remarquable par la douceur de ses
mœurs, l'aménité de son caractère, sa politesse, son
urbanité, la sévérité de ses principes et l'éclat de ses
vertus.

Nous laissons à d'autres le soin de tracer son passage dans la longue et brillante carrière qu'il a fournie ; de dire tout ce qu'il y a fait pour l'instruction
de ses contemporains, tout ce qu'il laisse en héritage
à ses successeurs. Nous nous contenterons de rapporter de lui un trait qui fait connoître combien il étoit
scrupuleux observateur des bienséances ; combien il
étoit délicat et compatissant avec les honorables vic-

times des accidens de la guerre confiées à ses soins ;
combien enfin (et ses élèves l'ont souvent admiré) il
savoit mettre de soin à préparer la disposition morale
du malade, lorsqu'il s'agissoit d'une opération douloureuse. « Pleurez, lui disoit-il, pleurez! plus vous ex-
halerez le sentiment de vos souffrances, plus je me
rendrai attentif à les abréger ». Cette sublime expression suffit à son éloge. Nous-mêmes, Messieurs, exha-
lons le sentiment douloureux dont la perte du grand
homme nous accable, pleurons!

SUITE DES MÉMOIRES MANUSCRITS PARVENUS A LA
SOCIÉTÉ.

Mémoires manuscrits 1404. Observation d'un ulcère carcinomateux traité
par le *sedum âcre*, ou petite joubarbe; par M. Au-
BLANC, D. M. P. à Nantes.

1405. Observation sur un accouchement rendu laborieux par le volume considérable d'une tête hydro-
céphale, et terminé à l'aide du forceps imaginé par
M. Coutouly ; par M. AUDIBERT, maître en chirurgie et accoucheur.

1406. Sur une tumeur du bas-ventre qui simuloit
une grossesse; par M. MONTAIN aîné, médecin de
Lyon.

1407. Observation sur la propriété purgative de la
soldanelle (*convolvulus soladelna*); par M. DES-
LONGCHAMPS.

1408. Mémoire et observations sur le *fung*
todes ; par Pierre FINE, chirurgien en cl
pital-général de Genève.

1409. Observation sur un accouchement devenu impossible par un rétrécissement accidentel de la vulve, Mémoi et heureusement terminé par la section d'une partie manuscr du périnée ; par M. CHAMPENOIS, membre des anciens collège et académie de chirurgie, et accoucheur de S. A. la princesse de Neufchâtel et de Wagram.

1410. Mémoire sur la peste et autres maladies contagieuses ; par le bureau de santé établi à Londres ; traduit de l'anglais par M. MAUNOIR aîné.

1411. Observation sur une inflammation chronique de l'arachnoïde, manifestée seulement peu d'heures avant la mort du malade ; par M. GAULTIER, aide-major de l'hôpital milit. de la garde impér.

1412. Observation d'un coup de feu traversant la vessie et le rectum, sans que la mort du malade en ait été la suite ; par le même.

1413. Mémoire sur la hernie ombilicale des enfans, lu à la Société de médecine de Lyon dans sa séance du 1er. mai 1811, en réponse aux observations communiquées à la même Société, par M Martin le jeune, dans la séance du 15 avril 1811 ; par G. D. GIRARD, D. M., membre du ci-dev. collège royal de chir., et de la Société de méd. de Lyon.

1414. Rapport sur une maladie contagieuse qui infecta une partie des provinces de l'Illyrie, et qu'on appelle assez communément gale vénérienne, *scabies venerea ;* par M. BAGNERIS, médecin en chef de l'armée d'Illyrie.

1415. Colique néphrétique produite par un calcul, avec suppression totale, puis avec rétention de l'urine ; par M. LOUYER-VILLERMAY.

1416. Observation sur la guérison spontanée de l'hydrocèle par épanchement ; par le doct. MARTIN le jeune, de l'académie et de la Société de médecine de Lyon.

1417. Quelques observations sur les affections organiques du cœur ; par J. B. J. BARD, associé national, médecin de l'hospice civil de Beaune.

1418. Observations sur quelques maladies du cerveau et du systême nerveux ; par M. LABONNARDIÈRE, médecin à Crémieux.

1419. Observations sur les électuaires; par M. LABARBAQUE, pharmacien à Paris.

1420. Analyse de la gomme d'*assa fœtida* ; par M. Joseph PELLETIER, pharmacien à Paris.

1421. Observation sur un rhumatisme chronique terminé par un abcès à la région lombaire gauche, qui renfermoit près de 600 hydatides; par J. B. FARRA-DESCHE-CHAUBASSE, d'Allanche, départem. du Cantal.

1422. Désorganisation complette de la plupart des viscères du bas-ventre ayant existé long-temps, et quantité prodigieuse d'hydatides rendues par les selles; par J. B. COMTE, D. M. à Grenoble.

1423. Observation sur une tumeur au bas-ventre, de laquelle a été extrait un épi de seigle avalé par un enfant de huit mois ; rédigée par P. BASSERA-VILAR, ancien médecin militaire, associé regnicole de la Société royale de médecine, résidant à Prades.

1424. Observation sur la trachéotomie; par M. LAS-SÈRE, ancien chirurgien d'armée, résid. à

TABLE

DES ARTICLES CONTENUS DANS LE TOME XLI

DU JOURNAL GÉNÉRAL DE MÉDECINE, etc.

Physiologie, Chimie et Pharmacie.

Physique médicale, Histoire naturelle, Hygiène, Botanique.

Chirurgie.

Accouchemens.

Histoire de la médecine, Littérature médicale.

Matière médicale, Economie domestique.

Médecine, Epidémies.

Thérapeutique.

Art vétérinaire.

Sociétés savantes, Prix proposés, Objets divers.

Nécrologie, Biographie.

ERRATUM.

P. 14, lig. 7 : Deslonchamps, *lisez* Deslongchamps.

3	+ 18,7			
4	+ 19,0	uvert, brouil.	Petite pluie.	
5	+ 2 ,5	Petite pluie.	Couvert.	Nuages à l'hori.
6	+ 21,0	rès-nuageux.	Pluie fine.	Couvert.
7	+ 18,0	uv. brouil. hum.	Couvert.	Idem.
8	+ 21,4	ie, brouillard.	Idem.	Pluie par int.
9	+ 21,5	demi-couv. br.	Très-nuageux.	Très-nuageux.
10	+ 23,3	poreux. brouil.	Nuageux.	Beau ciel.
11	+ 25,5	u ciel, v. à l'ho.	Petits nuages.	Idem.
12	+ 26 4	Idem.	Nuageux.	Idem
13	+ 26,4	Nuageux.	Idem.	Idem.
14	+ 27,5	Superbe.	Légers nuages.	Couvert.
15	+ 30,1	puble et Nuag	Nuageux.	Nuageux.
16	+ 28,0	Nuageux.	Couvert.	Couvert.
17	+ 27,1	rès-nuageux.	Quelques nuages.	Superbe.
18	+ 31,0	lques éclaircis.	Nuageux.	Pluie tonnerre.
19	+ 19,8	uie, tonnerre.	Pluie.	Idem.
20	+ 19,5	Nuageux.	Pluie par interv.	Pluie par interv.
21	+ 2 ,2	Convert.	Nuageux.	Nuageux.
22	+ 24,4	Pluie fine.	Quelques éclaircis.	Beau ciel.
23	+ 23,9	eurs à l'horizon	Couvert.	Item
24	+ 24,5	em. brouillard.	Très-nuageux.	Idem.
25	+ 24,7	voilé, léger br.	Petits nuages.	Quelques nuages.
26	+ 25 7	Nuageux	Nuageux.	Beau Ciel.
27	+ 25,7	tits nuag. à l'h.	Superbe	Id. éclairs de cha.
28	+ 25,5	Idem.	Légers nuages.	Beau Ciel.
29	+ 22,8	Couvert.	Couvert.	Couvert.
30	+ 23,5	lques éclaircis.	Nuageux.	Beau Ciel.

Moy. + 26,9